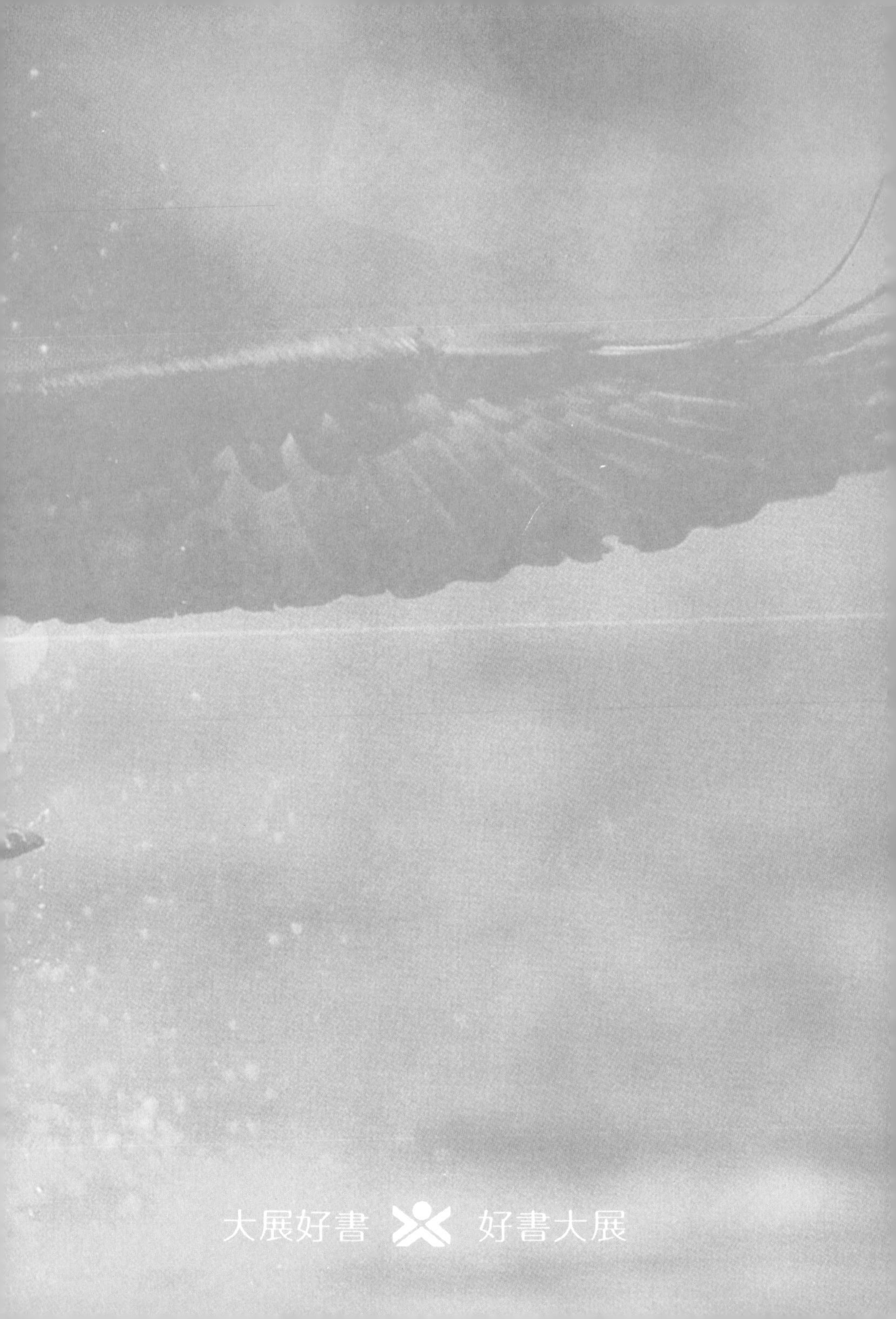
大展好書 好書大展

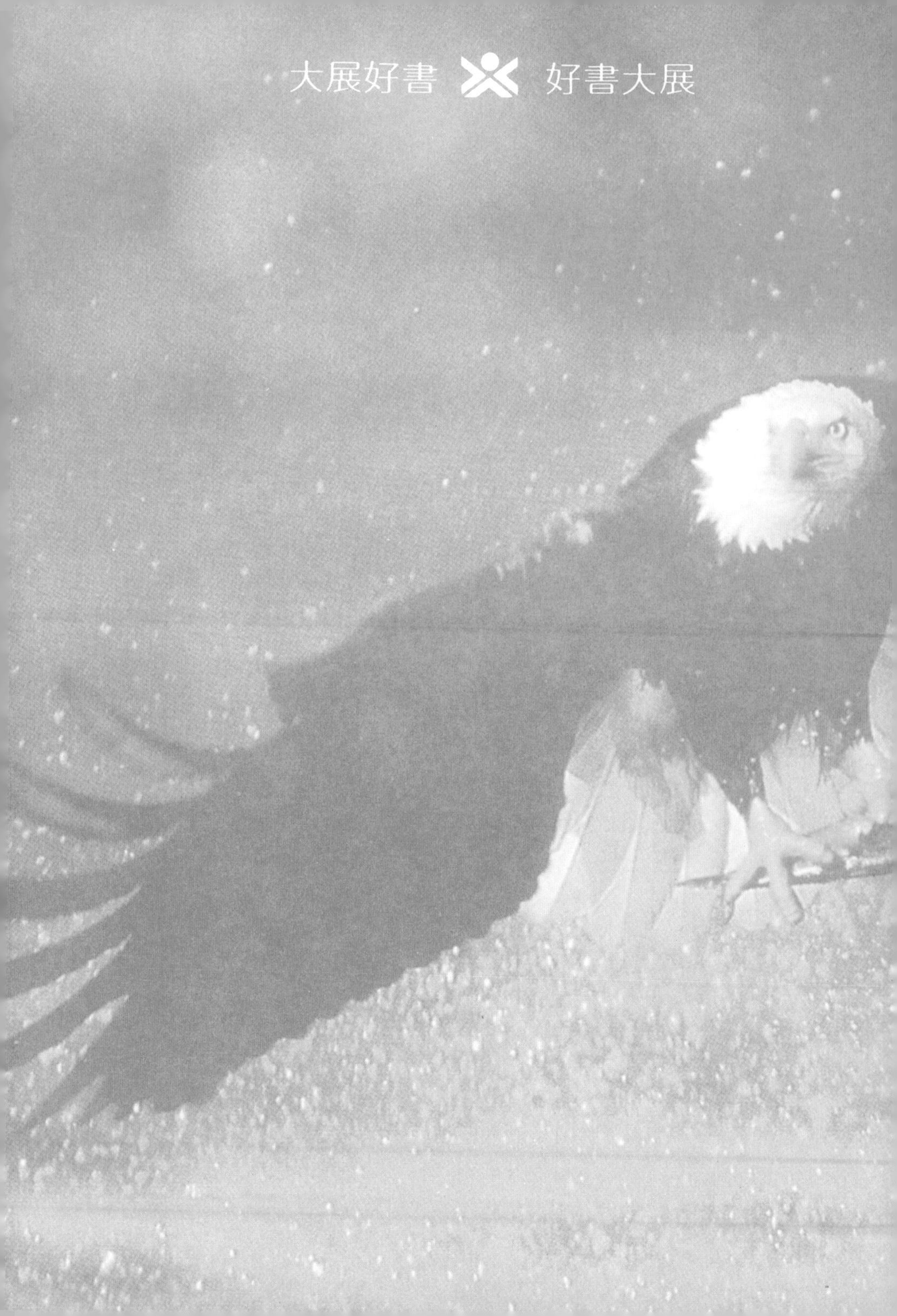
大展好書 好書大展

養生保健 5

# 魚戲增視强身氣功

宮嬰／著

大展出版社有限公司

# 目錄

# 緒論

魚戲增視強身氣功屬於來自我國古代象形氣功的「魚戲功」，是針對眼科疾患治療的一整套既強身、又調整視器及有關臟腑功能而使之平衡的功法。

魚戲增視強身氣功包括有下列功法：

——魚戲增視初級功和魚戲眼氣功錦。這兩種簡易功法（前者為坐姿，後者為立姿），適用於大面積推廣，旨在防治常見、多發眼病，如屈光不正四症（近視、遠視、老花、散光）、弱視及其他老年性眼病。

——魚戲增視強身二步功（即魚戲增視強身循經導引功）。這種功法適用於深度近視，適於各種慢性眼病的初、中期和術後恢復期，以及部分眼病的急性期。

——魚戲增視健腦臥功。這種功法適於臥練。

——魚戲強身增視行功。這種功法更強調強身。

魚戲增視強身氣功的創編離不開中華古「目功」及其他明目自療驗方的基礎，離不開國內外種種有關增視療法、自我療法的經驗，離不開中醫臟腑、經絡、五行、五輪等學說和西醫眼生理學說、眼與全身病學說理論的指導。因而，其中有不少內容可說是從具有一定增視效果的器械療法、物理療法、自然療法（例如我國傳統的針灸、耳針、梅花針、挑刺、被動推拿、點穴等，外國的鐘擺、平衡、瑜伽等）演變而來，又經過反覆研究、考查、試驗的結果。總之，魚戲增視強身氣功功法力求保持民族傳統特色而又充分吸取各方面精華，力求大膽突破，特色突出。

魚戲增視強身氣功全套功法循序漸進，為一系統；而每一套功法均有供不同人選擇和適用於不同環境的獨立性，每一功又可供不同需求和不同環境的人選練。因此，盡管全書所列功法較多，適於學練者不斷探求，深入學習，但也提供了個人選擇的餘地。

魚戲增視強身氣功的意念重憩靜、安祥，以如魚得水，魚在水中，沈浮擺游，海闊天空，變化萬千等意境誘導練功者怡然自得，心境安適，快樂而放鬆。

魚戲增視強身氣功還具有下列特點：

——教功中貫穿著正邪二氣相爭的理論，培植正氣與抵除邪氣在練功中並行。

——意境、動態、呼吸重自然、優美，易給予習練者以美的享受，易誘導習練者入靜並進入氣功態，易於接受。

——具有供選擇的循序漸進餘地，不易出偏，宜於普及。

——與體育療法的鍛鍊有共同之處。無鍛鍊便無預防與治療的功效可言，鍛鍊得法才有可能收到防治疾病的效果。

——強調患者本人對疾患病因、病理及功理的認識，以充分調動患者的主觀能動性，加強自我防治能力，提高練功者的自覺性和堅持力，從根本上增進視器健康，而不是被動地依賴外力，企圖以僥倖獲得療效。

——針對性強。除具有調整全身以帶動局部，疏通有關經絡而作用於病患這些氣功鍛鍊的特點之外，還運用氣功原理與局部生理特點的調治，使之有機結合，融為一體，不侷限於傳統治本或治標的散落功法套路，而為一有規律的、有明確目的的整體功法。

習練者要掌握這些特點，學練時才能取得更好效果。而且，面對整套功法，還有辨證練功的必要。如何使之適應個人呢？可參照如下幾點：

——時間。每個人的時間安排與習慣各異，必須根據實際可能性，或長或短，實事求是地選擇適用可行功法；按不同時期、個人時間變化安排好練功，幾小時乃至幾分鐘都從實際出發。

——環境（包括天氣、場地等）。不論環境如何，都要求選練適合的套路、動作（如室外練行功，戶內練坐功、臥功）。

——病情。病症不同，臟腑所屬亦各有異。在具有共性的整套功法中，也要按個人病情所需，有所側重。

——體質。一般以選練適合自己，達到調正平衡、培植正氣目的而又不感疲憊的功法為度（如體弱者，以練到出微汗而不喘為佳）。

——意境。除功中提示的以外，個人亦可依主、客觀條件創造意境，而針對意境需要選練功、靜功套路或動作。

以上幾點，加上各套功法中提示的動作、意導、呼吸次數，都可做為我們洗練的參考。通過一個時期的體驗，一般均可找到一套適合自己規律變化的練法，在有機會學會整套或一套功法後，有選擇地練功，會使習練者感到事半功倍。

要鞏固療效，總使正氣戰勝邪氣，必須持之以恆，用之終身。否則，停止練功培正氣，不科學地拼命用眼，或患其他病症，視力的上升便無保證。

魚戲增視強身功法，是一種自我療法，是調動習練者自身抗病、療病能力的方法。為提高習練者的自覺性，習練者對功理應有一定的了解。

下面談談魚戲增視強身功法的簡要功理。

## 一、平衡身體及視器功能

氣功作爲一種鍛鍊方法，作為一種調動人體潛在功能的手段，它可以通過一定的自我鍛鍊過程運用內外氣調節、平衡自身生命功能，達到治病強身的目的。這種高度協調，以致促使能量爆發的作用，中醫家謂之「平秘陰陽」，武術家謂之「內勁」，而現代科學家還正在深入研究，已經科學測試證實的謂之某些物質（如紅外線等），或謂某些元素、微元素、粒子等的能量，通過人體這一特定的巨系統生物機構而作用於各方面。

總之，此能量有滴水穿石之功，幼苗破土之力，乃是一種極柔又極剛的生命能量。所不同於其他能量者，它是通過人自覺鍛鍊促使自身產生或瞬間爆發的。其原理與新興的科學理論（如「控制論」、「信息論」、「有序論」等）相一致，是一種通過大腦控制身體功能平衡、傳遞信息而達成有序排列產生的活體生命能量的傳統內學。

眼，與人的整體系統密切，中醫認為氣功可平秘陰陽，調整臟腑，疏通經絡，而全身諸經匯集於眼，因之氣功對眼的視功能起到根本性的調節作用。

《內經》中《靈樞・大惑論》曰：「目者，五臟六腑之精也。」又曰：「五臟六腑之精氣皆上注於目而為之精。」

另篇《臟腑形篇》曰：「十二經脈，三百六十五絡，其氣血皆上於面而走空竅，其精陽氣上走於目而為睛。」

《壽問・五臟生成篇》曰：「諸脈者皆屬於目。」而關於五臟與全身精、氣、血之功用又謂：「心主血，肝藏血，肺主氣，主血運，腎藏精，脾為血生化之源。」

《靈樞・海論》曰：「髓海不足，目無所見。」

綜言之，全身之臟腑、經絡、脈路，以至外部之筋、骨、皮毛無一不與眼有關。這與現代科學家錢學森先生所論及的「人體為一巨系統」的原理也是不謀而合的。

如屈光不正中的近視疾患，中醫謂之「能近怯遠症」。此病原因比較複雜，而對大面積眼病特別是近視患者追查，會發現其主要原因乃是耗傷氣血，影響波及臟腑。分類型可有氣、血、神虛的區別，三因極論，內、外、不內不外等分類，以及陰或陽不足之說。而以治本論，多採取調陰陽、虛實，使之平衡為主。

中醫的整體觀，體現在氣功療法之所以奏效，原因在於氣功鍛鍊首先能通過本身培氣、運氣來改善全身（如對眼屈光功能調節）之不平衡狀態，也就是中醫所說的「平秘陰陽」。魚戲增視強身功法作用於全身及病灶局部均運用這一理論指導，如眼病較重或需功力長進者，可在初級功的基礎上，進而令其學練二步功——循經導引功法。

運用平衡理論，國外也曾試驗過用平衡運動治療眼病（如近視），並報導有效，且出版有專門著作，如其中的「鐘擺法」即通過肢體的平衡如鐘擺運動來調節大腦對視功能支配的影響；又如近代許多主張充分使用左肢並闡述其原理及效果，都是試圖尋找誘導人體這種平衡功能發揮的方法，但其特點主要是通過體表動作來達到平衡目的的。

而作為氣功之故鄉，我國祖先已累積有一系列豐富的平衡鍛鍊方法，且其內容、特點則是表裡統一，著重內因、培植正氣以固本來平衡全身功能。這些，早在數千年前便已有文字記載，並流傳下來。氣功這種平秘陰陽的平衡鍛鍊法便是留給我們研究增視問題的寶貴財富。可以說，魚戲增視強身功法是在充分吸取祖先遺留下來的營養中誕生的。

## 二、吐納導引的作用

氣功包括了古之導引術及吐納法。現在則經常將導引稱為「氣功」，又將「氣功」分為式子導引（姿勢，也叫「調姿」）、意念導引（也叫「調心」）、呼吸導引（也叫「調息」）三部份。而自古至今，對呼吸（即「調息」，一呼一息稱為一息）方法均十分重視。

古人最初是將呼吸單獨作為一項練靜功的方法來研究的，稱為「吐納」。分類為「內外九氣」。後方式漸多，與動功（指與肢體鍛鍊相結合的氣功）逐漸融而為一，卻始終沒有忽略呼吸導引方法的重要性。

中醫原理上認為「練氣」可通「脈」，謂之「修脈」，而脈道為經絡通路。經、緯、系、絡縱橫交錯，貫於全身。陰陽正反極有規律地平衡運轉，維持著人體的生命。稍有淤滯或陰陽失調，便導致臟腑或人體各器官功能雜亂，病邪入侵。

呼吸可推動氣血運行，用一定的方法加強呼吸功能可起到疏導經脈、消除病滯、壯骨強身、增強體內運化而使之正常運轉的作用。

從現代解剖生理學觀點來看，呼吸而吐故納新，它可改善內臟、植物神經中樞以及大腦的功能，加強血液循環；而隨呼吸加強的橫膈運動，對內臟起按摩作用。

各種實驗還證明，呼吸還可影響代謝基礎，使耗氧量降低，內分泌增加。至於近視等眼病，多是由於長時間用眼而不加以調節平衡，不能及時供氣所致。

國外亦曾有關於深呼吸增進視力試驗的報導。

而在中醫，《聖濟總錄・眼目篇》曰：「肝氣不足血弱，腎氣不足精衰。血弱精衰不能營養於目。」又曰：「目者，肝之外候血之府也，府藏氣虛不能上注於目，則精華衰弱，又為內邪所攻，故使瞻視不明而䀮䀮也。」可以認為，不論從西醫還是中醫的角度來看，呼吸鍛鍊與防治眼衰都是有密切關係的。

## 三、增強人體免疫力

動、靜兼蓄的氣功鍛鍊具有扶正怯邪、增強身體免疫力的功能。經現代許多免疫科學家試驗研究，在平衡控制、練氣修脈的作用下，氣功是有其全面增強體質、提高機體各項功能的「扶正怯邪」作用的。

眼部增視與全身免疫狀態有關。常見體質虛弱或患病後的人比起健康者更易患各種眼病。而眼部本身的免疫功能同視力好壞也直接有關。眼部組織的先天或後天的健康，可以通過練氣功得到免疫功能的改善、增強乃至大大提高。

## 四、頭、頸對眼的作用

在防治眼病的方法中，對於頸部施治的重視，中、西醫均有明確的理論闡述，古今中外也有許多有關的體療法。

中醫認為，頸部督脈為諸陽經匯集之所，任脈為一身陰經之總，通過此處可上聚精氣於眼。西醫生理解剖學則論述，植物神經中樞位於後頸部；大腦神經統率平衡作用，通過延腦、脊幹中樞傳向全身，亦必經此處，而頸部血管、微血管還直接供血於眼。國外曾用猴子進行強迫低頭試驗，僅用一個月時間，猴子即成近視。而我們也通過對千人的用眼調查、追查，發現長時間低頭、近距用眼是造成近視等眼病的重要原因，例如在青少年近視患者中，大多存在脊椎排列不正這一致病因素。

我們的祖先，早在數千年之前即從實踐中總結歸納這一有關規律。雖然未上升到系統理論，但從我國古代儒、道、佛、醫家衆多利用各種姿勢達到各種目的的方法中可以看到，各家對坐式練功均極重視，要求「正襟危坐」以及「抬頭望天、低頭看地、回頸後顧、虎視回顧」等頸部鍛鍊方法，都可說明治療眼病對這一部位的重視。

至於氣功，也視頸部為一關卡，因其溝通任督二脈，是手足陰陽經絡聯集之所。欲達週身氣血融通，精神上達於目，以及功夫有所長進，這一關卡必須疏通無阻。

# 第一章

# 魚戲增視強身初級功和魚戲眼氣功錦

# 第一節　調治視力　簡單易學

「初級功」和「眼氣功錦」尤適合於在青少年學生中大面積推廣，而在青少年學生中，近視患者最為普通。

近視，中醫稱之為「能近怯遠」症。自晉、隋以來，我國的許多醫學著作中皆有關於近視的記載，如魏晉時期皇甫謐所著的《針灸甲乙經》、隋朝太醫博士巢無方所著的《諸病源候論》、唐朝孫思邈所著的《備急千金方》等。對眼鏡的記載，早在南宋趙希鵠的《洞天清錄》中即已出現，當時稱之為「靉靆」。國外於十三、十四世紀時開始用眼鏡矯正視力，但其發展迅速，並傳入我國。自從人類有了眼鏡，就一定程度地忽略了對近視這種常發、多見病的深入研究。在我國，多年以來，只有小面積的試驗性治療，方法如點藥、針灸推拿、手術等。至於大面積地防治近視，除推廣眼保健操外，嚴格地說，還缺乏有效的研究和實踐。目前，積極防治近視的措施仍然不力，青少年學生中的近視已成為一大公害。醫療檢查證明，青少年的近視以假性近視居多，他們當中絕大多數又在現有的條件下不自覺地忽視這一問題，乃至發展成真性近視。因此，避免這些孩子變成終身近視，乃是刻不容緩的事。

懷著對社會的使命感和對青少年學生的責任感，我們進行了長期研究，推出了「魚戲增視強身初級功」和「魚戲眼氣功錦」這兩套簡易功法。

學習魚戲氣功防治近視，首先要教育練功者要科學用眼。

我們曾對千名中學生做過一次用眼調查。發現長時間用眼（每次讀寫近距用眼或看電視連續一至四、五個小時，每日連續近距讀寫用眼超過十小時乃至十四、十五小時而不加調劑）為不科學用眼的首位。主、客觀上都存在著這種現象。例如，個人讀寫近距用眼而不願中斷，使眼睫肌長時間緊張而得不到鍛鍊調劑；有些學校的老師以連上數節課來促使學生集中精力學習；有些學生不加選擇連續數小時近距看電視等等。其他情況，如坐姿不正、採光不當、偏用視力、缺乏鍛鍊等，也有相當數量。學會科學用眼以消除致病因素，是需要學校老師和家長配合來教育學生的。

以魚戲氣功防治近視是一種不需要器械和藥物的、適於控制當前大面積近視的、切實可行的自我體療法。在一些關心此問題的有關領導、科研工作者、眼科大夫和專家的支持下，我們自八十年代初起，進行了八年多的研究工作，取得了一定成果。儘管開展、推廣這一方法，目前困難還很多，但實踐證明，只要能用，並用之得當，就能收到良好的效果（參見本章第七節：療效統計）。

「魚戲功」防治近視功法簡單易學。為推廣使用而編排的八分鐘四節功，對新發、邊緣近視患者都能取得令人滿意的療效。鑒於學校學習緊張，大多數青少年對氣功從未接觸過，應用八分鐘功法既節省時間，又易於被廣大青少年接受，作為一般防治方法較適宜；而簡易的五分鐘「眼氣功錦」，只有四個二八拍和一個四八拍，適於千人以上同練，對於大面積預防近視很適合。當然，如果條件允許，利用課餘、假期進一步學習二步功、臥功、行功，增視效果會更好。

魚戲增視強身初級功和魚戲眼氣功錦畢竟是簡易功法。經實踐與科研論證，這種短期的治療學練適於大面積的成人與青少年近視患者，尤其適用於患假性近視的青少年。可以說，該功法的推廣，首先得益者是廣大青少年，其次是沒有氣功基礎而有不同程度眼病需要增視者及部分術後恢復期者。至於真性近視患者，還必須作較長時間的深入鍛鍊的準備，進一步學功，才有可能取得顯效，乃至恢復正常視力，摘下長期配戴的眼鏡。

## 第二節　三調原理

氣功中的「三調」，即：調姿、調心、調息。

魚戲增視初級功法的三調原理有與其他氣功療法的共同之處，也有自己的特徵。為使學員能夠逐步深入領悟要點，在學練本功法之前，應了解本功法的三調要點，使學員重視功法特徵，取得療效，防止偏差。

### 一、調　姿

魚戲功的體姿，或靜或動，都仿效著魚在水中的游行和嬉戲，以末端關節手指的蠕動帶動腕、臂乃至全身。在大腦的控制下，眼動如游魚，身動如魚戲水中，或如靜止而內動的體姿，均具伸展、屈縮、擺動飄浮、沉落自如、舒適大方、恬靜美麗的魚行特點。初級功法僅用魚鰭的飄、擺來閃游、上浮、下沉、隨波左右。初練時只需掌握好靜功及定點閃游調姿基本功。

初級簡易功法以正坐為主，也可以根據練功時的主、客觀條件而採用其他體姿（如千人以上練「魚戲眼氣功錦」便以站式為宜），儘管二步循經導引功法以自然盤坐為主，還有其他幾種體姿，但不論基本姿勢如何變化，上體姿勢及動作要領均與正坐式相同，並且，初練功法都要練好正坐式，然後再用其他體姿。

正坐式被列為功法的基本功之一，這是因為，讀寫用眼都要求坐姿，而養成坐得穩正而平衡用眼的習慣，不僅關係到眼的屈光功能不受損傷，而且還直接影響到成人後的姿態，青少年的成長，年齡越小，影響越大。甚而不正確坐姿的糾正（如練功中掌握了正坐方法並運用於平時讀寫姿勢）便可以使一些青少年因坐姿不正造成的脊椎排列不正，進而引起的視力障礙（包括近視）得到很大緩解或恢復正常。反之，部分人卻因正坐姿勢不能正確掌握，視力往往每況愈下。

## 二、調　心

先用甲刺「心包經」竅點，使思想集中於「中衝穴」沿心包經運行來定心氣，再利用參加鍛鍊的身體各部魚戲動作，如閉目收神誘導意念，使如魚在水，舒適得意，當全身各部分已充分放鬆，意念基本集中到鍛鍊中來以後，進而輕飄緩動，尋求魚沉水底，恬靜安詳狀態，而此時便求以意領目行，控制眼組織各部分協同上沉的動作而隨之上下沉浮，這樣可輕鬆地引導意念逐步深入，如魚行嬉戲水中，愉快地運動使大腦趨向平衡，繼而遠去近來，漸漸使意念聽從大腦支配，以切斷病態反映，建立良好動型，使眼之肌能漸漸復原，又經過前後、左右以及循經路等意導，消除有關經絡的氣血運行阻礙，直到意念與內視遠近漫游自如，逐漸排出大腦中各種干擾雜念，做到氣隨意行，目隨意動，便會自然地進入有序排列的相對穩態，「內視」已隨心所欲，集中調動真氣到病灶部位，以滅外邪。此功要漸進獲得，用意應似用非用，不可太重，並配調息吐音引意氣下沈，避免上重現象。

## 三、調　息

初學時，只採用自然呼吸和順腹式呼吸。吐音呼氣法，以排濁為主，待自然納氣功法熟練後，再用「魚戲法」仿魚在水中吞吐，口吐「波」音，呼出濁氣，而後口鼻自然吸進清氣。在二步功法中再用逆腹呼吸、聽息、止息等不同方法。

初練不宜採用「止息」、「閉氣」等法，亦不強調「吸氣」，防止產生憋氣、胸悶及頭痛現象。

## 第三節　練功注意事項

### 一、科學用眼五要點

①從長遠打算，加強鍛鍊調劑。如果需要長時間專一近距離用眼，中間一定要用哪怕是一、兩分鐘時間來調節眼部平衡，以個人自覺調整為主，「魚戲眼氣功錦」四節功法可供一用。在中、小學中，應盡量改掉現已發展起來的許多不科學教學方法，而遵照教育部規定的課時，避免經常連上三、四節課，不讓學生休息；或罰學生百十遍地抄寫同一內容課文的作法；或讓學生連續數小時做作業，至黃昏時也不給燈亮等。

②隨時注意糾正坐姿，勿使脊柱扭曲，養成端坐書寫用眼習慣。

③合理採光。過亮過暗的自然或人工光線均易刺激眼部，使其受損。燈光以穩定而不閃爍為佳。三十瓦燈泡距離應在半公尺內，六十瓦泡應在一公尺內，光線宜從左上方射來。

④經常或長時間在晃動中用眼，如在乘車時、在閃動的日光燈下看書，易使眼睫肌高度緊張而損傷目力；習慣偏頭寫字或側臥讀書易造成軸性近視或單目近視。這些毛病要改。

⑤注意增強體質。包括加強身體鍛鍊和攝取對視力有益的食品（如肝類、胡蘿蔔等蔬菜、水果以及其他含硒元素的食品），同時少食油膩。

## 二、堅持練功，爭取形成制度化

①應向有關部門呼籲，將氣功鍛鍊納入集體或個人作息時間內，定成制度。
②有條件可用配樂引導詞引導，每天定時練功。
③持之以恆，逐步深入，使療效得到鞏固與提高。
④如學習、工作時間緊張，可用化整為零的辦法分節選練，但不間斷。

## 三、注意七情干擾和其他疾病等情況

練功者要加強自我和相互檢查，如有激烈的七情六慾干擾，或患其他疾病時，宜暫停練功。而體姿以及動靜功引導之深淺，練功時間長短，各節選練等方面都應根據個人情況掌握，不強求一致，以全身(包括眼部)舒適輕鬆，並有療效為佳。

輔導練功要關心並及時詢問學員情況，特別是女同學情況，經期不引意向小腹。功中注意觀察，功後最好做個人自我感覺記錄。這樣，有動作不準確或異常效應也能及時處理。

## 四、對其他功法的選擇和應用

防治疾病，包括防治近視功法，各地已發展有許多氣功療法。而各種功法有其氣路之異同，鍛鍊之特點。若取其同，未必不可用之，但錯用其異則效果不佳，且有產生偏差之虞。

故宜在掌握一定的氣功鍛鍊原理的情況下方可同時擇用。無把握時，以選用一種功法，堅持練下去，逐漸深入體會為好。這與療效亦有關係。

## 五、如何看待氣功防治近視療法

用氣功防治近視，應以自我鍛鍊為本，應當相信（實際也可證明）會取得療效。療效能否得到鞏固與再提高，則看堅持與深入練功情況。靠外界力量，對偌大面積中的近視患者來說，不是根本方法。

對大面積練功者，應以培養本身正氣御邪，調動內氣平衡運轉，增強自身功能為教學重點。對部分已具有一定水平，且已初步掌握吐納要領的學練者，可酌情教給部分外氣發放法，以用於自我治療。

引導得法，固然至關重要。但要功夫長進，必須自己勤學苦練。這決不是一蹴可幾或一勞永逸的事。因此企圖一日功成或一練即癒是不切實際的。個體差異和掌握功法程度也使收效有快有慢。有急躁情緒就會欲速不達。

## 第四節　魚戲增視強身初級功功法

**預備式：**正坐。正坐是本功法的基本功之一，也是防治結合不可缺少的重要一環。

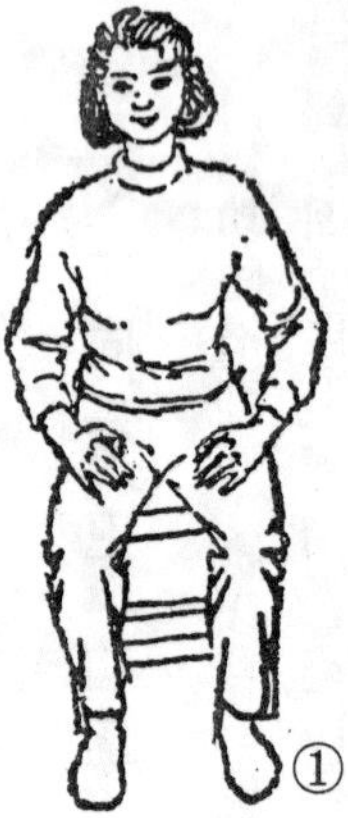
①

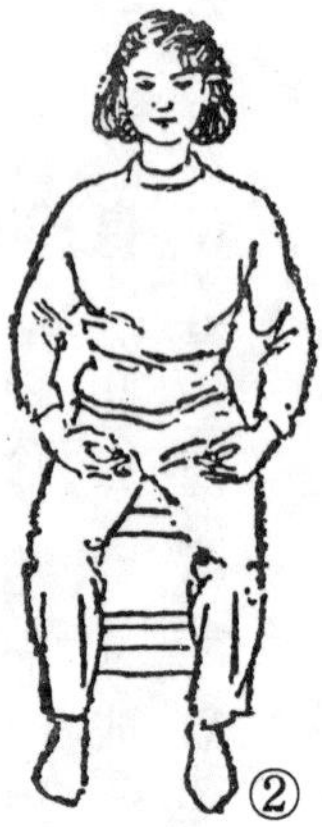
②

練功前，放鬆衣著帶扣，取下腕上手錶、指上戒指等，端坐於椅；椅子的高度以坐上去兩大腿與地面平行，小腿與地面成九十度為佳；坐在椅子前方$\frac{1}{3}$處，不靠椅背；雙腿分開與肩同寬，足尖向前，雙腳踏實；雙掌自然放在大腿上，雙臂腋下虛圓，肘微外撐、下垂；肩勿聳起，要放鬆下沈；頭正，勿高抬；目平視前方；上體自然正直，全身坐得穩而充實，可隨時糾正拱腰駝背、挺胸突腹、前傾後倒、左右歪斜等不良坐姿（圖1）。

待全身按要求坐穩後，翻掌向上，用拇指指甲掐點中指指端，手厥陰心包經的末穴「中衝穴」（圖2）。掐時閉目，意念循兩側心包經路先走一遍，即從中指端直上乳旁入心，然後逐段向上逆經辨認（此經有定心除煩特效）；意念及內視隨心包經經路向上，經過掌心「內勞宮穴」上手腕，再經過腕上橫紋上方三寸處的「內關穴」，沿小臂、大臂內側經路，經腋下距三寸處至乳旁的「天池穴」；然後放開中指端「中

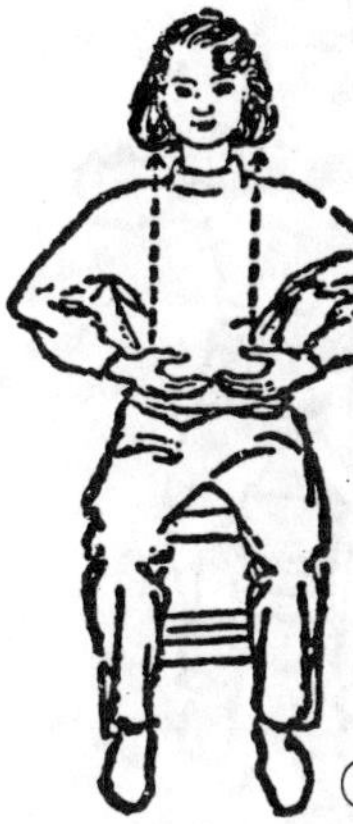
③

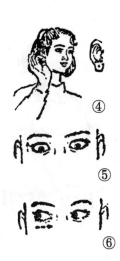

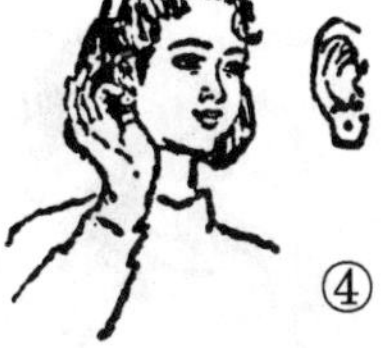
④

⑤

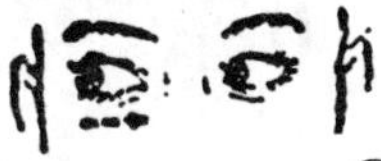
⑥

衝穴」的掐點，意念及內視自「天池穴」入心，順原經路下行；意想自心臟放鬆到上肢、上體，同時緩緩吐氣、收腹，隨之放鬆小腹、下肢；然後重複掐點「中衝穴」，逆經上行，自心臟放鬆全身，吐氣收腹。

以上，初練者可作三～五遍，一般學練者可視個人情況而定。待心氣初定，煩躁解除，全身基本放鬆後，接做第一節。

**第一節：活頸吐納**。本節初練者可睜眼做，待功法熟練之後再閉眼做。

①**掐耳穴**：面帶微笑，雙手掌心朝上，自原位置的大腿上循身前緩緩上升，直到兩側耳下（圖3），拇指在耳後，食指在耳前，同時用指甲在兩側耳屏切跡（俗稱「耳窩」）的內下方，點住「目一穴」（圖4），點掐約四～八次，每點掐一次「目一穴」的同時配合上下運轉眼球一次（圖5）；每次眼球運轉到下方時，便放鬆掐點目穴，同時意想把眼內

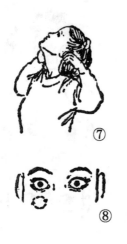

⑦

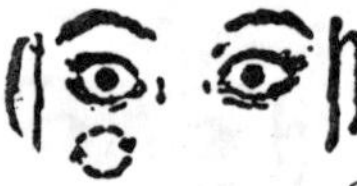

⑧

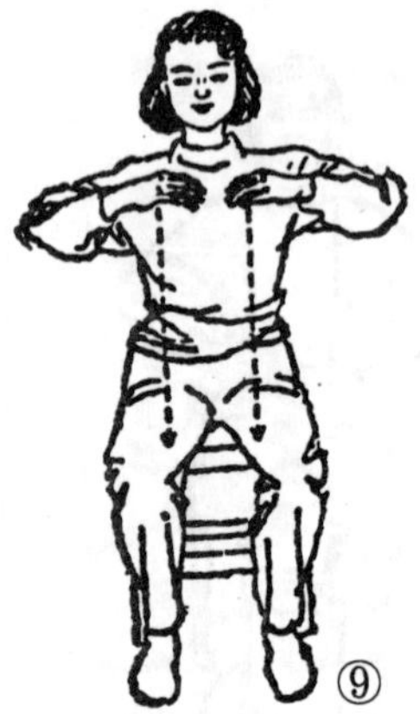

⑨

濁氣從口中輕輕吐出；點過數次後，拇指、食指順耳屏切跡略向外移，點住耳屏切跡外下方的「目二穴」（參見圖4右）。

同樣用拇指和食指指甲點掐四～八次，但每點掐一次的同時眼球左右方向運轉（圖6）；注意每次點掐之後均要放鬆，並輕輕吐口濁氣；最後，拇指和食指向下移至雙耳垂正中的「眼穴」上，點掐同上（參見圖4右）。

②**抬頭運目**：雙手拇指、食指仍在眼穴上，慢慢抬頭；盡量後仰，眼看上空（圖7）；眼球盡最大範圍環形運轉（圖8）；與此同時，每轉動眼球一次；便用雙手拇指、食指指甲點掐眼穴一次；每運轉、點掐一次放鬆後，便輕吐一口濁氣；做四～八次後，雙手掌心朝下，自身前下落，仍放在大腿上（圖9）。

做以上兩個動作，應注意掐點耳穴時，掐點與放鬆交替，眼球上下左右運轉要到位；環形運轉眼

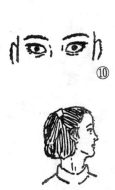

⑩

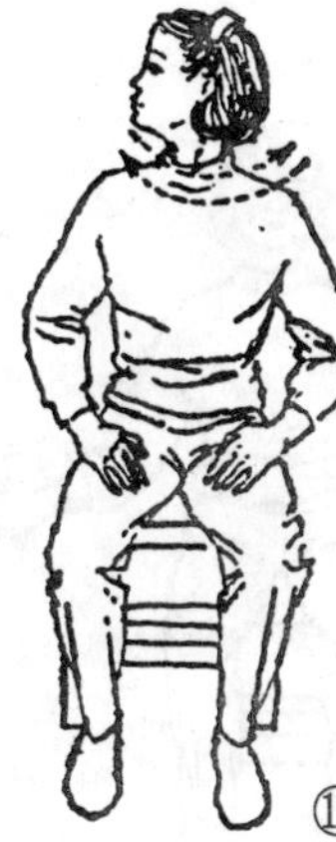

⑪

球時，為保證運轉到要求位置，還可自行擬定標誌。

**③轉頸後顧**：睜大雙眼（圖10），使眼周圍的外組織（眼瞼、眼外肌、眼眶、結膜、淚器、角膜等）均充分展開；然後慢慢向左後方轉頸瞪視（圖11），再慢慢轉回，轉回時放鬆瞪大的雙眼，並連續眨動上下眼皮，同時吐濁氣、收腹。完成上述動作後，恢復前視，再反方向重複。

做二～八遍後，恢復正坐姿勢。

要注意動作和意念都不斷，以調動內氣；動作柔和而連貫，氣隨意行，氣與動和，動、氣、意連成一體；大睜雙目與轉頸同時進行，吐氣、收腹又與眼部放鬆、眨眼同時進行；目視、動作、呼吸協調一致。

**第二節：沈魚水底**。本節輕閉雙目。

**①納清排濁**：雙手自大腿上落於身側，掌心朝下，再翻掌向上，兩臂自兩側渾圓上升（圖12）；此時手指、手腕、肘、肩等關節以及各肌群都要放鬆，意念眼球如水中魚，全身如魚在水；眼雖閉，意念隨姿

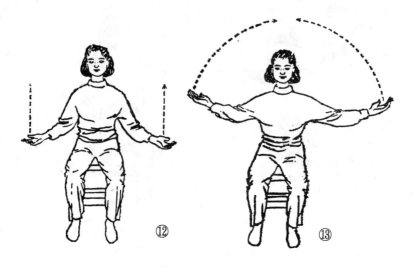

⑫

⑬

勢升降，內視亦隨之浮沈；面帶微笑，雙臂上升到側平位（圖13）；意念為雙掌心接納大自然中的新鮮空氣；雙臂渾圓上升到頭頂，以雙掌心的「內勞宮穴」向下斜對頭頂正中的「百會穴」，向之納氣（圖14）；此時意念導引清氣自兩掌心經「百會穴」源源納入體內，與體內之元氣相合，從口、鼻兩竅為主的全身各渠道排出濁氣。姿勢不變，以意領清氣進入而體內濁氣擠排出，從上至下直到腳底，排濁氣入地。這樣，清氣進，濁氣出，通體為清氣充溢，清新舒適；而且面部始終保持放鬆，帶著微笑，以影響帶動大腦也放鬆，乃至全身放鬆，充分完成納清排濁。

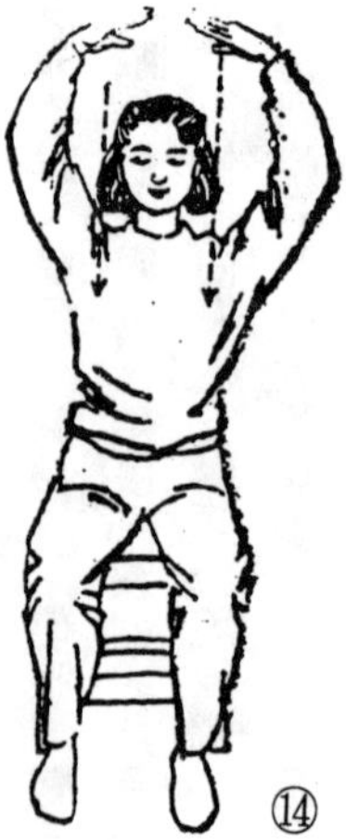

⑭

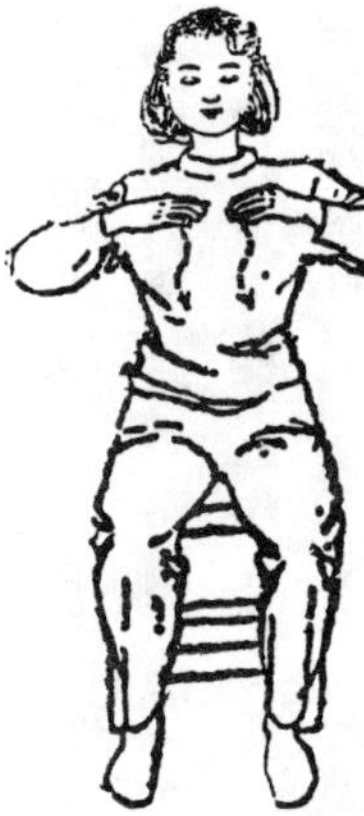

⑮

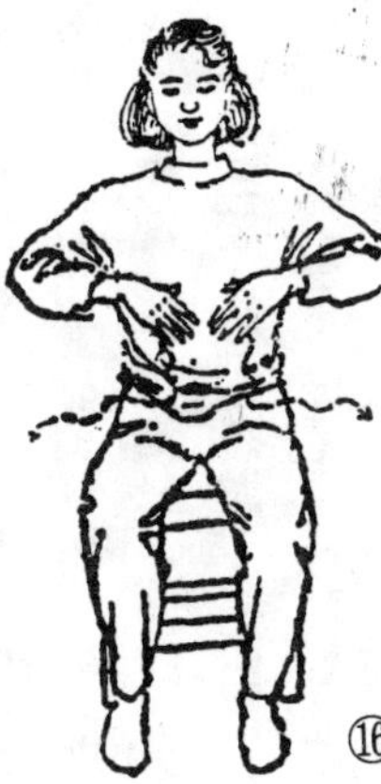

⑯

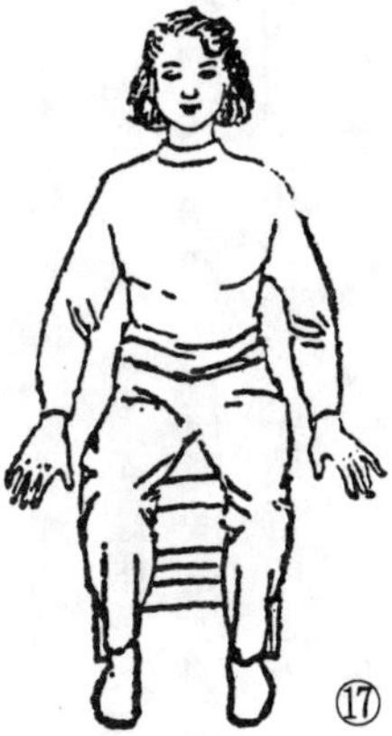

⑰

要注意：納氣時，兩掌心與頭頂正中的「百會穴」形成「∴」形相對，使雙掌心的「內勞宮穴」能斜向正中照到頭頂上的「百會穴」，不要過前而照到頭前乃至額頭，也不要過後而照到頭後部位。

初練手臂上舉時，也有人會覺得手臂酸、累而欲放下來而不再堅持，這主要是因為緊張或不習慣。只要手臂充分放鬆，掌握好要領，學練幾天便會適應。此動氣感較強，用意念導引納清排濁的各渠道（包括全身孔竅，如毛細孔、神經末梢），均可經過意、動、息的誘導，調動其參與納清排濁。

**②魚沈水底**：以手腕帶動手指如蠶行，雙手如魚鰭微擺，浮游水中，自頭頂飄擺而下（圖15），雙手降至面部時，配合吐心音「呵」（音喝）字，同時收腹；吐完即恢復自然呼吸，雙手繼續循胸前向下擺游，雙目內視之下內沈（圖16）；雙手到腹下時，掌心向外下方處翻轉，分向兩側；至髖關節旁，掌心向下，微動如魚沈水底（圖17）；再重複舉鰭上浮，便不

再做「納清排濁」，而是連貫地運用「如魚得水」、「沈魚水底」的姿勢，意念和呼吸導引（要點是目隨意行，緊跟不捨）。

要注意：此節動作要柔、穩、連貫。當雙手沈至身側左右繼續微擺緩游時，意念與內視隨雙手的動作要繼續下沈，尋求優美嫻靜的「沈魚落雁」意境。

本節可反覆做三～十次，自第二次便不再用「納清排濁」，而是使之與後兩動揉合在一起。採用本節單練時，當魚鰭擺動下沈至身側後，便可接練靜功，亦即外靜內動功，但可停姿導引，只用意念與呼吸導引，並逐漸升華到意、息俱停導引（參照第三節後面的靜功說明）。一般情況應接練第三、四節。具體練法根據個人情況而定，並參看注意事項。

**第三節：點水蕩游**。此節與上節同為主動法，是全套功法中的中心部分。全節配吐主經肝音「噓」字，應重視目受意念控制。

①**納氣入海**：接上式，掌心朝上，雙臂自身側上舉，至側平位，擺動「雙鰭」向胸前環抱（圖18、19、20）。這幾個動作，肩、肘、腕、指都要圓柔而不要僵直，為接納自然界清氣，準備「納氣入海」（古時醫、道兩家均稱眼為「銀海」）。轉掌向眼（圖21）繼續擺游，向眼部靠近；擺游至距眼約二寸左右處，意念掌心的「勞宮穴」，帶氣貫入眼底，與眼內氣相交（圖22）；待氣接通，翻掌，雙掌心相對；保持手位不要上下移動（圖23），就原位用拇指指甲輕輕彈點眉正中上方五分處（即「魚腰穴」與「陽白穴」中間的「上光明穴」），有如在銀海水波中一點（圖24），意念隨水波自然向前蕩開，而雙手就勢隨波紋自然向前

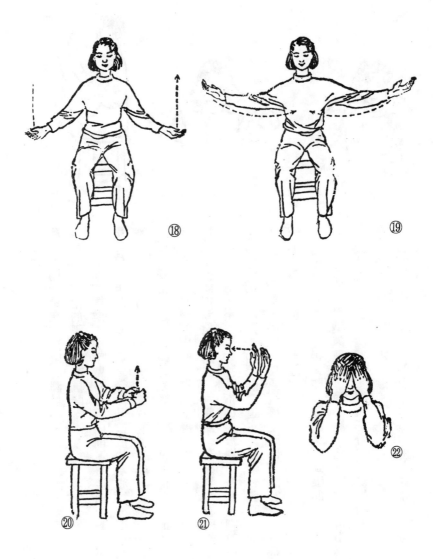

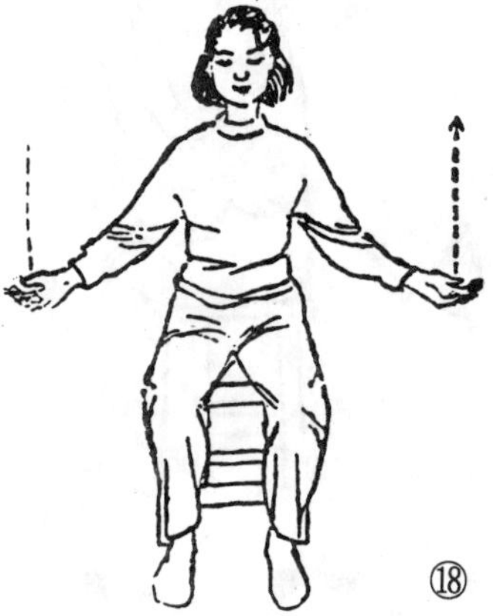

⑱

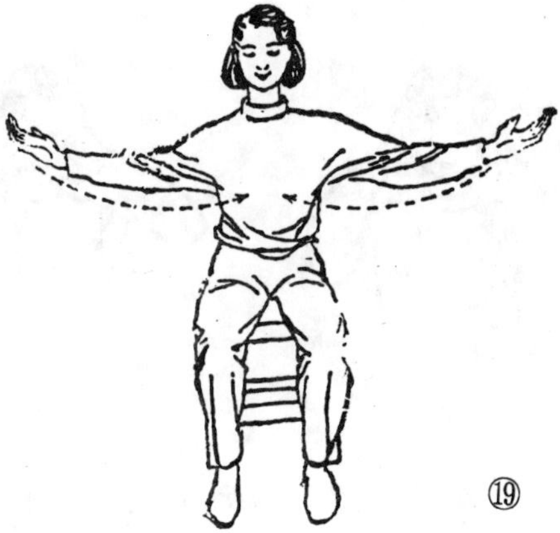

⑲

⑳

㉑

㉒

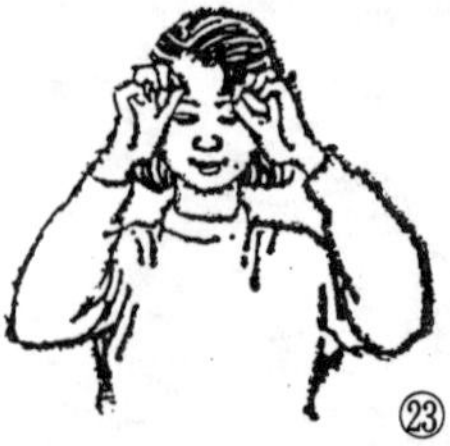

㉓

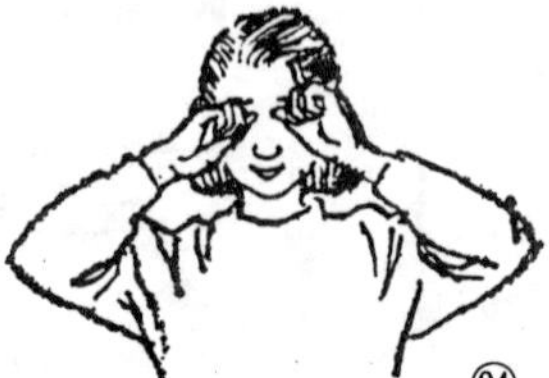

㉔

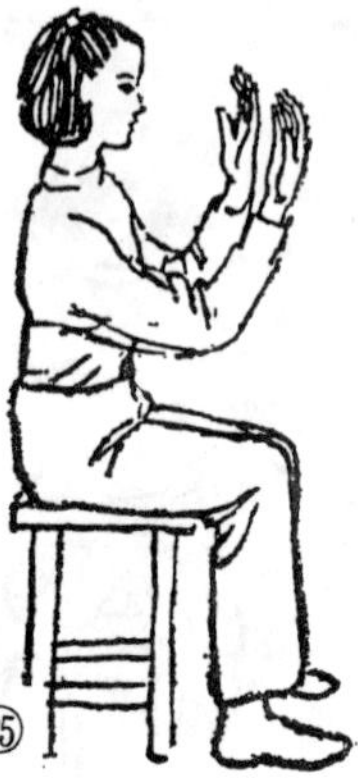

㉕

蕩出，同時意想排出眼底濁氣（圖25），內視緊跟，並隨波紋及排出的濁氣向前拉開。

**②隨波擺游：**雙手臂自然蕩向前，直至前展到前平舉部位，但肘、腕微屈，隨向外擴展的水波紋，兩手翻掌，掌心向前外方，立掌向左右兩側蕩擺（圖26）；邊游擺「雙鰭」邊吐肝經音「噓」字，同時收腹。此時，雙目內視，緊隨蕩出的波紋和游擺的雙鰭，向前側方擴展開，範圍逐漸擴大開去，「雙鰭」游擺到左右兩側能及的最遠處，肩、肘、腕、指仍要放鬆、微圓（圖27）；再至胸前（注意：內視隨之遠去，雙手臂與眼平位），翻掌向內擺（圖28）；重複擺至眼部（圖29）；重新納氣入海。反覆三～十餘次。

最後一次反覆之後，隨波擺游又回到眼部（圖30、31），便不再做納氣意想，而是雙手翻掌向下，自眼部如魚鰭擺游下沉（圖32），經腹部分向兩側髖關節旁，掌心朝下，微動仍如水中魚。

**靜功部分：**停姿勢導引，由外動轉入外靜而內動（

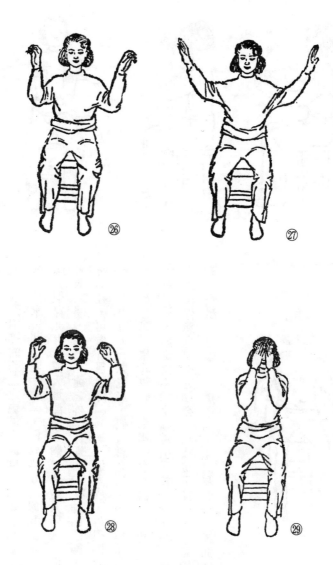

㉖

㉗

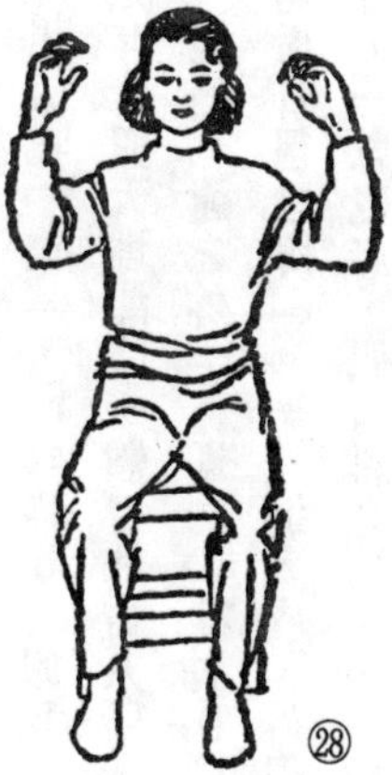

㉘

㉙

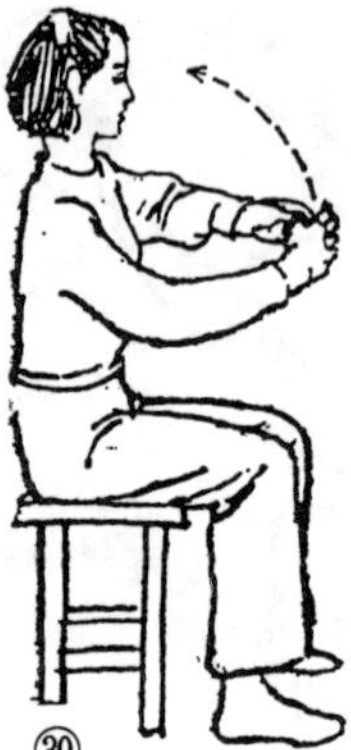

㉚

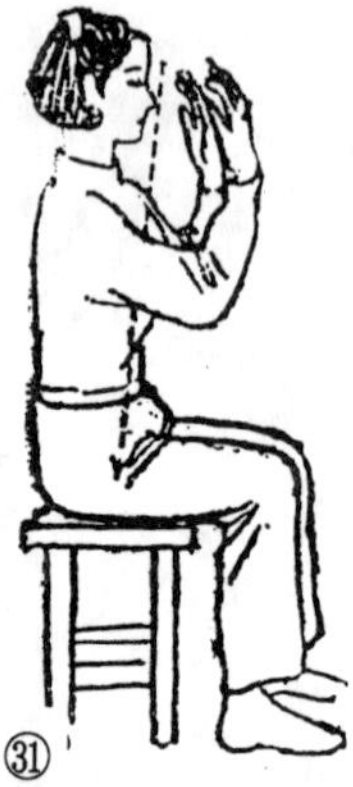

㉛

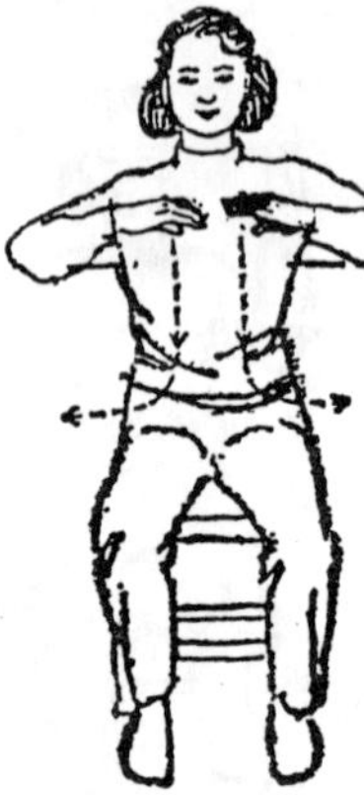

㉜

圖33），只用意念導引，身如游魚，漫游向廣闊的湖海，在水天相接的蒼茫之處游去游回。內視眼目隨之。張口含水，閉口吐「噓」，慢含輕吐，似我似魚，一念亦似存非存，與天地渾成一體。如古人所云「游行天地之間，視聽八遠之外」，即可「全神出隱顯，塵紛不亂，可徹耳目之障」。一旦進入內、外俱靜狀態，一念也息，一息也無，偶有雜念再生，再用游魚戲水的意念導引驅除雜念。即用一念代萬念，也可用呼吸導引法，如走路不穩手拿導引手杖一樣，待步履穩定後再停意念導引。如欲收功或接下節時，可意領海天之際渺茫之中，一魚游回，先似有似無，繼而顯

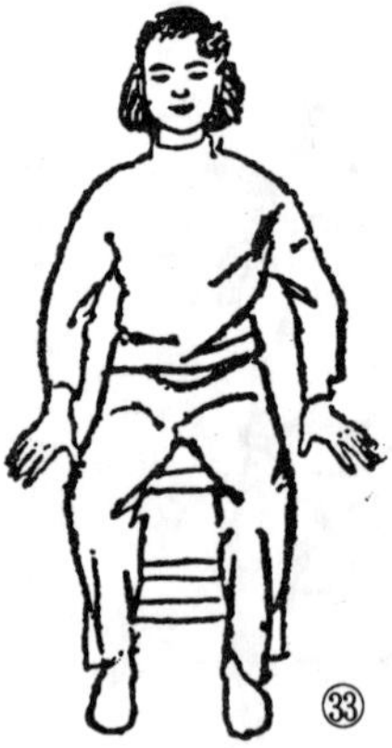

㉝

現，漸漸游近而顯形，酷似本人眼目，游目眶內，滋潤圓活。全身更為舒適，氣機通達全身各部，自感生命充實而愉悅。

在接第四節之前，雙手先恢復至放置大腿的姿勢，同預備式。

**第四節：甲刺頭面**。這一節是全套功法的殿後部分。即可以單節習練，又可在前三節的基礎之上，針對病灶，選擇有關部位和穴位，加強刺激，促使眼屈光功能趨於平衡，視力增進。單節習練時，對個中三部分亦可分別選用：急欲恢復眼睛疲勞時可用一、甲刺眼眶；頭暈頭痛、眼目昏暗時可用二、甲刺頭部；肩背頭頸酸痛，眼目不明時可用三、甲刺後頸。

甲刺頭面，每做一遍動作後，均應配吐腎音「吹」字，同時要配收小腹，意引丹田（臍下三寸「關元穴」內）。吐「吹」字，可調腎氣，起到引腎水灌溉烏珠的作用。該節尤重意導，不僅各個動作強調吐「吹」音，且在收小腹時，將意念引向小腹丹田，並深入腎臟，直達後腰「命門穴」，接連督脈，為貫通上體之小循環（循督脈上行，經過諸經匯集處而入目）打下基礎。而意念引至小腹，出入丹田，亦與目照。故配合吐腎音是不可忽視的。另外吐氣、收腹時，也引導了氣機下降，避免氣血上衝、氣機偏上，而形成上重，且為收功時元氣歸府做了準備。

**一、甲刺眶區**

雙手自身前緩緩上升（圖34、35）至面部，翻掌使掌心對眼部，雙手橫置鼻側與雙眉內端和雙眼內角之間，屈指（圖36）。

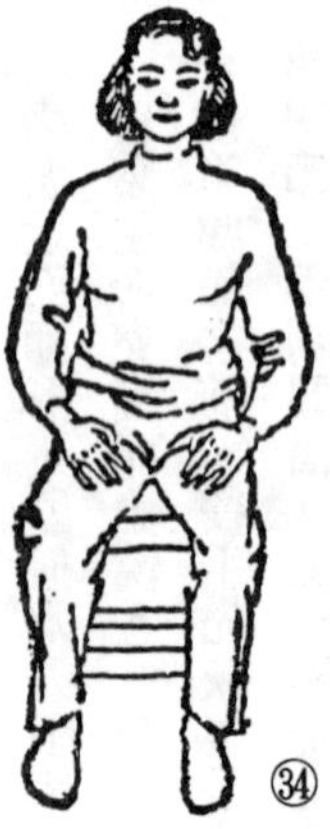
㉞

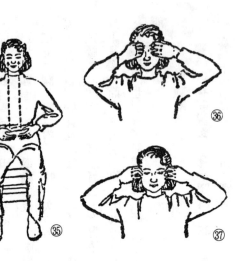

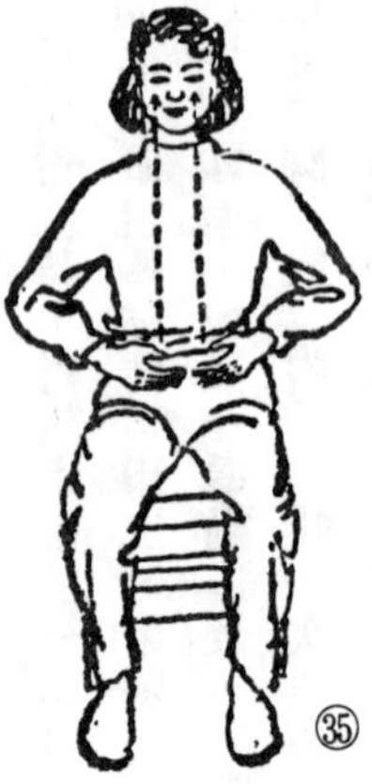
㉟

㊱

㊲

**①按刺眼眶**：用十指的指甲一下一下地從中向外按刺上、下眼眶，每按刺完一遍時，即配吐腎音「吹」字，同時收腹，意向丹田。一般是用食指指甲按刺上眼眶，中指和無名指指甲按刺下眼眶，而拇指指甲在外眼眶部位配合從內向外的三指，在原部位按刺。也可根據個人情況變化，原則上是避開睫毛，在眶骨上按刺，即使按刺到上、下眼皮，也不觸動眼球（圖37）。應明確這一動作要以中等力度按刺眼眶。雙手從中往外約做二～八遍。

**②按擦眼眶**：採用上述的手指部位，用「按擦」法，即以手指指甲沿施治部位擦過去（俗稱「撓」）。兩手從鼻側用指押按住眼眶及上、下眼瞼部位，向外按擦，直到眼眶外外眼角旁。每做完一遍配吐「吹」音，收腹。這一動作以刺激眼眶為主，附以眼瞼，一擦到底，而不像上一個動作以刺激眼眶為主，附以眼瞼，一擦到底，而不像上一個動作那樣一下一下地按刺。注意力度較按刺稍經。反覆做二

～八遍。

**③集點眼穴：**集點眼穴分為兩組。

第一組　穴位及手法：先用食指指甲點住眉毛內端的「鑽竹穴」，次用中指指甲點住雙目內端與鼻樑兩側中間的「睛明穴」，再用無名指指甲刺點下眼眶下小孔部位的「四白穴」，最後用拇指指甲點住眉、眼外側外眼眶旁凹下部位的「太陽穴」。待四個手指指甲都找準穴位後，在所點穴位上按刺四～三十二次，然後先向裡、後向外按揉四～三十二轉。

注意：每做完一遍要配吐「吹」音，同時收腹；另外，先點上的穴位。手指甲不要移動，以免走位而不準（穴位參見圖38）。

第二組　穴位及手法：先用中指指甲點住雙眉正中的「魚腰穴」，次用食指指甲點住眉正中上方一寸部位的「陽白穴」，再用無名指指甲點住上眼眶內下方與鼻樑骨銜接部位的「正光穴」（亦稱「東名二穴」），最後用拇指指甲點住眉外端稍上凹陷部位的「絲竹空穴」。待四穴點準後，在所點穴位上按刺四～三十二次，然後先向裡、後向外點揉四～三十二轉。注意：每做完一遍要配吐「吹」音，意顧丹田；另外，要彎曲手指第二橫紋，要用指甲而不用指肚，並在點揉時以手就穴，而不要以頭俯就手（穴位參見圖39）。

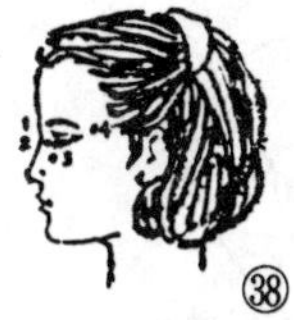

㊳

點完第二組眼穴，雙手順勢直線向上按擦，至前髮際，轉腕，使雙手指指甲均排立於前髮際邊緣（圖40）。

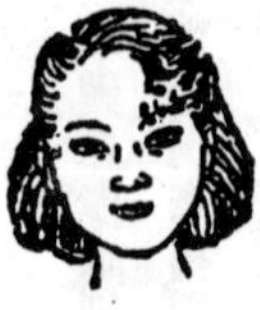

㊴

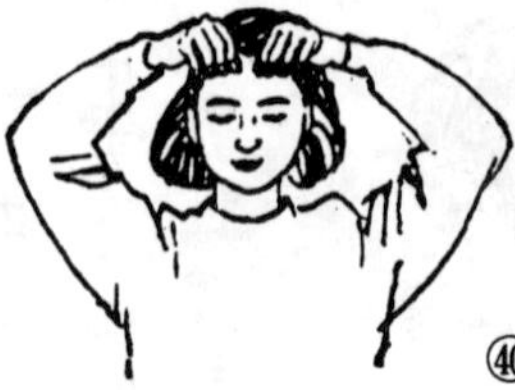

㊵

1.鑽竹穴
2.睛明穴
3.四白穴
4.太陽穴

1.魚腰穴
2.陽白穴
3.正光穴
4.絲竹空穴

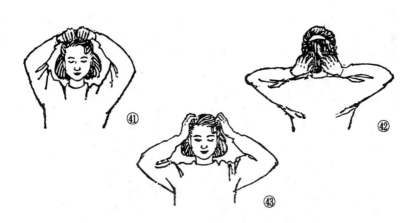

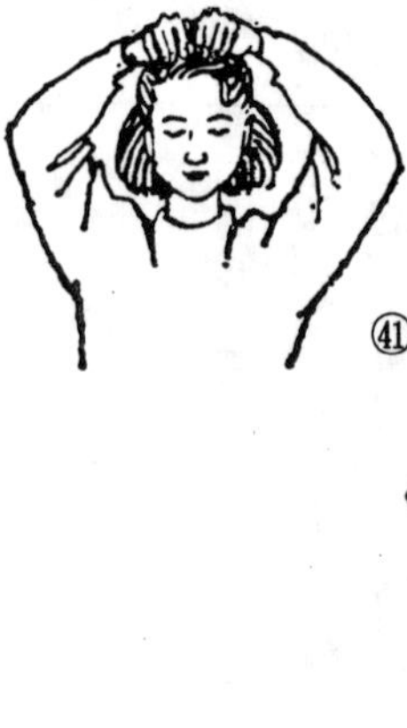

㊶

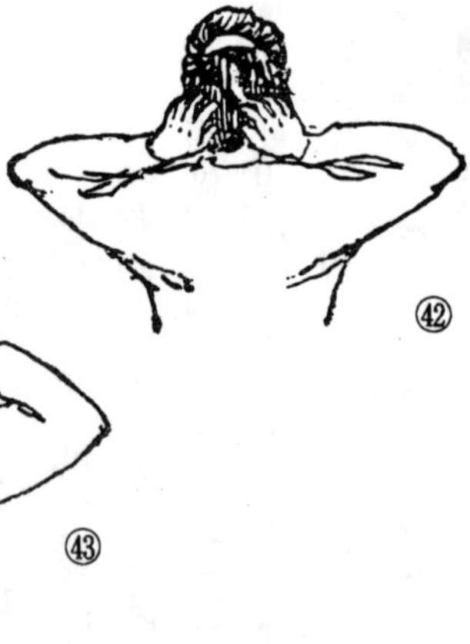

㊷

㊸

## 二、甲刺頭部

**①點扣髮區：**雙手立指並橫排向前，用指甲自前髮際向後髮跡扣點（圖41），經頭上至後髮際（圖42）。注意扣點的同時要收腹，手不要抬得過高，力度要適中。扣完一遍後配吐「吹」音，收腹，意念經丹田再返回前髮際。上述動作可根據情況反覆四～十六遍。然後雙手十指指甲成直線排列，從頭正中線向兩旁扣點（圖43），直到兩側耳後，吐「吹」音，收腹，意向丹田，再回到前髮際。重複上述動作約四～十六遍。

**②按擦髮區：**部位同上。用十指指甲自前髮際向後髮跡按擦（如梳頭一般不離開髮區，但頓挫梳擦）。配吐「吹」音，收腹，意向丹田，再回到前髮跡。重複上述動作四～十六遍。再用雙手十指指甲從頭正中線向兩旁按擦，直到耳後，配吐「吹」音，收腹，意向小腹丹田。也重複做四～十六遍。

**③點風池穴：**從頭正中向兩旁按擦的最後一遍，雙手按擦到耳後時，用中指在耳後髮際內找到枕骨下凹陷處的「風池穴」（圖44），先用中指指甲點刺四～十六次，再連續向裡、向外各點揉四～十六次。點後吐「吹」音，收腹，意領丹田，並引領向後腰「命門穴」。

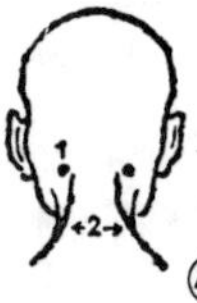

㊹

甲刺頭部既可醒腦，又可防治頭痛感冒，特別是對原因不明的頭痛，常有立即止痛的效果。點刺風池穴，向外上方點刺可治療眼疾，向內上方點刺可治各種頭痛、落枕等病症。

這一節的最後一部分自點風池穴伊始，配合吐腎音「吹」字，領氣循丹田向後腰「命門穴」，為元氣歸府做準備。

貫穿在本套功法中的吐氣、吐音、收腹，一直是自然地誘導人們意集小腹丹田部位，但都是上下運行。這一節的最後部分開始橫向意領。目的是為加強腎經的通暢，以及聯繫督脈上行腦系、目系。

**三、甲刺後頸**

①**按刺後頸**：雙手自風池穴順勢而下，十指豎向併排緊靠頸椎（勿推向兩旁），立指用十指指甲一下一下地向外按刺（不是點刺）。至耳下部位，再回到脊椎兩旁（圖45）。要注意：按下去要比其他部位力量重些，因為後頸的筋、皮、肉較之眼部、頭部要厚，僅用輕力則不能達內，當然也不可過分，而要以刺完微濕潮紅但不痛為度。重複動作四～十六遍。每做一遍均配吐「吹」音，領氣向「命門穴」。

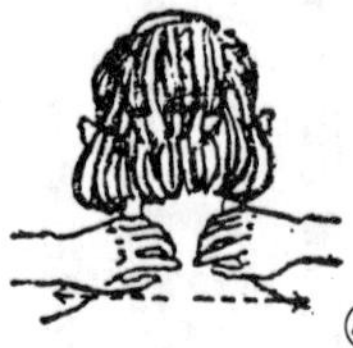
㊺

②**按擦後頸**：乃同上述部位，用按擦法，雙手十指從中向外，擦到耳下，亦反覆做四～十六遍。每遍吐「吹」音，意領「命門穴」（同前）。

③**按撫前後頸**：最後將十指放開，滿掌按在後頸部位，自後頸向前頸按撫二～六遍。吐音、意領均如前。最後一遍按撫到前頸後，自下頦部位，成兩手掌相交形狀（圖46），合雙掌於胸前。

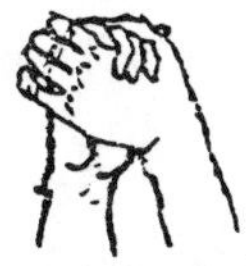
㊻

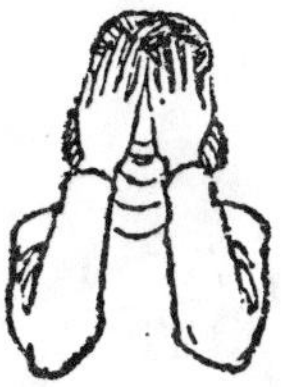
㊼

**收　式：**

①**培氣：**雙掌相合後，意念集中於雙手掌心的「內勞宮穴」。培引外氣，待掌內有氣感時（如酸、麻、脹、熱等），不要馬上打開。

②**熨眼舒目：**雙手移至面部，使雙掌心貼面頰上，貼著鼻側向上推擦，到眼部貼於眼上，使內勞宮穴對準雙眼，但掌心與眼稍有空隙（圖47），運用掌心練就之外氣，自我發放，熨眼舒目。而目如魚之小憩，微動而不游行。始終面帶微笑，口內輕吐自然三焦音「嘻」字。稍停。

③**搓撫胸腰：**雙手掌自眼沿面頰搓下（圖48），交叉於胸前，順勢向下按擦（圖49），直到帶脈，雙手在帶脈左右側，循帶脈（圖50），向後腰（圖51），雙手在後腰上按撫，先向後腰間按（圖52），再向下按（圖53）。配吐「吹」音，意念集中在按撫部位。

④**收功式：**接上順勢做收功動作。雙手從身側起至側平舉（圖54），經頭上（圖55）、胸前上、中、下三焦下落，配吐三焦音「嘻」字，收腹，意歸丹田（圖56），雙手落到大腿上，恢復到預備式（圖57），睜眼，再做輔助功——腳下四動。

**輔助功——腳下四動：**

伸足。身為正坐姿，兩手叉在腰部，單腿舉起，儘量前伸，繃足背，足心朝地，左右交替（圖58），各做四～八動。

⑱

㊾

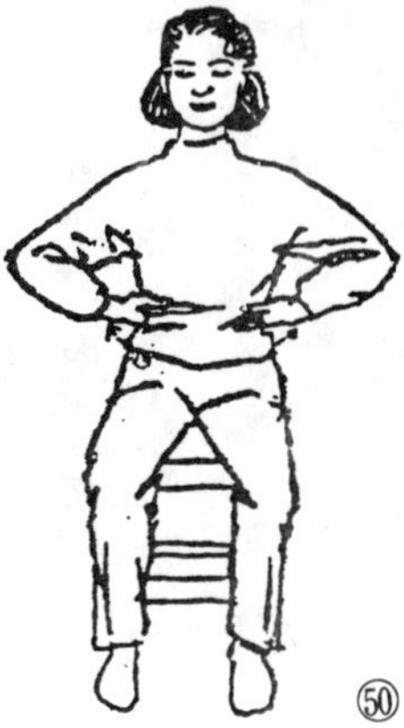

㊿

51

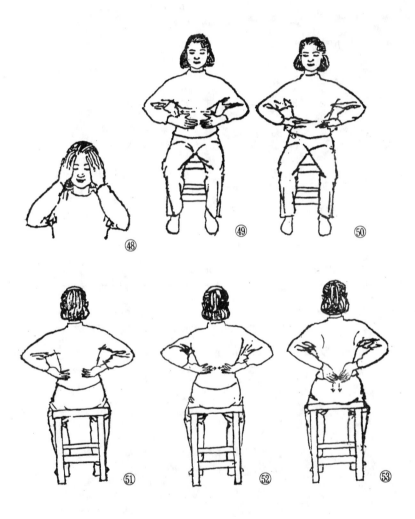

52

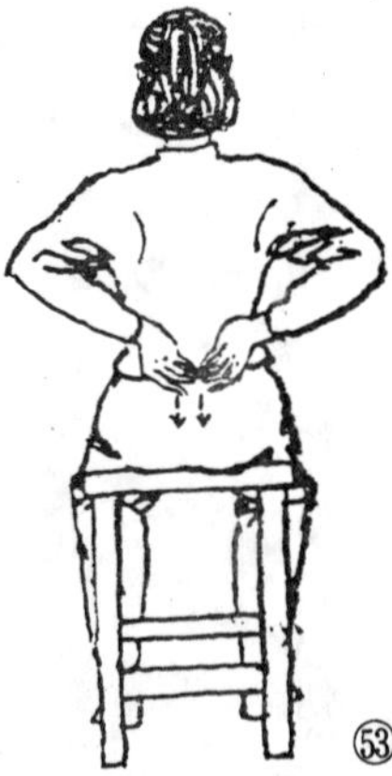

53

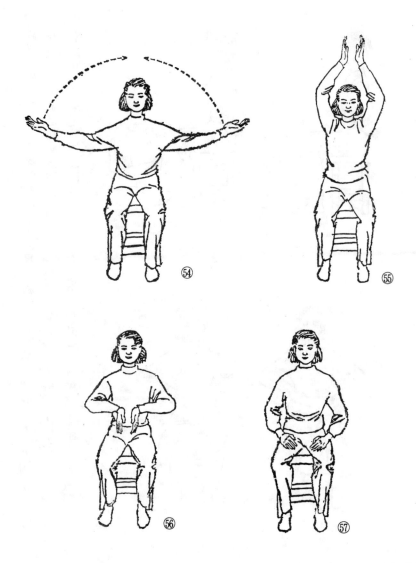

⑭

⑮

⑯

⑰

蹬足。坐姿同上，單腳前伸同上，伸足勾腳，左右交替（圖59），各做四～八動。

坐姿同上，單足前伸後向內轉踝，左右交替（圖60），各做二～四次，共做四～八次。

坐姿同上，單足前伸後向外轉踝，左右交替（圖61），各做二～四次，共做四～八次。

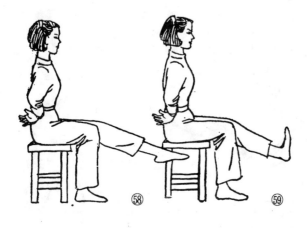

58

59

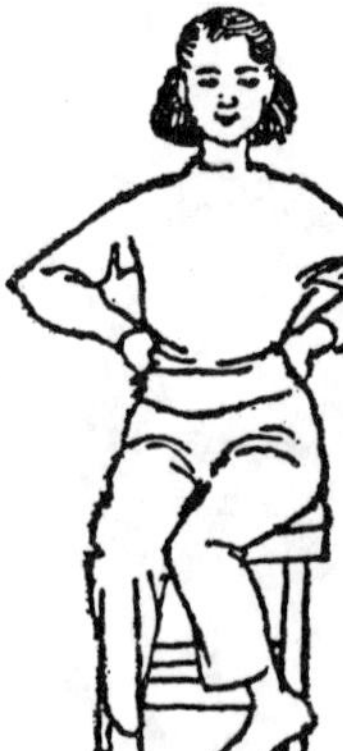
60

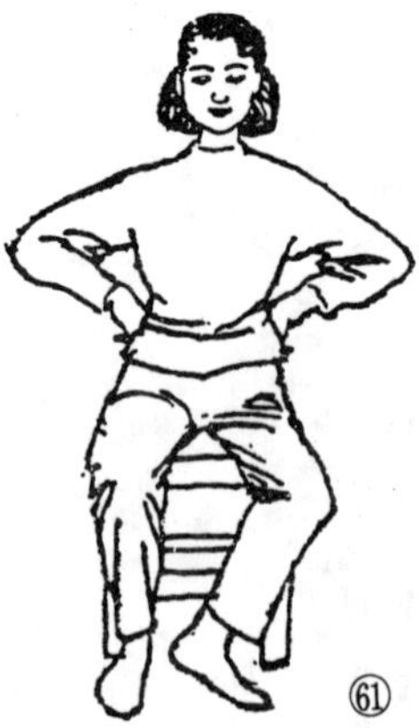
61

連環四動。身體稍向椅後坐，伸腿，雙腳同做勾腳、內轉、外轉、成內轉圈。再伸腳、勾腳、內轉、外轉、成外轉圈。內外各轉圈四～八動。

## 【附】初級功輔導佐言

本四節功以簡單易行，起落高潮循序導引為其特點：第一節用「活頸吐納法」開始；第二節用主功法「沈魚式」；第三節為進一步調動內氣，平衡眼部調距功能，用「點水蕩游」式；第四節則以自跤蹻發展而來的甲刺法，以及培氣熨目結束全套功法。現分別將要點提供給四節功鍛鍊者，特別是輔導員。各節亦可按實際情況或其特點分別單獨操練。

預備式為全套功法的開始部分。①首先觀察學員在思想上、身體上是否都做好充分準備。如檢查學員練功坐椅的高矮、有無束緊身體物件、有無緊張狀態、思想集中到練功上沒有等。特別是全身要放鬆、身體不應有一處緊張。②單獨提示魚戲功意境要求身、眼均如得水之游魚，而魚形正面酷似微笑的人臉；要充分放鬆面部肌肉，微笑是最好的方式，直接影響大腦放鬆與否的面部動作，要面帶微笑地開始練功。③遇有身體不適或其他臨時發生的問題，應個別交談，先予解決，待平穩後再開始練功。④說明預備式中點掐和循行「心包經」有定心除煩、安神之作用。⑤點「心包經」末穴「中衝穴」循經路上游時，閉目內視之眼如游魚隨意念而行不可忽略。⑥至乳旁「天池穴」入心後，再出「天池穴」應放鬆點掐「中衝穴」

，同時還要配合吐氣收腹，以及吐氣後即恢復自然呼吸，直到氣息平穩，再做第二次吐氣。

⑦往返於經路時意動不要慌忙，要穩慢、準確，以熟悉經路，以達到預期目的。

第一節「活頸吐納」為疏散長時間低頭近距離用眼造成的眼部、頸部氣血淤滯，同時上下左右運轉眼球，調劑眼組織功能。我國古人即有「仰視觀天，低頭看地」、「運目法」等鍛鍊眼部的記載。而大睜眼與眨眼放鬆交替，可使眼部上、下、內、外直肌，上下斜肌，睫狀肌和整個眼組織在大腦支配下得到鍛鍊，反過來也加強大腦對視器功能的支配作用，並緩解眼部疲勞。做這一動時，提示學員要盡量睜大雙眼；而要充分睜眼，應同時抬起雙眉，用配合有關耳穴的點刺（耳穴點刺要掌握好耳屏切跡下方左右角的「目一」「目二」穴及耳垂正中的「眼」穴。耳窩內的「腎」、「肝」、「心」穴在用食指甲從上向下按擦時必然要經過，如是更可加強眼的調節平衡功能。功法是我們在總結古人一些目功法（如「虎視後顧」、「五禽戲」中的猿戲眨目等）的基礎上，又參照了國外已經出版的有關試驗資料，國內防治近視配穴選編的。這一節三動，是使練功者通過進一步集中精力於進行有關病灶局部大腦支配神經的鍛鍊，初步達到發動氣機的目的。

這一節配合的吐納操作是順腹式呼吸法。要求呼出濁氣，雖不一定呼盡，但隨鍛鍊次數的增加，要求能逐漸習慣深長的腹式呼吸，並在吐氣時配合自然收腹，使練功者通過收腹體會深長的腹式呼吸不同於平時胸式呼吸的特點，而是將意念自然引向小腹「丹田」，起到平衡身體重心的作用，且意氣引向「丹田」，可固守生命之本。呼出濁氣，要求隨練功深入逐漸控制得勻細、柔和。初練時要強調以自然呼吸來調正。每做一次吐氣操作後，即恢復自然呼吸，利用呼出大量濁氣後的外界大氣壓力，自然納入較平時增多的新鮮氣體。因此，要重複多次。但對每人每動的呼氣次數不做硬性要求。這樣可以避免初練吐納容易產生的胸悶、窒息、氣阻等現象。輔導員應隨時檢查學員有無上述現象並及時為其講解要領或協助導引，為以後幾節意念吐納打好基礎。此吐納方法，較易掌握，既可穩定情緒，又可大量納氧，且開始推動全身氣血運行，使全身處於適應外界和練功要求的良好狀態，漸次練入氣功態。

第二節「沈魚式」是接準備部分而進入特定的主功法鍛鍊。本節進一步利用氣功鍛鍊的三調原理，而以「調心」為中心。意念導引如魚得水，魚戲水中，同時輔以姿勢導引。在全身心進入放鬆、舒適狀態後，進一步加強自身的控制調節，使身、眼如魚，游於水中，且閉目所視深隨意念上浮下沈。此節鍛鍊時，輔導員首先觀察練功者面部表情是否放鬆，提示「微笑」以促使大腦產生良性反應，有利全身放鬆，並講解先以肢體末端小關節動作。由於手腕帶動手指，手指亦像身體的似動非動的微動，可鍛鍊大腦控制末端。逐漸模仿魚鰭蠕擺，是為逐步加強大腦對肘、腕、手指的控制。要認真學練手如魚鰭的各種動作，如閃擺、飄擺、蠕擺等，以及速度不等、動作快慢交替的擺鰭。初練此節，用飄擺緩緩下沈，體會「沈魚落雁之姿」的優雅、美麗而恬靜的意境；此時身體和大腦和諧，全身更加舒適，自然進入氣功鍛鍊所尋求的平衡狀態。擺鰭動作不聽大腦支配者要單練。

此節細分有三個部分。第一部分是起式，納清氣排濁氣。此時，配合的吐納導引雖為意導，但較之上一節「活頸吐納」的二三動還要深長。初練者可從頭部隨納吸進清氣，隨呼排出濁氣，順次到頸——上肢——胸——腰——腹——臀——大腿——小腿——足面——足底，即每到身體一處，納清排濁氣都同時進行。要緩而連貫地逐漸向下經過全身，直到濁氣自足底入地，一氣呵成。此節應鍛鍊這一個過程，直到經過納清排濁導引後，手臂在頭頂上不覺酸疼，而是如初醒打哈欠時的舒適放鬆，繼而如濁氣殆盡，清氣充溢，體輕身鬆，然後如漂浮於溫暖的水裡。再接如魚得水的第二部分導引，自眼到全身，又返回全身到眼，皆如游魚戲水——小如眼球似游魚滋潤水中，大如全身似游魚得水。檢查練功者是否自然地面帶微笑，「笑」能波及大腦，使身心怡然自得而心神始發。外觀雙手似動非動，體會魚水相融的眼部放鬆意境。繼而全身自腰腹始，從凹凸的順腹式呼吸，腹部活動與仿魚鰭的手部相配合，擴展到身體各部配合如魚微擺雙鰭嬉戲，再接第三部分沈魚水底。

第二部分吐納為自然呼吸，進入第三部分後則為調動心氣。飄擺雙鰭，緩向下沈，經面部時配吐心音「呵」（音喝）字，雙目如魚隨意念而下行帶動心火下降，反覆操作，以沈魚之上浮下沈平衡大腦及眼部的上下調節功能。沿「衝脈」下降，並因「衝脈」具有滲透灌溉「手足三陽」六經以及五官七竅的作用，同時還滲透「足三陰經」與「足厥陰肝經」相通，因而進一步調節陰陽，促使整體的氣機升降得到加強。吐音後，仍似上節以自然呼吸調正，待氣息平穩後，再做下一次吐音操練。不可倉促急吐，造成氣息不調，如能循序漸進，功夫反而容易長進。單練此節時，待姿勢、意念、氣息均能掌握後，便可以在沈魚水底的基礎上，進入靜功狀態。先只用意念而停止姿勢導引，仍作調息吐音，繼而調息仍存，意念導引似有似無，最後則息、念都似存非存，與自然和諧而為一。此時輔導員可以用觀察學員閉目時眼皮的顫動情況，在靜功過程中有針對性地給予語言或外氣誘導，使之更易入靜。

上兩節還要向練功者講解清楚現代中西醫學的道理，促使他們加強理解，自覺用心鍛鍊。一、在第一節運動調節眼組織基礎上，第二節閉目內視的運動，由於意、氣、息進一步相隨，使眼部也隨全身以及本身的特定要求而相應鬆弛，特別是眼瞼肌的僵化得到解除。上浮下沈使大腦對眼組織加強了控制，具有調節眼肌、眼部神經、血管等組織的緊張狀態，使之功能平衡的作用。按巴甫洛夫高級神經活動學說，即切斷病態反應造成的惡性循環，構成良性反應。二、「呵」音，從中醫學「臟腑論」學說來看屬「心」。按五行經絡學說，「肝」開竅於目，而心、肝、腎有臟絡與經系的直接關係。自心發神，首主全身血脈之運行。所以練目亦需先使心順而神定。

用古人「六字訣」吐音法不是單純地遵古沿襲，「呵」音發出的是輕音（俗曰「喳喳語」）。其發聲部位通路寬敞，氣息向上方和左右擴展，意向為「陽」屬實利補，又適於靜功伊始，以利全身放鬆入靜的整體要求，因而全套功法，始用「呵」音，先調心平肝以利肝利目。本節用好吐音，對掌握全套功法的調息、調心、調姿均有很大關係。以「五輪學說」而論，亦是先活血輪推動氣行，帶動肝、腎，達到調整全身和局部之目的。

第三節「點水蕩游式」是全套功法的中心部分。練全套四節功法時，第二節接練本節再進入外靜內功，繼而內外相對俱靜的靜功部分。此節開始亦是先以姿勢和意念導引領先，導致眼部組織更進一步在大腦控制下，運用「內視」加強遠近調節平衡作用，強調「目隨意行」。將「銀海」這一意境，深入擴展，利用「魚嬉水中」為主線，配以點水「銀海」中，水波蕩開，隨波擺游動作和意念的導引，對視功能的遠近調距加強控制。同時為調正肝經，配吐肝音「噓」字，以平肝火，明眼目。「噓」音氣路向前，微入鼻內，屬平補。吐音時應注意同時收腹，此時氣機集向目系，收腹仍有引氣丹田、不使過分上集的調節作用。輔導時要注意學員是否只顧式子導引而忽略意念與吐音，提示氣機運行與功法要求之關係。

此節起式環抱擺游時均有接納清氣入眼底之要求，對「銀海」之深邃應形入意中。當掌心的「內勞宮穴」與眼相對，與眼底內氣相呼應後，雙手掌心相對，食指、拇指相交，用拇指彈點「上光明穴」的點水動，以及銀海水波隨點水而蕩開。雙手自然向前拉開時，動作及意念都要輕靈，並意使眼底濁氣在隨波蕩開時拉出，隨波擺游，吐「噓」字音時排出，內視隨呈水波紋蕩開之半圓形遠去。

此時手掌由眼部翻成立掌，掌心轉向左右。隨波擺游開及吐音排除濁氣都要充分，不要做了一半就收回，從而使視覺自然而充分地隨之擴展開。這一節對意、氣、息配合的要求又較上節提高一步，不只是上下運用，且從平面遠近、橫向都得到鍛鍊，氣血調整集中眼部，使眼的調節功能進一步得到改善。動作反覆直至達到「目隨意行」、「氣隨意動」、意氣、內視（這裡指閉目視覺）鍛鍊的較高水平，而形成本套功法導引的高潮。

當進入外靜狀態時，形體仍有一個鍛鍊姿勢，雙手掌心朝下，置於身側。一可保持似動非動的魚嬉狀態；二可接地氣，補陰調血。姿勢導引雖基本無動作，但在尚無把握排除雜念時，可先用第二、三節的沈魚、點水蕩游意導內容，以一念代萬念。為排除一切雜念，保持點水遨游狀態，同時可與呼吸導引法仍相配合，直到自覺內視，意、息均已控制自如，即可如二節單練靜功要求，先放棄意導，再放棄息導，如己身已不存在，但亦不離氣海浩瀚之中尚有一息似存非存，但心有靈犀一點通，其境界漸有升華。

大腦欲達到一個新的功能水平，乃是一個目標。初練者忌急於求成，可按要領逐步深入，開始不急於停止意念和呼吸導引，而必須經過一個鍛鍊過程。練氣功的「火候」實際即指鍛鍊功夫的循序漸進。而人體「內氣」之調動運用，又不是單純的一個姿勢，調息就可解決，其中以「意用」之火候尤為重要，所以還需常提示一意似有似無，用意不可太「著」（用意不能太死板，太執著）。氣功鍛鍊的功夫，應協同作用，重自然進展，不可強求。一心循序去練，必有所獲。所以以靜功操練的要求亦應因人而導，不強求一致。這一節亦是全套功法的高潮部分，雖然各節對增進視力均有作用，但不盡相同。功夫與收效之深淺，都賴導引之得法與否和靜功之深入進去與否。欲再進一步，要重視這一關。但，只有前兩節的基礎和後一節的襯托，才形成鍛鍊套路起落高峰的整體。即使單節操練時，每一節也離不開起落高潮這一循序模式，以取得功夫的穩固長進和治病強身較理想的效果。

第四節「甲刺法」為這一套功法的結束部分。此節以運用手指指甲為主，刺激與屈光功能有關的經穴及身體相關部位。「甲刺法」必須曲指方能用上指甲，故操作時應平掌彎曲各指第二指節，指甲長短要適中，部位或穴位均要點準，且應點住不移，以求奏效。這一方法應用時，刺激力度的深淺大小控制量要逐漸熟練方可變化自如，適應範圍也較廣，十指均可用上；施治時自我控制輕重緩急，手法多樣。本套所用甲刺手法為點刺、點叩、按刺、按擦，循按、按撫、按揉、點放等，於施治同時配吐「吹」音，「吹」字臟腑屬腎，而≪銀海精微≫曰：「腎水足則烏珠精。」「吹」字音路向前攏，下落丹田向後，隨「吹」音意念應集向後腰「命門穴」，促使元氣歸府，這樣也可避免氣血過分上集到頭部甲刺部位。

每甲刺二～四次，可配吐一次「吹」音，要領與第一節吐音法相同。甲刺手法要點應注意檢查：①甲刺眶內，五指均用輕度，避開眼毛，不要觸壓眼球，而要刺在眼眶；集點眼眶穴位要準，五指集點時應同時動作，儘量使各指力度均勻。集點眼穴第二組手指點刺方向要各異，無名指向內上，餘指向下。②甲刺頭部，內有三動，第一動叩擊頭皮，自前髮際向後髮際，要領是十指平列前髮際，手背向前、外翻腕。不按手法便不易使十指刺點滿整個頭頂，而只能點刺頭頂正中線。③甲刺後頸，因頸部皮肉在背面較厚，則著力要重。應注意手法。手法正確與否與取得效應直接有關。

甲刺法要按部位要求，才不會發生刺傷。如刺前已有皮膚、肌肉破裂則應治癒再做功。應事先詢問學員，並檢查指甲，以不禿亦不出指肚為好。還可使學員互相檢查穴位、部位是否準確。

收式也包括兩部分：一、培氣熨目。甲刺後頸最後一動——按撫後頸至前頸與收式相接。收式第一部分又包括兩個內容：①合掌培氣，可長可短，亦可單練。②熨眼運目，合掌運氣要集中意念到內勞宮穴，氣感產生後（初練不一定立等）不要猛開雙掌，而是要慢慢打開雙掌，緊貼面頰向上撫熨到眼部。掌心對眼球，與眼底內氣相呼應時，應以運氣熨潤眼球為主帶動眼球微動為準。這不同於第一節「活頸吐納」法時的抬頭運目。若無氣感則應用意含氣法潤眼球。二、熨眼運目後，順面頰，經胸、腹、後腰按撫時，以後腰為主。而雙臂自身側上升到頭頂後，沿身前正中三焦經路直下的收式，要求兩掌心相對，並同時配吐三焦音「嘻」字。順理全身而收功，「嘻」字音路向前四散，齒縫出音，如綿如浮，氣長而柔，如同本套功法前幾節吐音鍛鍊功夫的總檢閱。吐納練到此處，功夫到者可一「嘻」到底，而無憋氣、胸悶、氣促之感，這也可說明吐音鍛鍊已有收穫。功夫不到，則可分幾次吐音而仍要重自然進展，貴在水到渠成，不可硬求深長。如引流不當，還易弄巧成拙。

以上僅就一般初級功法要注意之點講解，練功中尚有許多問題，需要輔導員以認真、負責的精神，耐心，及時地給學員以妥善的解決。

## 第五節　魚戲眼氣功錦功法

體姿以站式為主。配用音樂導引詞，以廣播操式的口令出現。但音樂、口令均需柔緩、愉悅，並穿插動作提示詞。練者保持得意自如的輕鬆心情。

**預備式**：雙腳開立同肩寬，足尖朝前，雙手掌心朝下，置於身側髖關節旁，以接地氣。膝關節放鬆微屈。收腹稍坐臀。面帶微笑，可帶動大腦隨之放鬆，全身亦放鬆。除面部充分

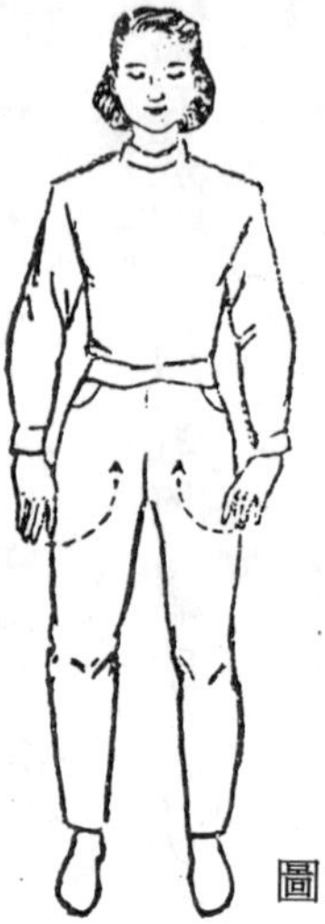
圖1

放鬆可直接作用、反饋於大腦外，要求乃至末端關節（手指、足趾）無一僵直，以保持自然開立姿的全身鬆圓狀態（圖1）。這種放鬆的狀態將貫穿在全套功法的演練中。

**第一節：活頸（二八拍）**

兩手掌心從預備姿翻轉朝上置於小腹前，然後自身前捧氣上升至頸部（圖2），再雙手轉腕向外，隨即以拇指在耳後，以食指指甲掐點住耳垂正中的「眼穴」（圖3），同時抬頭後仰觀天（圖4）。

一八拍時，一至四拍，用食指指甲點住眼穴向內揉轉，同時最大範圍地向左環形運目（一拍一環，圖5）；至四拍時，準備變換方向運轉，用來點眼穴的食指指甲可稍放鬆掐點，並配合輕緩的吐氣收腹（不吐臟腑音）；五至八拍，換成最大範圍地向右環形運目，同時重新用食指指甲掐點眼穴向外揉轉（一拍一轉）；到八拍時，放鬆掐點，配吐氣收腹；做完吐氣收腹即恢復自然呼吸，不必大口吸氣。

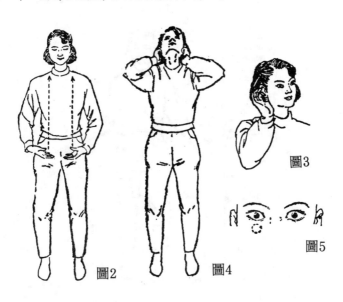

圖2

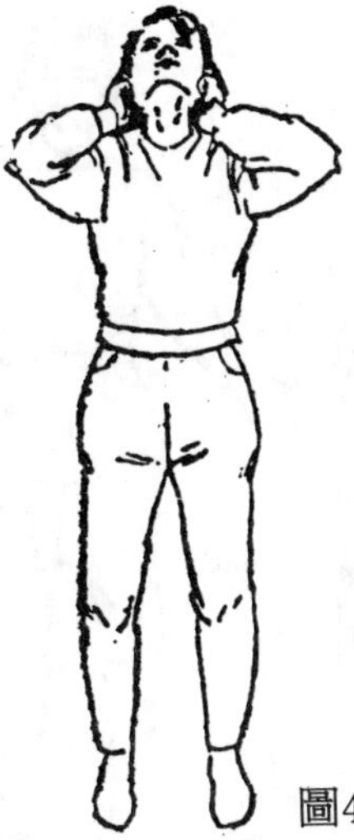

圖4

圖3

圖5

一八拍完，雙手自然沿原上升的路線從身前落於身側，恢復預備姿。

二八拍時，一拍抬眉大睜雙眼，同時勻緩地向左後轉頸，並瞪目後顧；二拍充分放鬆眼部，不再瞪視，且雙目連續眨動，同時邊緩緩回頭正視，邊配合吐氣、收腹；三拍再抬眉，大睜眼，同時勻緩地向右轉頸瞪視；四拍再放鬆眼部，連續眨眼，邊緩緩回頭正視，邊配合吐氣、收腹；五～八拍重複一～四拍。轉頸後瞪動見圖6。

提示，本節為大面積鍛鍊者室外用，初學時，「運目」、「睜、眨眼」可睜目做，待動作掌握後，如陽光直射，抬頭後可閉目運轉或以意睜、眨眼；在睜目時要盡量睜大，眨動又要充分放鬆，使眼睛瞇成一道縫。又轉頸時，肩及上體不要隨之轉動。此外，每拍之間口令要持續喊出，使動作不因口令而斷開，而要連

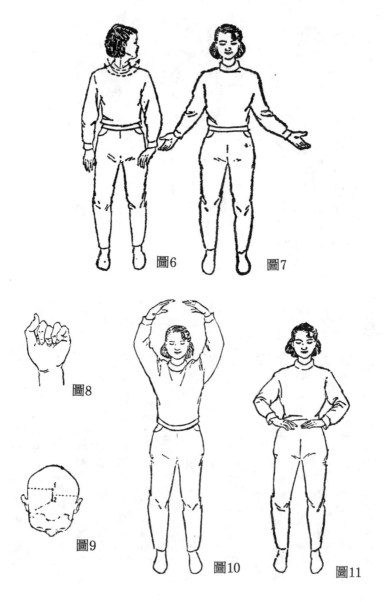

圖6

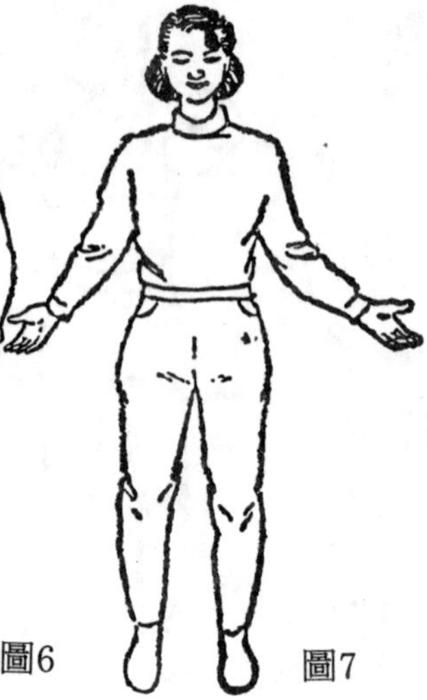
圖7

圖8

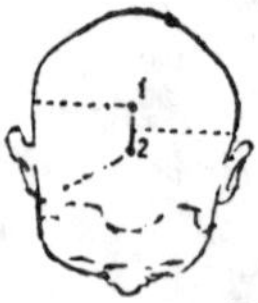
圖9

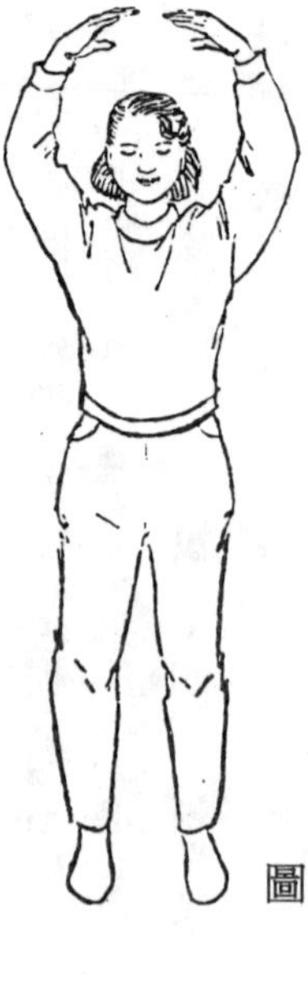
圖10

圖11

綿不斷。

**第二節：沉魚（二八拍）**

閉目（下幾節同）。注意閉目後，內視（指大腦支配下的視器活動）要隨意念而行。

納清排濁：雙掌心翻轉向上，自身側緩緩渾圓升起，接納大自然中的清新空氣，邊接氣邊感受大自然給予的豐富營養。自此動更要求面帶微笑，並貫穿於鍛鍊始終（圖7）。

一、二拍，雙臂經耳旁升至頭上，兩掌心「內勞宮穴」（握舉時中指與無名指指端縫間（圖8））向頭頂正中延長線相交處的「百會穴」（圖9中標一處），意領源源清氣經內勞宮穴及百會穴向全身貫納，清氣每到一處即擠排出濁氣，直排濁氣至腳底入地（圖10），三、四拍意導如魚得水，眼、身均如水中魚，面帶微笑，怡然自得，雙手先在頭頂上如魚鰭微動，意想身、眼滋潤舒適，然後擺動雙鰭飄然而下至面部，配吐氣、收腹，內視目光隨之下沉；五、六拍雙鰭自面前飄擺下沉到胸、腹（圖11）；七拍雙鰭自小腹分擺向身側（同圖1），而意念繼續下沉，目隨意行，氣隨意動。八拍如魚沉水底，恬靜安詳。

二八拍重複一八拍動作。

**第三節：蕩波（二八拍）**

掌心向上側起捧氣，意接清氣，雙臂舉至肩平位（注意：肘、腕、手指均要放鬆微屈，不可僵直，圖12）。

一八拍時，一拍雙手掌心相對向胸前環抱擺游（起式在導引詞提示本動名稱時，讀「三

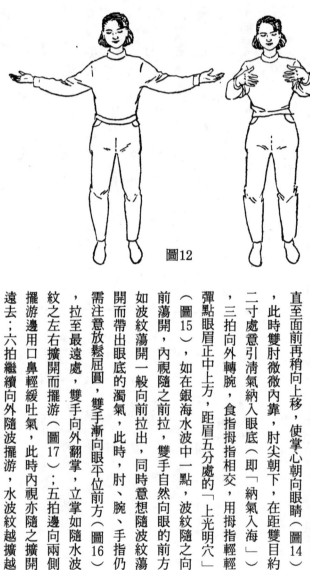

圖12

圖13

……蕩波……做」），擺氣，至胸前（圖13）；二拍向內轉腕，使掌心朝向面部，並做鬆腕，以腕帶動雙手十指做蠕擺動，如魚鰭擺游，直至面前再稍向上移，使掌心朝向眼睛（圖14），此時雙肘微微內靠，肘尖朝下，在距雙目約二寸處意引清氣納入眼底（即「納氣入海」），三拍向外轉腕，食指拇指相交，用拇指輕輕彈點眼眉正中上方，距眉五分處的「上光明穴」（圖15），如在銀海水波中一點，波紋隨之向前蕩開，內視隨之前拉，雙手自然向眼的前方如波紋蕩開一般向前拉出，同時意想隨波紋蕩開而帶出眼底的濁氣，此時，肘、腕、手指仍需注意放鬆屈圓，雙手漸向眼平位前方（圖16），拉至最遠處，雙手向外翻掌，立掌如隨水波紋之左右擴開而擺游（圖17）；五拍邊向兩側擺游邊用口鼻輕緩吐氣，此時內視亦隨之擴開遠去；六拍繼續向外隨波擺游，水波紋越擴越

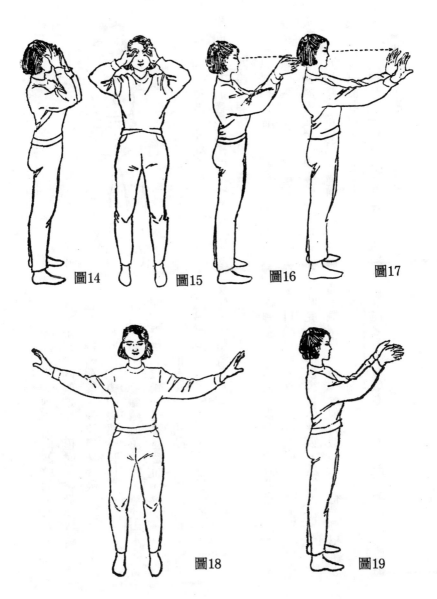

圖14

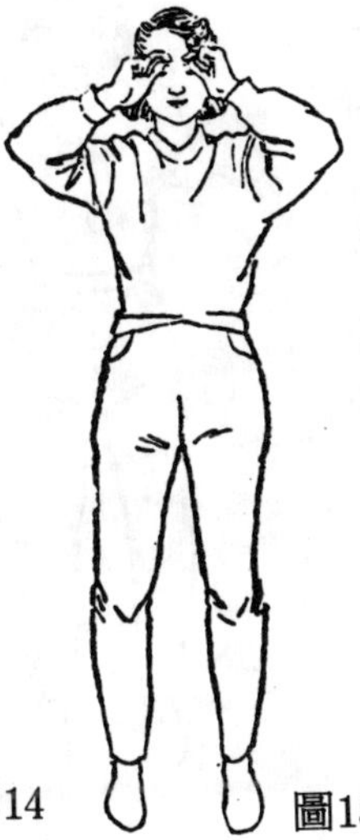
圖15

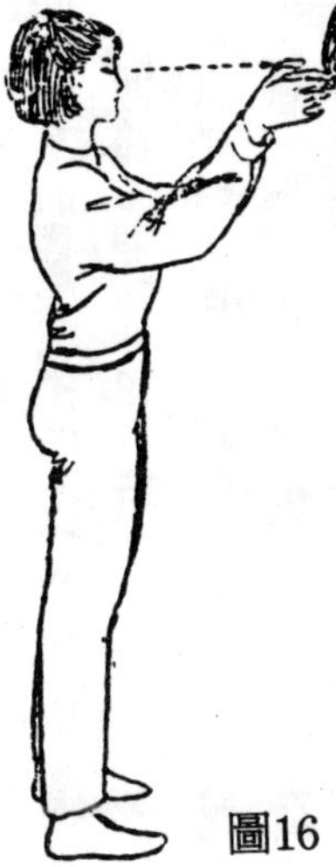
圖16

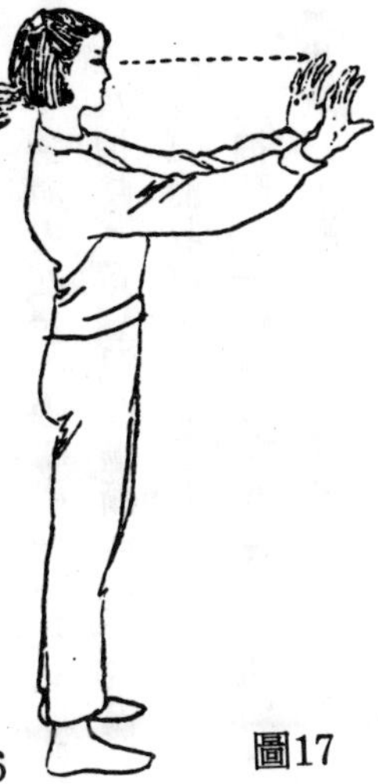
圖17

圖18

圖19

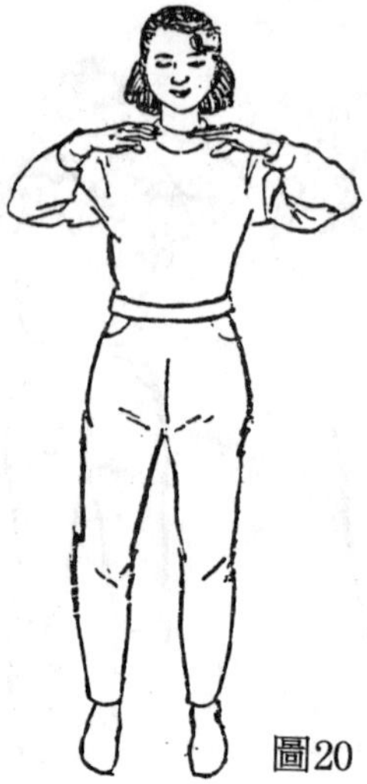

圖20

遠，漸漸消失，內視仍向波紋如魚游去，雙臂在七拍已至兩側遠點，但肘、腕仍保持鬆圓不僵直，排盡濁氣，恢復自然呼吸（圖18）；八拍翻掌向內，擺回眼部（圖19）。

注意：在雙鰭隨波蕩游時，意念中水波蕩開，眼目的視覺一定要隨意而行。

二八拍重複一八拍動作：納氣入海、點水蕩波、隨波擺游、吐氣排濁，但在八拍翻掌擺回眼部後，不再納氣，而是自眼部翻掌向下，從面部經身前輕輕飄擺而下（圖20），落於身側，同預備姿。

**第四節：靜功（四八拍）**

一八拍時，停式子導引，保持預備式體姿，雙掌心向下置於身側，似動非動，仍如雙鰭在水，意引眼、身如魚向遠處游去，越游越遠，目隨意行，直游到海天相接之際，遨游於水天之間，邊游邊配合呼吸導引徐徐吐氣收腹，吐完一口即恢復自然呼吸，然後再吐。

二八拍時，意想己身漸漸與海天混為一體，飄飄渺渺，一念似有似無，只有一息相牽，腹部隨吐氣而收縮，隨氣息而鼓動。

三八拍時，一息也似存非存，一切均溶於混沌之氣，似氣團，而又無形，融於大自然中，無我無它，漸入氣功靜態。

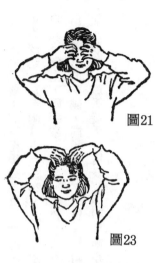

圖21

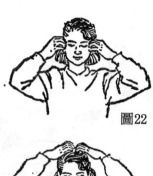

圖22

圖23

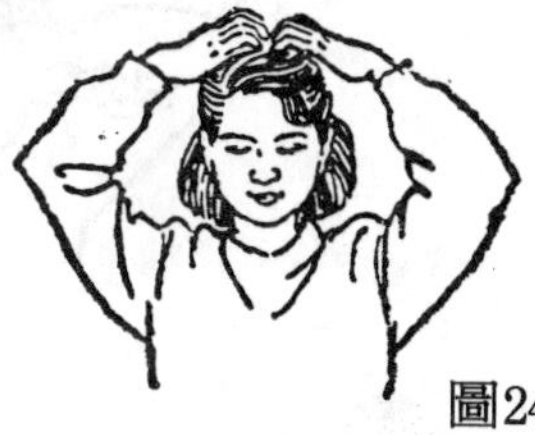

圖24

四八拍時，可先恢復意導，如遠處一點，似眼似魚漸游近，與己合一，隨即恢復呼吸導引，吐氣收腹，引氣歸於小腹內丹田處，至七、八兩拍準備接下節。

## 第五節：甲刺（二八拍）

一八拍時，一拍雙手心向上捧氣至面部，轉掌心向面，立指，拇指置於眼眶上不動，其餘四指均豎向立於鼻側與內眼角側之間（圖21）；二～四拍四指從內向外，沿上，下眼眶按刺三遍（避開睫毛，不觸動眼球，圖22）；五拍雙手上移，並列於前髮際邊緣，自前髮跡向後髮際用手腕帶動手指逐排彈動點扣（圖23）；六拍重複自前向後髮際點扣。七拍兩手十指立指，指背在頭頂正中線相靠，自前向後髮際點扣（圖24），八拍重複從中向外點扣一遍。

二八拍時，一～四拍雙手中指在腦後枕骨下凹陷部位用指甲點住「風池穴」，點刺四次（圖25）

；五、六拍雙手向下至後頸部位，立指，指背相靠於頸椎部位，用十指指甲自頸椎兩側向外重力按刺，直至兩耳下（圖26、27）；做兩遍，一拍一遍。七拍滿掌按撫後頸至前頸，順勢自頦下向上，兩手掌心略空，熨於眼部（圖28）；八拍做收式動，雙手從眼部向下搓面後，沿身前落於身側，同預備動；兩臂再從兩側向上，經頭上划兩個半圓從身前下落，邊落邊吐氣、收腹；最後雙手分於身側，同預備姿；睜目收動。

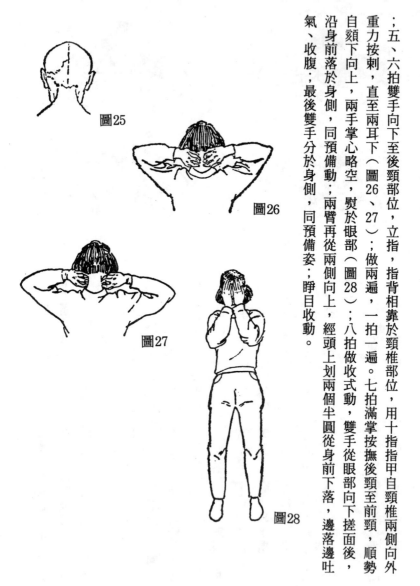

圖25

圖26

圖27

圖28

# 第六節　習練初級功的正常效應與異常效應

## 一、正常效應

①一般人練功到二週左右，便可基本上掌握功法。此時，大都反應周身舒適輕鬆，有如剛洗完澡或卸下包袱；也有人會覺血流加快，頭腦清醒，如剛剛睡醒，甚而雜亂事有條理了，更能控制自己了；學生則能上課思想集中，學習效率提高，睡得好、吃得香了。

②脈減緩，呼氣壯，身強，精力旺盛。有的人以前跑幾圈便會累得直喘，在練功後不但不喘，而且還有餘力。練功前易患感冒或胃病者，也極少犯病或不犯了。

③大多數人反應功後眼睛亮、明朗，視物清楚，色彩鮮明。有的人覺功後眼睛濕潤如水洗過一般，眼部疲勞感消失，看雙影的不雙了；有的人眼部隨放鬆鍛鍊而有出氣感，眼發脹，似有響聲或有股力；閉目鍛鍊時則有藍、綠、黃等光感。

④普遍有口水、淚水分泌增多現象，有手、足心、眼部、喉部乃至全身輕飄、下沈、酸、痲、脹、冷、熱、澀、癢等感覺。

⑤其他（略）。

以上這些氣感對於練功收效並無不良影響。它大都是在鍛鍊過程中，隨氣血暢通運行而自然產生的。對待這些氣感，可以聽之任之，來去由之，不必驚喜，不可故意追求，更不要在有了這些反應後津津樂道，甚至以此為目的。反之，即成捨本求末。同時也要防止每當視力上升時就放鬆鍛鍊，視力下降時就喪失信心的現象。

當效應或視力有所變動時，不應影響練功。鍛鍊者的注意力應放在不斷深入掌握功法，持之以恆的鍛鍊上，才能取得鞏固療效、真正提高視力的結果。

## 二、異常效應

①肢體在練功之初時感覺酸、疼、累。這主要是由於平時缺乏鍛鍊，坐姿不正、不自然、緊張造成。當出現彎腰、駝背、聳肩、重心偏移等上體不正或全身（局部）由於某種原因沒有放鬆等情況，一可請輔導員及時檢查，糾正和幫助導引；二是要堅持鍛鍊，循序漸進地掌握運動量，調整時間、進度，經過一段時間的適應也就好了。如有腎炎、鼻炎、體質太弱等慢性病，易直接影響練功效果，應就醫檢查治療，病癒再練；至於腸胃不適等慢性病，可以同時施用對症氣功療法。

②不易入靜，雜念叢生，甚至局部顫抖；或胸悶、憋氣、呼吸短促、頭暈、惡氣、發困、功後睜不開眼等。這些常常由於掌握功法不當，意氣不能相隨所致。應注意這套功法有動靜結合，調心、調息、調姿三者緊密相連，一氣呵成的特點。倘按照教功循序意導要點，由精神集中逐漸導引，可自然進入氣功態；還可以利用功法中的「隨息法」，根據調息和吐音

的要求鍛鍊吐字收腹來排除雜念。又如姿勢動作，需要如魚得水、魚沈水底、點水蕩波等來帶動肢體伸展，有一定的方向要求和要領。這些「式子導引」及眼局部操練，甲刺法所用手法動作等也都要求做到部位準確，動作連貫圓活。初練時如控制不了思想，經過一段用心練功可以逐漸適應。以上，學生們尚且能做到，成人則更容易做到。當然，這一適應過程亦因個體差異而長短不一。

每當有較強的喜、怒、憂、思、悲、恐、驚等情感活動時，便不是練功程度的問題。可事先設法釋解七情盛氣，待心情平靜後再練。也可用釋解七情盛氣的吐音法及強身明目之魚戲動功，促使心情盡快平靜下來；如開立抬頭，伸臂向上後展，身體後仰緩緩呼氣，並盡可能吐盡所有餘氣；恢復原姿然後再重複；呼氣同時可配「呵」音、「噓」音來調正心肝二經。鍛鍊的運動量（包括時間、次數、方法等）也應逐漸增加，一定要遵循循序漸進的原則。有條件時由輔導員對個別情況實行對症氣功治療，效果會更好。

功法各節的式子、呼吸、意念都是誘導入靜的方法，可在一時雜念叢生，難以入靜時，選用自己感覺適用而且得意的式子作為重點導引入靜方法。若再有困難，亦可先多練一練輔助功法。如果確無心鍛鍊，可暫時停止練功，而用配樂導引磁帶，通過專心聽音樂來陶冶心意，待稍能控制，再選用一節試練。如用吐氣吐音收腹調息法，每吐一次後恢復自然呼吸，連續數十次，便可把煩亂的思緒集中在鍛鍊的準備要求上。

實際上，簡易魚戲功的每一式一法都容易使習練者專心學進，深入鍛鍊，取得收益。還有一點，練功時站起來走動走動，喝點溫水，也可穩定情緒。總之，應既不勉強，又有信心地鍛鍊。通過一定時間的先導入一步再引入全局鍛鍊，是完全可以控制大腦及視器平衡的。堅持鍛鍊可以長進功夫，得到收益；半途而廢，則要拖長適應過程。

產生憋氣、胸部不適或頭疼等現象，常常是因「調息」不當，未抓住要領所致。可注意呼氣方法，使之放鬆緩和，呼後即恢復自然。一時不能掌握亦可暫時不做順腹式呼氣吐音法，先只用自然呼吸，間或試用一次吐音呼氣慢慢適應，待全套功法熟練後，再逐漸加入呼氣收腹及配合吐音法的鍛鍊。

頭痛、頭暈，還可採用下肢鬆弛、緊張交替動作，誘導意氣下沈，如用腳趾抓地、放鬆。加強吐音收腹，意向後腰正中「命門穴」（或是足底「湧泉穴」亦可採用。此外，「扣頭功」（用雙手指肚由前髮際向後髮際敲打，再由頭頂正中線向兩旁敲打；然後用甲刺法按摩頭皮，方法同敲打）亦可使疼、暈立即減輕。但根本方法，還是要消除緊張情緒，專心熟練功法，以不使意氣過分上聚形成上重現象；同時還應檢查有無其他病因（如鼻炎、感冒、失眠等）。

③眼球轉動不靈活，是因為初練時不習慣所致，待鍛鍊一段時間，眼部組織自會聽從大腦支配。如轉動時感覺乾澀、疼痛，則應檢查一下是否有沙眼、結膜炎等炎症；為不影響鍛鍊，輕者應及時點些消炎眼藥，重者應暫緩做眼球操練或大幅度運轉操練，待消炎後運目才不致磨擦致痛。

眼球跳動不止，應先練幾節「自鬆功」和眼部動功，再做靜功。注意力不要總集中在眼球，要令其似得水之游魚，與全身各部配合放鬆。甲刺和點眼眶穴位一定勿觸動眼球。

④夏季練功時，由於全身不能放鬆，心情緊張，加之陽氣上衝，易出現汗多心躁。特別是自炎日下入室後，一些男孩子常常出現這種現象而影響練功。應採取：用乾毛巾把汗擦掉；練功地點選擇空氣流通處；按練功要求，重意念導引，意似魚在水中，涼水飄動，輕風習習，大樹濃蔭，清爽舒適……俗話說：「心靜自然涼」。隨練功深入，調劑陰陽，全身平衡，自會逐漸產生平靜陰涼感。惟不可暴念突發，因越加急躁，越不可得。更不應當風猛攻，用電扇、涼水幫助練功，而要自然緩引。

冬季練功，應注意足部、腰部的保暖；出外入內，冷熱調劑要均勻適宜，防止感冒。

此外，身體虛弱，血壓低者在進行循本經（肝）導引使用瀉法時，不可時間太久，以免猛瀉造成虛脫。補瀉宜隨虛實各異應變，不可千篇一律。在一般情況下，應防患於未然，平補平瀉，若已產生頭暈、虛脫症可點適當穴位，如「合谷」、「內關」、「人中」、「足三里」等，可使症狀立即得到緩解。

## 三、結　語

總之，對正常、異常效應都應沈著冷靜，必要時由輔導員給予解決。不要因異常效應產生不及時處理而影響練功。

此外，上述所列，僅僅是初練者的部分反應。練功時因個體差異，還會有許多其他反應。隨練功的深入更會產生衆多問題。當記住氣功的意念需保持在似有似無的狀態，而不可自認為用意太「差」，使自己解脫不出；即用心練而不可用心太過，以充分體驗全身放鬆自然狀態為佳。至於教功者，善於掌握火候，細心觀察，做好功中記錄和檢查，也是很重要的一環。只要經常提醒氣功鍛鍊原則，並能給學員以及時引導，氣功鍛鍊時的正常、異常效應都會得到正確對待和妥善處理的。

## 第七節　療效統計

### 一、觀察對象

隨機選取觀察對象，未經嚴格篩選，自一九八二年至一九八五年共觀察三六八人七〇〇隻眼（另三六隻眼正常）。年齡七～三十八歲，男女性別均有。絕大多為大、中、小學在校學生。練功時間大多利用寒、暑假，也有在學期中間利用課餘時間學練者。

### 二、觀察方法

遠視力採用帶日光燈裝置的國際規定對數視力表，一般為功前、後做對比檢查，時間允許則穿插練功期間檢查，均由眼科醫生主持並加記錄；屈光檢查用散瞳法（日本進口快速散瞳藥）輔以電腦驗光參據，做功前後對比檢查，並設對照組；閃爍值檢查為國家體委科研所用日本進口的測試儀，做即次功前、後對比檢查。參加檢測者有：德外醫院眼科李兵、北京中醫學院附屬醫院眼科齊強、北京市眼科研究所郭文厚、國家體委科學研究所賈金鼎、北京廣播器材廠醫務室金敏和北京市七中宮嬰等。數字統計有孫之怡同志參加，並得到氣功研究所合作支持。北京氣功研究會楊殿學同志生前亦曾參加觀測。

## 三、觀察結果

練功時間一般為二週到一個月。

1、練功前後的遠視力對比數據（見表一）為：七〇〇隻眼中總計有效率六〇九隻眼，占總眼數八七%，其中顯效（超過〇・三以上者）二四四隻，占總眼數三四・八六%，有效（超過〇・一以上者）三六五隻，占總眼數五二・一四%（在顯效及有效眼中有一三五隻恢復正常，占總眼數一九・二九%），無效眼包括原視力保持無變化者六九隻，占總眼數九・八六%，下降者二十二隻，占總眼數三・一四%。

表一中有兩個問題值得提出注意：

①學練功法時間與輔導較有保證的第五期與間斷無保證的第三期相比，有效率及恢復正常率均相差很大。

表一　1982～1985年368例700隻眼療效觀察

| 分期 | 學練日數 | 年齡 | 總人數 | 總眼數 | 有效 眼(隻) | 有效 % | 顯效 眼(隻) | 顯效 % | 保持 眼(隻) | 保持 % | 下降 眼(隻) | 下降 % | 總有效 眼(隻) | 總有效 % | 其中恢恢正常 眼(隻) | 其中恢恢正常 % |
|---|---|---|---|---|---|---|---|---|---|---|---|---|---|---|---|---|
| 1 | 2週 | 8～18歲 | 36 | 72 | 18 | 25 | 46 | 63.89 | 7 | 9.72 | 1 | 1.38 | 64 | 88.89 | 12 | 16.67 |
| 2 | 1個月 | 13～16 | 31 | 60 | 32 | 53.33 | 19 | 31.67 | 8 | 13.33 | 1 | 1.67 | 51 | 85 | 9 | 15 |
| 3 | 間斷共10天 | 13～17 | 18 | 36 | 15 | 41.67 | 14 | 38.89 | 7 | 19.44 | 0 | 0 | 29 | 80.56 | 2 | 5.56 |
| 4 | 自練2月學3次 | 13～14 | 12 | 22 | 16 | 72.72 | 4 | 18.18 | 1 | 4.55 | 1 | 4.55 | 20 | 90.90 | 2 | 9.09 |
| 5 | 2週 | 9～16 | 7 | 14 | 3 | 21.43 | 11 | 78.57 | 0 | 0 | 0 | 0 | 14 | 100 | 3 | 21.43 |
| 6 | 1個月 | 9～17 | 38 | 71 | 53 | 74.65 | 10 | 14.08 | 6 | 8.45 | 2 | 2.82 | 63 | 88.73 | 21 | 29.58 |
| 7 | 2週 | 9～38 | 21 | 41 | 20 | 48.78 | 19 | 46.34 | 2 | 4.88 | 0 | 0 | 39 | 95.12 | 2 | 4.88 |
| 8 | 2週 | 7～19 | 44 | 85 | 36 | 42.35 | 40 | 47.06 | 5 | 5.88 | 4 | 4.71 | 76 | 89.42 | 13 | 15.29 |
| 9 | 2週 | 7～27 | 33 | 57 | 26 | 45.61 | 25 | 43.86 | 6 | 10.53 | 0 | 0 | 51 | 89.47 | 4 | 7.02 |
| 10 | 2週 | 7～22 | 62 | 119 | 64 | 53.78 | 38 | 31.93 | 13 | 10.92 | 4 | 3.36 | 102 | 85.71 | 12 | 10.08 |
| 11 | 2週 | 12～15 | 66 | 123 | 82 | 66.67 | 18 | 14.63 | 14 | 11.38 | 9 | 7.32 | 100 | 81.30 | 55 | 44.72 |
| 總計 | 10天～2個月 | 7～38 | 368 | 700 | 365 | 52.14 | 244 | 34.86 | 69 | 9.86 | 22 | 3.14 | 609 | 87 | 135 | 19.29 |

註：1.有效包括：①提高一行以上，②顯效提高三行以上；2.無效包括：①保持未變，②下降。

②同為練功二周的第七期與第十一期治癒率相差懸殊，追查功前原視力，低於對數視力表四·三（即〇·二）者為第七期占其總眼數五三·六六%；第十一期占其總眼數一·六三%，而高於四·七（即〇·五）者為第七期一九·五一%；第十一期八二·九三%，而短期學練功法即恢復正常者多為原視力四·七（〇·五）以上的患者，因此，抓新髮、邊緣近視為主的第十一期，結果治癒率竟比無選擇的第七期高出三九·八四%。

2、從統計學顯著性測驗看總體療效（見表二）

各期左、右眼合計數據。總計數據經統計學處理，P值均小於〇·〇〇一，具有非常顯著意義。

3、年齡與練功療效之關係（見表三）

從不同年齡組（大學和成人組、高中組、初中組、小學組）對比數據可見，總計有效率無大差距，其中小學組較高、成人組又較穩，但，細觀察可見小學及初中組的痊癒率卻較成人組高出十多倍（分別為百分之二四·四七、二五·七三比二·七八），高中組則居中。

從各組均值顯著性測驗看（見表四），各組P值均小於〇·〇〇一，具非常顯著意義。

## 四、與眼保操組對比觀察

我們選取的眼操對照組為同年齡、同年級、學習及生活等條件基本相同的隨學校規定之兩操鍛鍊群體中，在與練功組同一時間自願做兩次檢查的學生。其結果從表五、六均可見，

## 表二　綜合十一期練功前後視力顯著差異測驗

| 分期 | N(隻) | ΣX | X | ΣX² | S | S$\overline{X}$ | t | P |
|---|---|---|---|---|---|---|---|---|
| 1 | 72 | 23.5 | 0.33 | 11.65 | 0.24 | 0.03 | 11.70 | <0.001 |
| 2 | 60 | 11.5 | 0.19 | 3.19 | 0.13 | 0.02 | 11.31 | <0.001 |
| 3 | 36 | 8.3 | 0.23 | 2.95 | 0.17 | 0.03 | 8.21 | <0.001 |
| 4 | 22 | 4.1 | 0.19 | 1.17 | 0.14 | 0.03 | 6.33 | <0.001 |
| 5 | 14 | 6.0 | 0.43 | 2.96 | 0.17 | 0.05 | 8.60 | <0.001 |
| 6 | 71 | 10.8 | 0.15 | 2.62 | 0.12 | 0.01 | 15 | <0.001 |
| 7 | 41 | 10.4 | 0.25 | 3.84 | 0.17 | 0.03 | 8.33 | <0.001 |
| 8 | 85 | 22.7 | 0.27 | 9.95 | 0.22 | 0.02 | 13.50 | <0.001 |
| 9 | 57 | 13.7 | 0.24 | 4.73 | 0.16 | 0.02 | 12 | <0.001 |
| 10 | 119 | 23.7 | 0.20 | 8.02 | 0.17 | 0.02 | 10 | <0.001 |
| 11 | 123 | 17.2 | 0.14 | 4.22 | 0.12 | 0.01 | 14 | <0.001 |
| 總合 | 700 | 151.9 | 0.22 | 55.3 | 0.18 | 0.01 | 22 | <0.001 |

## 表三　不同年齡組的療效觀察（遠視力）

| 組別 | 眼(隻) | 有效眼（隻）% | | 顯效眼（隻）% | | 總有效眼（隻）% | |
|---|---|---|---|---|---|---|---|
| 小學 | 94 | 48 | 51.06 | 38 | 40.43 | 86 | 91.48 |
| 初中 | 342 | 185 | 54.09 | 106 | 30.99 | 291 | 85.09 |
| 高中 | 192 | 96 | 50 | 71 | 36.98 | 167 | 86.98 |
| 大學、成人 | 72 | 36 | 50 | 29 | 40.28 | 65 | 90.28 |
| 總計 | 700 | 365 | 52.14 | 244 | 34.86 | 609 | 87 |

| 組別 | 其中痊癒眼（隻）% | | 保持眼（隻）% | | 下降眼（隻）% | |
|---|---|---|---|---|---|---|
| 小學 | 23 | 24.47 | 5 | 5.32 | 3 | 3.19 |
| 初中 | 88 | 25.73 | 39 | 11.40 | 12 | 3.51 |
| 高中 | 22 | 11.46 | 18 | 9.38 | 7 | 3.65 |
| 大學、成人 | 2 | 2.78 | 7 | 9.72 | 0 | 0 |
| 總計 | 135 | 19.29 | 69 | 9.86 | 22 | 3.14 |

## 表四　各組的均值顯著性測驗

| 組別 | N | $\Sigma X$ | $\bar{X}1$ | $\Sigma X^2$ | S | $S\bar{X}$ | t | P |
|---|---|---|---|---|---|---|---|---|
| 小學 | 94 | 23.7 | 0.25 | 954 | 0.20 | 0.02 | 12.5 | <0.001 |
| 初中 | 342 | 70.4 | 0.21 | 26.33 | 0.19 | 0.01 | 21 | <0.001 |
| 高中 | 192 | 41.15 | 0.21 | 14.5 | 0.24 | 0.02 | 10.5 | <0.001 |
| 大學、成人 | 72 | 16.5 | 0.23 | 5.85 | 0.17 | 0.02 | 11.5 | <0.001 |

## 表五　學期中氣功眼操組與眼保健操組對照觀察

遠視力同期對比統計　　1984年5～6月

| 組別 | 人數 | 眼數 | 有效 | | 顯效 | | 平 | |
|---|---|---|---|---|---|---|---|---|
| | | | 眼(隻) | % | 眼(隻) | % | 眼(隻) | % |
| 氣功眼操組 | 38 | 71 | 53 | 74.65 | 10 | 14.08 | 6 | 8.45 |
| 眼保健操組 | 38 | 73 | 9 | 12.33 | 0 | 0 | 31 | 42.47 |
| 相　差 | | | 44 | 62.32 | 10 | 14.03 | -25 | 34.02 |

遠視力同期對比統計　　1984年5～6月

| 組別 | 降 | | 總計有效（其中恢復正常） | | | |
|---|---|---|---|---|---|---|
| | 眼(隻) | % | 眼(隻) | % | 眼(隻) | % |
| 氣功眼操組 | 2 | 2.82 | 63 | 88.73 | 21 | 29.58 |
| 眼保健操組 | 33 | 45.21 | 9 | 12.33 | 2 | 2.74 |
| 相　差 | －31 | 42.39 | 54 | 76.4 | 19 | 26.84 |

### 表六　兩組均數的顯著性測驗

| 組別 | 人數 | 眼數 | ΣX | $\overline{X}$ | $\Sigma X^2$ | S | $S\overline{X}$ | t | P |
|---|---|---|---|---|---|---|---|---|---|
| 練功組 | 38 | 71 | 10.8 | 0.15 | 2.62 | 0.12 | 0.01 | 6.5 | $<0.001$ |
| 眼操組 | 38 | 73 | 1.0 | 0.02 | 1.18 | 0.13 | 0.02 | 1 | $>0.05$ |

註：兩組對比後經統計學處理結果P＜0.001有極顯著性差異，而眼操組本身對比P值＞0.05無統計學意義。

從統計學處理看均數差異，練功組P值小於〇・〇〇一具顯著意義，眼操組P值大於〇・〇五無統計學意義。遠視力對比氣功組較隨群眼操組高出七六・四％，其中顯效率為一四・〇八％比〇，而保持率為八・四五％比四二・四七％，下降率為二・八二％比四五・二一％。

從表一到表四觀察數據可初步驗證：氣功療法用於防治近視，如按要領鍛鍊，男、女、老、幼雖各有不同療效特徵，卻大部能見成效。

# 第二章

# 魚戲增視強身二步功

## ——循經導引

# 第一節 引 言

## 一、魚戲增視強身二步功的由來

我國古典醫著《靈樞・臟腑病形》指出：「十二經脈，三百六十五絡，其血氣皆上於面而走空竅，其精陽氣上走於目而為之精。」可見，眼目的精津氣血，必借經脈為之貫通、輸轉，才能上達。在積累數千年臨床實踐經驗的祖國「經脈學」中，也多有與眼疾密切相關的論述及至專著，如《靈樞・經脈》、《靈樞・經別》、《素問》、《十四經發揮・奇經八脈篇》、《黃帝內經太素》、《審視瑤函》等。尤其眼科專著《審視瑤函》，不僅結合經絡論述眼病，而且還列舉了用氣功治療眼病的方法，對經絡臟腑與眼疾之關係，甚至與具體病症之關係做了論述，記載了許多寶貴的經驗。儘管至今還有衆多的醫學科學家仍在孜孜不倦地深入研究、探討經絡學，還將由此發現許多人體奧秘。但就我們祖先自古留傳下來的許多臨床驗證以及氣功實踐記載，我們亦可從中找出「經絡」在氣功增視方面的作用和規律，並以對症選擇經絡、驗經、驗穴為基礎，再結合傳統體療及現代醫學手段，用於增視強身。這裡創編的二步功——循經導引功法，是為引導練功者在學練魚戲增視強身初級功的基礎上，再用深入的功法達到進一步對症治療，增進視力，調正全身，促進健康的目的。

## 二、簡要功理

循經導引，首先要熟悉經路，了解其運行特點，因而練此功法不能不牽涉一些經絡知識。這就較之簡易功法稍難掌握些，但經實驗驗證，仍屬一般人容易接受、學會的功法。練過初級功者只需五至七天即可掌握此功法，並見療效，此外，習練者隨著鍛鍊還可以了解些中國經絡學的知識。

人體正經十二條，即手、足各三陰三陽，加上任督二脈，共為十四正經。在十四經中，能否選用對症並具有普遍意義的重點經絡與穴點來治療屈光不正、青少年弱視及其他功能性、慢性眼病是關鍵問題。在此，我們整理了以心經、肝經、腎經為主的辨、順、通五經功法，來作為「二步功」。

由於心經、肝經、腎經這三經又有五行配五臟的子母相生關係，所以，我們在此導引功法中先行調心。心為肝之子，屬血，血能載氣；氣，血與津液行於脈，流注全身，至眼，謂之「真血」。《審視瑤函》則謂血為養目之源。調平心火，以益其母，且心與腦系、目系均有直接連絡關係。《靈樞‧經脈》曰：「心於少陰之脈……其支者，從心系上挾咽，繫目系。」又曰：「通裡（心經穴）……循經入於心中，繫舌本，繫目系。」《靈樞‧經別》曰：「手少陰之正，……出於面，合目內眦。」心之功能又含腦之部分功能，心神定為疏通氣血之先決。因而，調心經可為目疾調節打下牢實基礎。繼調心經之後循次調「肝」，肝為目之主經，其根據可見於《五養秘訣》曰：「母不寧，子必狂，肝助心欲。」子母相連，且肝開竅於目。《靈樞・經脈》曰：「肝足厥陰之脈……，連目系。」這一經的辨順調理後，不僅要循經點穴，而且在過渡功中還要進一步進行對症專項導引，以加強主經作用。肝經導引時，是取先瀉後補之序。

在辨、順上述兩經的基礎上，進一步是調理「腎經」，使腎水與心火交濟。腎為肝之母，主水，藏精，精生髓，通腦，為元氣之根，眼內精津，缺之不可，謂「腎水不足，烏珠不明」。調理這一母系經氣，是鞏固調理心經與肝經並進而培植元氣不可缺少的一環。

故本功調理順序為：手少陰心經，足厥陰肝經與足少陰腎經。

以上三經均屬陰經。根據肝與膽、腎與膀胱的關係，本功法五經中尚有調理足少陽膽經，足太陽膀胱經二功法部分，以為陰陽平衡所需。

從實踐看，這種順序導引因有由簡到繁、比較實用、收效明顯等特點，也較容易使參練者掌握。當然，如不是針對大面積自我治療對象，而是有條件照顧到每個人的個體差異和特點，實現更為細緻地辨證論治，除上述重點可取驗證經穴外，其他有關經穴的運用以及辨證論治方法還可以更為廣泛、多樣。

總之，魚戲循經點穴法主要是結合經氣特點與作用，重點選用調正眼疾穴點，突出起到對一般性視力減退、慢性眼疾及眼部器質病變術後恢復的對症作用。

## 三、練功順序和要領

本功法依次分為三部分：①辨經；②順經；③通經。

①**辨經**：內容為以動功的式子導引為主，以動作循體表經路主線仿魚入水中而游擺；沿本經導引，並配合意念及呼吸導引。在對經絡主線基本逐條掌握後，應結合經絡理論，了解各經的作用、支線及聯絡表裡，力求通過辨經功法的習練，熟悉經路，並體驗循經路導引之後，當功力達到一定程度時的氣血運行的感受。

②**順經**：除了順理心、肝、腎三主經外，再加上「足太陽膀胱經」，及「足少陽膽經」。應在辨經基礎上，沿熟悉的經路以意導內視如游魚循經漫游，載氣而行，式子導引則退居次位，到後段可只以該經的代表式子作為基本體姿，只行外靜內動之意念，呼吸循經順理，並在順理五經的基礎上，增加循經點穴。

③**通經**：在認準各經的穴點並掌握點穴手法之後，可進一步只用靜功意導、息導而循經運氣並內視該經所點各穴，即用意領經點穴，直至對所循各經、所點各穴均能意到氣到，意到目到（指閉目內視），意氣、目相隨，以息導推動之，使五經及要穴均與目聯絡，循行自如，氣血流暢；並初步奠定導氣、運氣之基本功；至二步功成，不僅志在防治眼疾、醫治近視、老花等屈光不正疾患，還應進一步通導十四經，學會收、發內外氣，以用於強身益壽。

## 四、練功注意事項

①必須循序漸進，先以動功導引，明辨經路體表幹線，再運氣行經。在熟識經路幹線的基礎上通經，進一步聯通內裡幹線，逐條經路學練，運氣通達，便很容易掌握。反之，急於求成，潦草從事，則會延長學練時間，甚至需要返工重學。

②要熟識經穴。在熟悉所循經路幹線的基礎上，辨識循經所點穴位，應將其解剖部位及同身尺寸部位認準。為加強其準確性，還可聯繫附近有關部位、穴點。

③用動、念、息導引辨經後，第二步要著重於以意、息導引的靜功。練靜功不要用意太「著」（即太執著），而應逐步引導至目似漫游的魚行循經而漸入意念，似有似無而往返於經路。若用意太「著」，便會形成對功力長進的障礙，或產生由意控失調帶來的不適，影響通經的深入。

④循經導引功法可與簡單功法穿插習練而無不良作用。

⑤學練此功法需要有較為安靜的環境和較為充裕的時間。待熟練之後便可同初級功一般，隨時隨地依主、客觀條件選擇部分功法，有所側重地習練。

# 第二節　辨三經功法

### ——循經導引之一——

辨經部分為循經導引功的基礎。練好辨三經功法，對打通全身十四正經、奇經八脈關係重大。

辨三經功法的基本體姿有：

①**直開立站式**。雙足開立同肩寬，足尖自然向前，雙膝微屈，雙手掌心朝下置於身側兩髖關節旁，肘微屈而略向外撐，指尖朝前，手腕放鬆而微微內轉，十指分開內攏，腋下虛圓，上體自然正直，全身放鬆，形成各關節及雙手虎口部位均為屈圓狀。該體姿可增強腿部力量，為本功法初學者及至常人使用的主要體姿之一（圖1）。

②**內開立站式**。雙足開立同肩寬，足尖內扣約二十度。雙膝微屈，雙手置身側，十指放鬆，手腕向內轉，指尖略向內。雙臂勿靠上體，腋下虛可置拳。該姿勢站立較穩，適合於身材略矮、用腹式調息為主的練功者或初練站式而身體不易穩定者（圖2）。

③**外開立站式**。雙足開立同肩寬，足尖外撇三十度。雙手腕關節外轉，手指尖略向外，體位較直開立，內開立稍低，雙膝鬆屈或微蹲。這一體姿還可以尾閭引動，如魚尾擺鰭，帶動腰胯左右微擺，或演變成「馬步蹲襠式」。該體姿較適合於身材高、年輕或體力較強的練功者（圖3）。

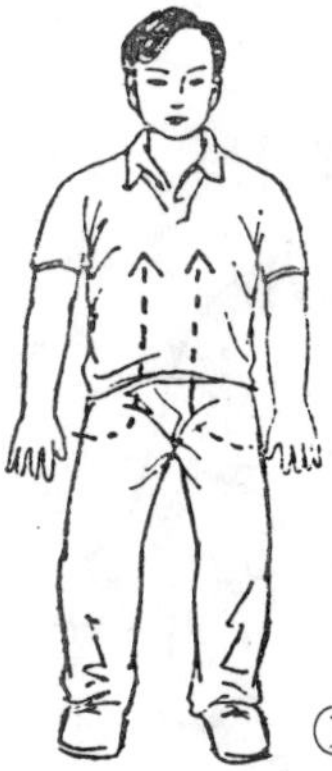

①

④**馬步站式**。雙足左右拉開，足尖稍外撇，同外開立站式，但雙足相距比肩略寬，下蹲至大腿面與地

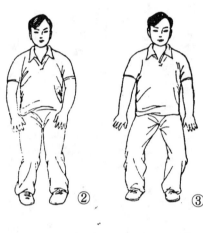

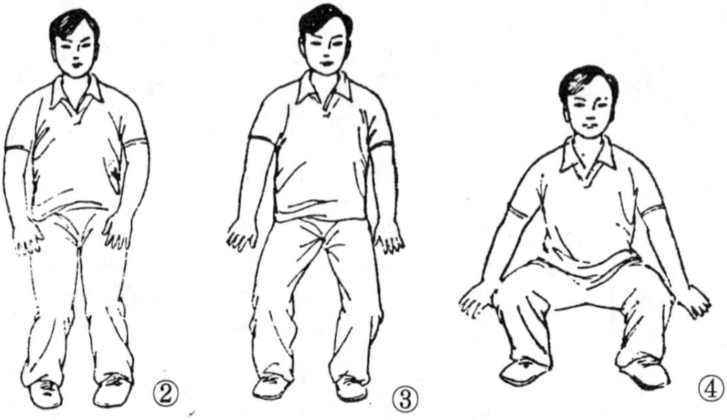

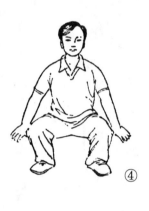

② ③ ④

面平行位，收腹坐臀，上體保持自然正直，雙手同外開立式，但分別置於下蹲的大腿兩側，如練者腿力較強還可採用直開立式或內開立式的足位（圖4）。

**⑤魚步站式**。膝部放鬆微屈而前後相迭，前足尖外撇，後足尖對前足跟，成「V」形，前後腳可變換重心，達到身體重心可全部落在一隻腳上，即使另腳成虛步或提起，也能保持全身重心穩定的狀態，雙手十指鬆開置於身側，手腕微向內轉。該基本體姿可鍛鍊找穩重心及平衡身體的能力（圖5）。

**⑥獨立站式**。一腿支撐，足尖外撇，膝部放鬆，身體重心略偏向支撐腿，另腿抬起，使大腿面與地面平行，膝部稍高，足尖向下，足背繃直，膝部稍向外撇，兩手臂可掌心朝下，分置兩側髖節旁（圖6），或一手掌心朝內，前覆於腹部肚臍部位，另手掌心向外，手背覆於後腰正中「命門穴」部位（圖7），還可採用兩臂側平舉的平衡體姿，平舉臂的肘、腕、指均應屈圓而不僵直（圖8）。該體姿不僅可練腿力，

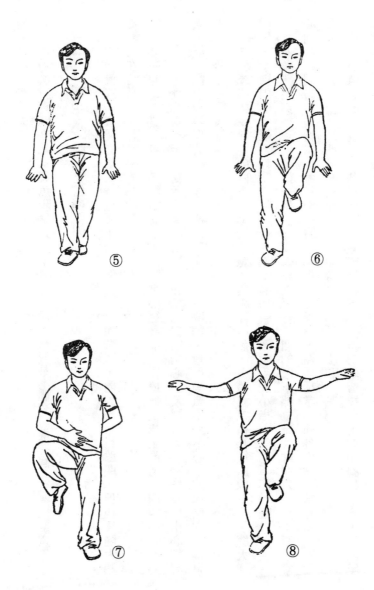

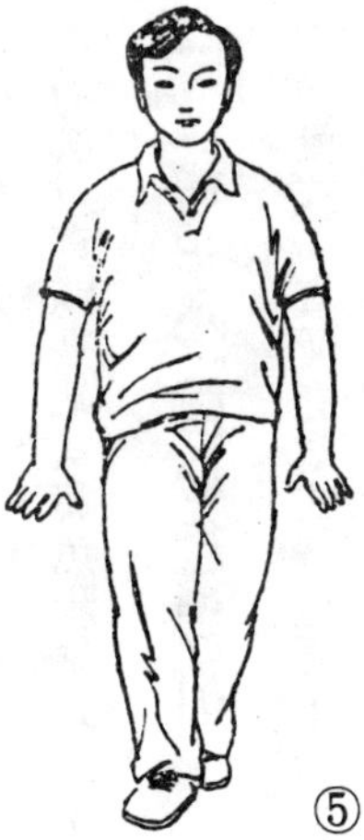

⑤

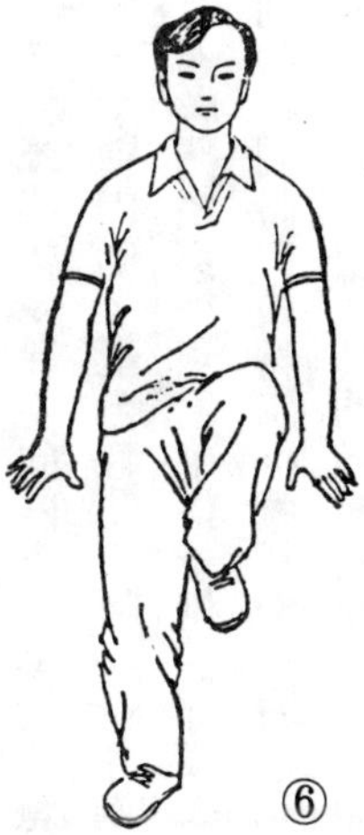

⑥

⑦

⑧

還可鍛鍊平衡功夫。

本功法以直開立站式與魚步站式基本體姿敍述，其他基本體姿可根據個人具體情況選用。

## 一、辨手少陰心經導引

①**預備式**：直開立站式（見圖1），閉目，眼如游魚，內視（指目雖閉，但視覺隨大腦支配仍在活動，與意氣相依）隨意念而動。

②**順經游**：雙手自身側翻掌朝上，目隨掌心經身前緩緩捧氣上舉至胸前，內視心區（圖9），意想從心臟（指中醫所說「臟腑」，包括西醫所指心臟及部分大腦功能）引出心經濁氣，雙手翻掌朝內做閃游（連續速擺二次以上）啟動，意引濁氣出腋下心經的起始穴「極泉穴」（參心經經穴圖）。

③**引濁出經**：雙手向內下方環繞，意領內視如游魚，引帶濁氣循心經路線下行，經大臂內側、小臂內側，配合輕吐「呵」音呼氣（圖10），至兩手腕小指一側凹下部（圖11）。

④**神門相交**（兩手小指一側腕部橫紋與豌豆骨之間的凹下部位為「神門穴」）：雙手掌心向前，同時向內轉腕（圖12），右手順勢掌心朝下，左手從掌心向外內轉成掌心向上，兩手相互交差，使「神門穴」相交，內視如游魚至淵潭內少憩（圖13）。

⑤**引氣少衝**：雙手自神門相交位變成掌心下，交錯向兩旁拉開，意領濁氣下到小指內甲角旁開一分的手少陰心經末穴「少衝穴」，閉氣稍停（圖14）。

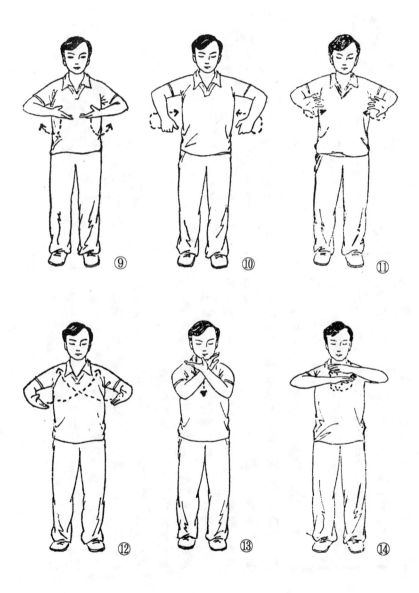

⑨

⑩

⑪

⑫

⑬

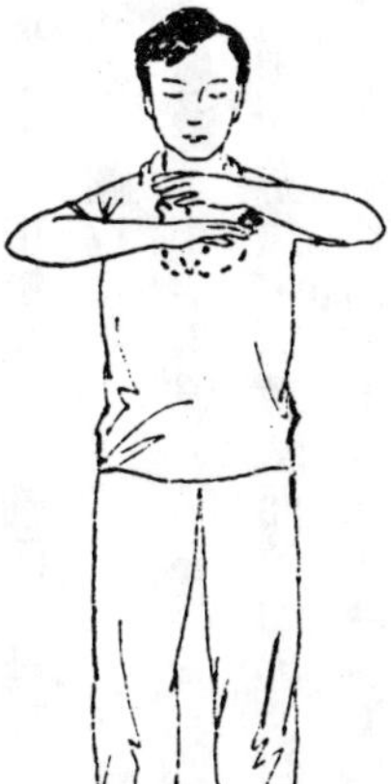
⑭

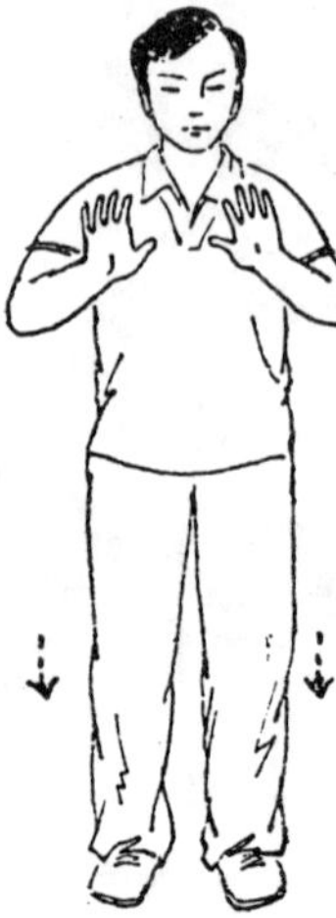

⑮

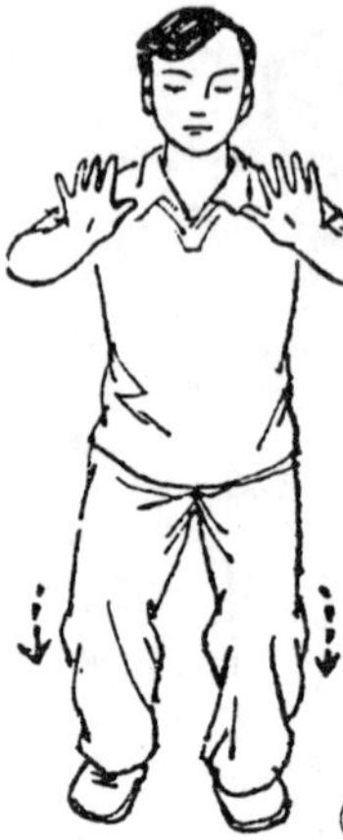

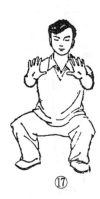

⑯

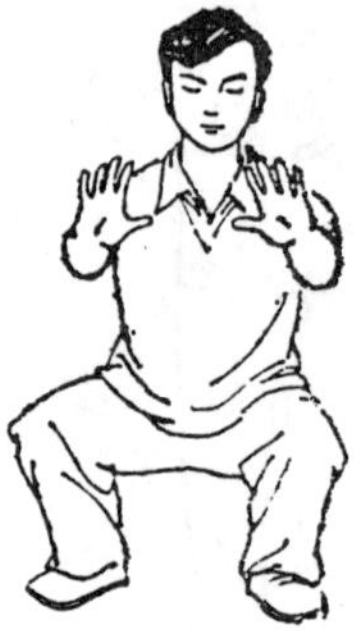

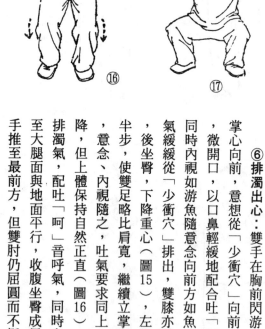

⑰

**⑥排濁出心**：雙手在胸前閃游啟動，抬腕使掌心向前，意想從「少衝穴」向前推排心經濁氣，微開口，以口鼻輕緩地配合吐「呵」音呼氣，同時內視如游魚隨意念向前方如魚吐水，引帶濁氣緩緩從「少衝穴」排出，雙膝亦隨之放鬆微屈，後坐臀，下降重心（圖15），左腳向左側橫跨半步，使雙足略比肩寬，繼續立掌向前推排濁氣，意念、內視隨之，吐氣要求同上，身體重心下降，但上體保持自然正直（圖16）；繼續向前推排濁氣，配吐「呵」音呼氣，同時身體漸漸下蹲至大腿面與地面平行，收腹坐臀成馬步蹲襠，雙手推至最前方，但雙肘仍屈圓而不挺直，意引心經濁氣吐盡（圖17）。

**⑦逆經游**：雙手平腕，掌心朝下，閃游啟動，閉目內視如游魚，隨意念而游動，意領清氣自「少衝穴」沿心經路線上行，配合輕柔地用鼻吸氣（圖18），然後兩手向外側方划圓（圖19），

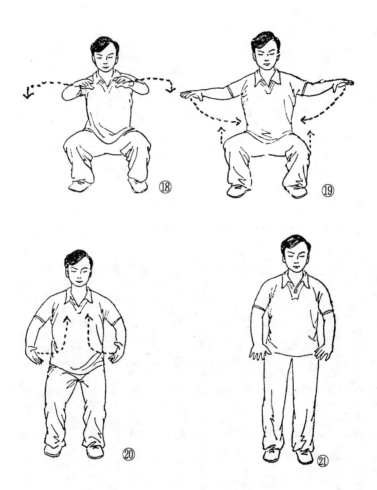

⑱

⑲

⑳

㉑

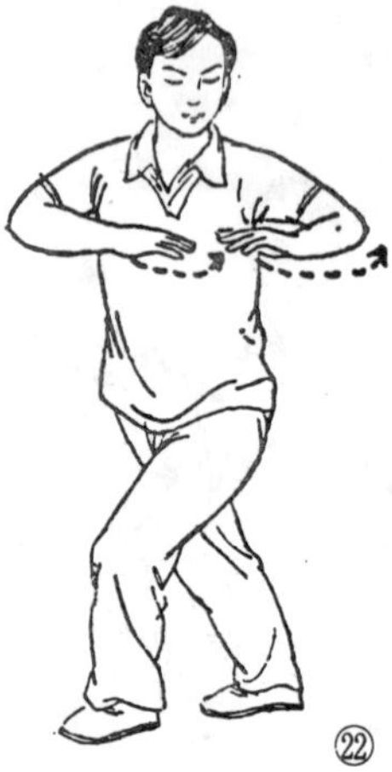

㉒

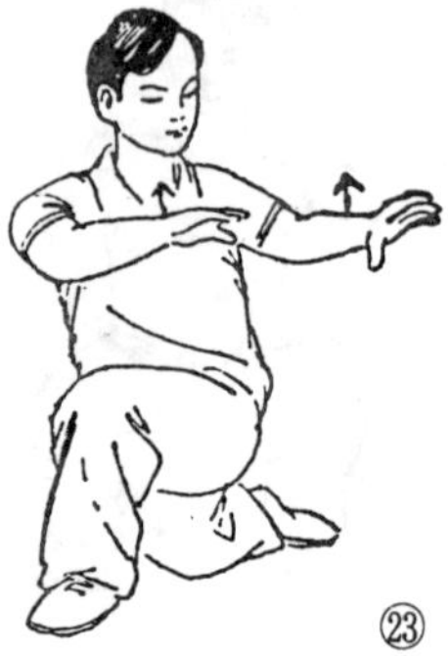

㉓

意領清氣沿小指內，經手腕「神門穴」、小臂內下側、大臂內下側上行到腋下（圖20），下肢則從馬步全蹲隨之慢慢起立，重心稍右移，左腳收回半步，上體保持自然正直而不前傾，意納清氣自腋下「極泉穴」入內，如接做下動，則雙手上捧至胸（參圖9），只做此動則恢復基本體姿直開立站式（圖21）。

**⑧左順經游：**重複②順經游，③引濁出經，④神門相交，⑤引氣少衝；即雙手捧起至胸，閃游啟動，意領出心經濁氣，循經下行，目如游魚隨意而行，出腋下「極泉穴」經大、小臂內側，雙臂向內後方，再向外上方划圓，交神門而下，至「少衝穴」，閉氣少息。

**⑨左排濁出心：**自雙手掌心朝下動（見圖9或21）閃游啟動，同時向左轉，左腳經右腳前方，向右腳前側跨步，形成左蓋步（注意動作要協調、柔緩，腰部先轉而上體正直不前傾）；內視

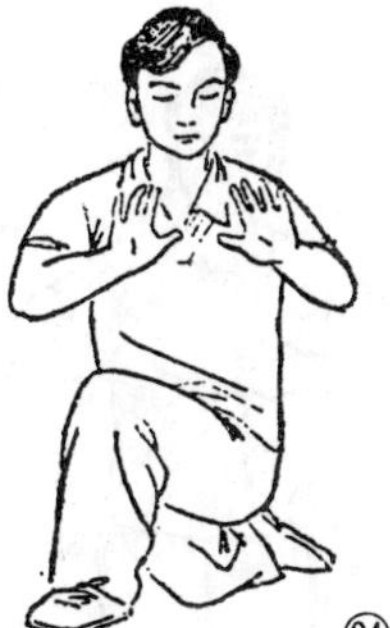

㉔

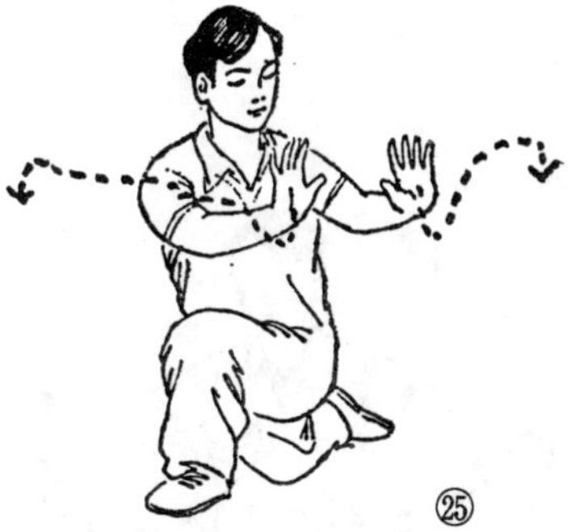

㉕

「少衝」，此時身體重心偏重左腳上（圖22）；隨後身體慢慢下蹲，重心移至右腳，直至臀部坐在右腳踵上，上體仍保持正直（圖23）；立掌，向左前方推排濁氣，意領濁氣自「少衝穴」漸漸排出，口吐「呵」音配合吐氣（圖24）；雙手推至左前方最遠端（肘仍鬆屈，不挺直），意排盡濁氣，再閉息稍停（圖25）。提示：初練可採用不張口而鼻息自調，不可故意硬行閉氣，致形成「憋氣」。

⑩**左逆經游**：平雙腕，閃游啟動，意引清氣入「少衝穴」，循心經經路上行，雙手掌心朝下，向側外方划圓，邊以鼻輕吸氣，邊意領清氣經神門穴、小臂內側上行（圖26）；划到雙側後，轉向內下方划圓，變掌心向上，同時重心先移至右前方的左腳上，身體隨划圓的雙手而慢慢起立，意領清氣沿經路上行到大臂內下側，然後重心再後移至右腳，穩穩地將左腳收回到左側，意領清氣經腋下「極泉穴」入心，恢復預備姿（圖27）。

⑪**右順經游**：重複②順經游，③引濁出經，④神門相交，⑤引氣少衝，⑥排濁出心。

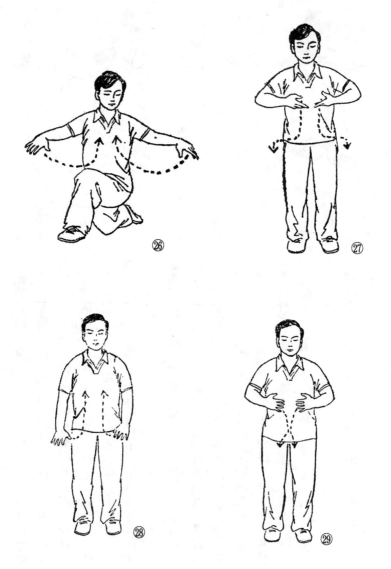

㉖

㉗

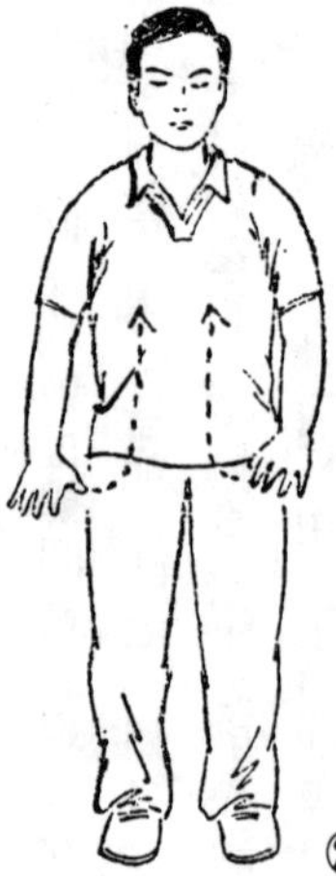

㉘

㉙

**⑫右排濁出心：**同②左排濁出心，唯動作左右方向相反。

**⑬右逆經游：**同⑩左逆經游，唯動作左右方向相反。

上述①～⑬動，順、逆經向前、左、右三個方向排濁為一遍，一般應重複做二至四遍，直至辨熟心經經路，內視如游魚隨意息往返於經路自如，對心經起始穴、末穴及「神門穴」均能熟悉，可轉入認辨下一經路功法。

## 二、辨足厥陰肝經導引

**①預備式：**直立開站式（圖28），閉目，面帶微笑，全身放鬆，意領目如游魚隨意而行。

**②引濁出肝：**雙手自身側捧氣經身前掌心朝上上舉到乳下胸肋間平位，轉掌心向內，橫對肝經末穴「期門穴」，內視肝區，意如雙目似游魚，引帶出肝經濁氣，出「期門穴」（圖29）。

**③逆經游：**雙手如魚鰭閃游啟動，沿肝經經路，從末穴（「期門穴」）逆經下行，雙鰭擺動經小腹前，再翻掌，以雙掌心對雙大腿內側，邊輕吐肝音「噓」字呼氣，邊沿大腿內側肝經的經路向下擺游，邊意領濁氣隨之下行（圖30）。

**④引濁行間：**重心右移，左腳向左側跨半步（略比肩寬），緩緩屈膝下蹲（注意上體勿前傾），雙手如鰭擺繼續向下，沿小腿內側肝經路線直到足背，同時配吐「噓」音呼氣，雙手食指在身體已成全蹲時指向足大趾、二趾間縫的肝經俞穴「行間穴」（參肝經經穴圖），

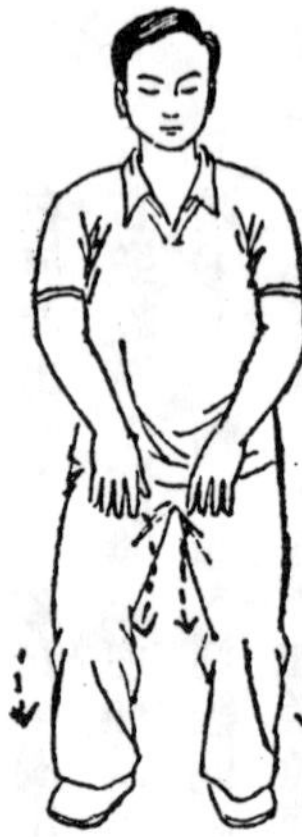

㉚

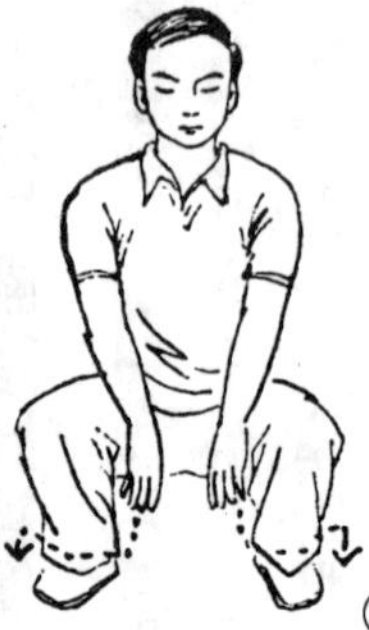

㉛

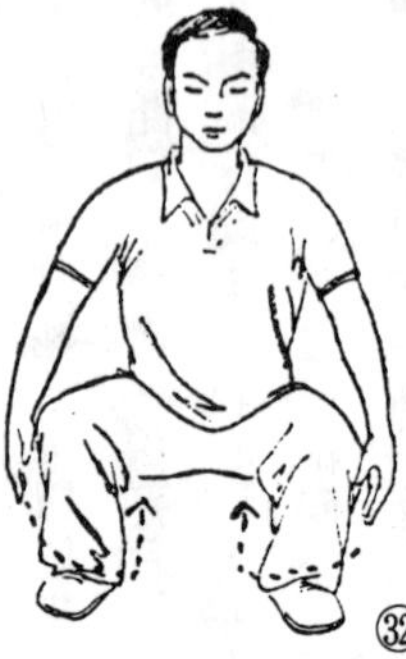

㉜

內視隨之，意如游魚在淵潭，稍停，集念於行間（圖31）。

⑤**排濁出肝**：雙手分向小腿外側，掌心向內，中指指向肝經起始穴——大腳趾甲內甲角旁開一分處的「大敦穴」，意領濁氣自行間再向下引至「大敦穴」排出肝經，配吐音呼氣，內視「大敦穴」排盡濁氣（圖32）。

⑥**順經游，引清入肝**：雙手如魚鰭擺動，閃游啟動，意引清氣進本經起始穴「大敦穴」入肝經，循經路上行，雙手擺游經過足面、小腿內側（同圖31），內視隨之，同時配合以鼻輕吸氣，意領清氣沿經上行，雙手繼續循小腿內側肝經路線上行到大腿內側，同時慢慢從全蹲起立（同圖30），成半蹲（注意上體勿前傾），穩起不失重心，雙鰭擺經小腹，直到肝經末穴「期門穴」，橫置乳下肋前，意領清氣入肝，內視隨之（同圖29），閉息稍停。

⑦**聯膽上腦目**：自「期門穴」擺鰭，閃游後連接

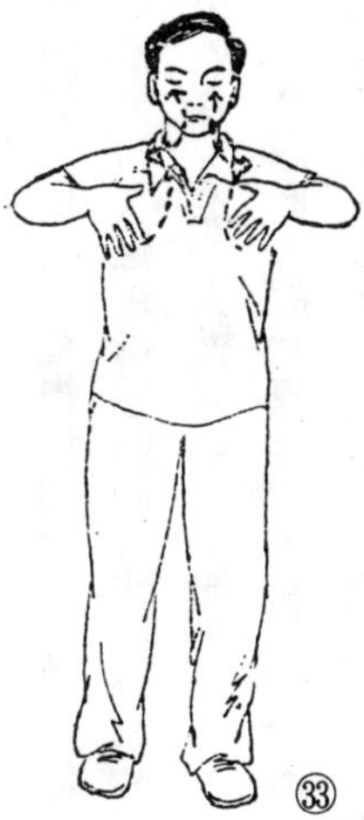

㉝

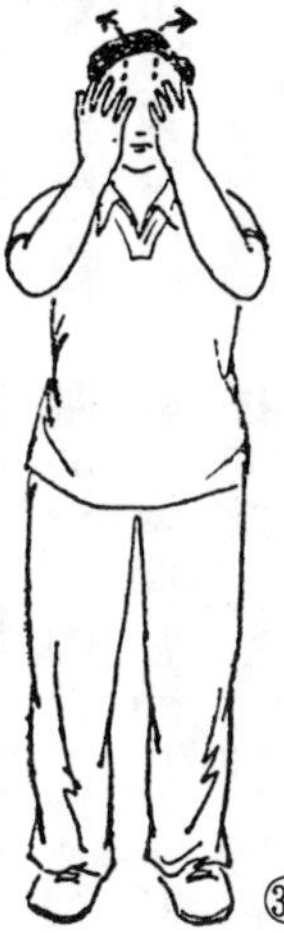

㉞

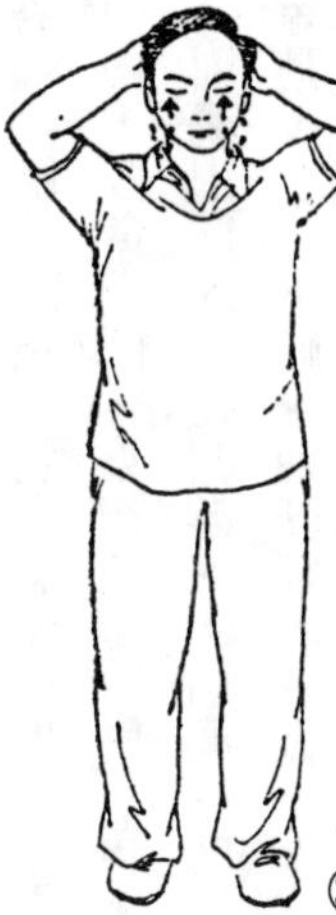

㉟

胸部膽經，上行至胸側，掌心對身（圖33），至腋部，雙手轉腕，手指向上，掌心向內經喉部，直到眼部，在距眼二寸處掌心對眼，意導清氣入目（圖34），邊配合輕柔地吸氣，邊繼續上行，經頭部，意導清氣連腦系，兩手掌包攏頭部，向頭後環繞，成環抱狀包圍整個頭部，至腦後及後頸部位（圖35），再循耳、前頸回到眼部，仍以掌心對眼，意領源源清氣入目系，閉息稍停，準備排擠出眼底濁氣。

⑧**排濁出肝膽**：循膽連肝游，雙鰭自眼部閃游啟動，意引眼底濁氣隨游動向下，經面部、喉部膽經路線，至喉部變雙手手指向下（參圖33），沿胸側膽經路線至乳下肋間「期門穴」（參圖29），連接肝經，沿膽經下行時以口鼻同用輕柔地吐三焦音「嘻」字呼氣，至肝經後配吐「噓」音呼氣；雙手如魚鰭閃擺啟動，再逆肝經下行，經腹、大腿內側，並緩緩下蹲（參圖30），至小

腿內側、足面，食指指向大、二足趾縫處的「行間穴」（參圖31），再緩緩移到小腿外側，中指指向大足趾指甲內側旁開一分處的「大敦穴」（參圖32），邊吐「噓」音，邊意導肝膽濁氣直排至「大敦穴」，出體外。

⑨**順肝、膽納清游**：重複⑥順經游（參圖32、31、30、29）及⑦聯膽上腦目（參圖33、34），但上眼後以納清入目為主，不再做圖35的包攏頭部，而是雙手上舉翻掌，手指相對，掌心朝上，抬頭後仰，意想接納天之陽氣（圖36）；然後雙掌如托盤，向外轉腕，划一半圓，掌心仍朝上（圖37）；轉至手指朝前時，翻掌使掌心對眼，納天之陽氣入目，此時眼含清氣，潤澤靈活（圖38）；閉氣稍停。閃游啟動後，逐排濁氣循經入地，再接地之陰氣，使陰陽更趨平衡、協調，調理肝氣，以平肝明目。

⑩**循膽、肝排濁游**：雙手向外方拉開，意引出眼底濁氣，閃游啟動，同時以口、鼻配合吐「嘻」音呼氣（圖39）；正頭；雙手在頭上成掌心朝下，循膽經經路經頭、面、喉飄然而下，內視隨意而行，亦沿膽經下移（圖40），邊擺游邊吐「嘻」音緩緩呼氣，直擺到胸前，沿胸側膽經經路至乳下胸肋間的「期門穴」，與肝經相連（圖41）；在「期門穴」雙手掌心向內，對準期門，重複閃游啟動，再下肝經（參圖33～29），逆肝排濁時配吐「噓」音，同②引濁出肝、③逆經游、④引濁行間、⑤排濁出肝各動，然後重複⑥順經游、⑦聯膽上腦目等動，上、下順、逆肝經，各做三～六遍；最後一遍。自「期門穴」閃擺雙鰭後，雙手擺至小腹便不再下擺，而是分向兩側髖關節旁；雙腿亦不再下蹲，而是恢復預備姿（同圖9），

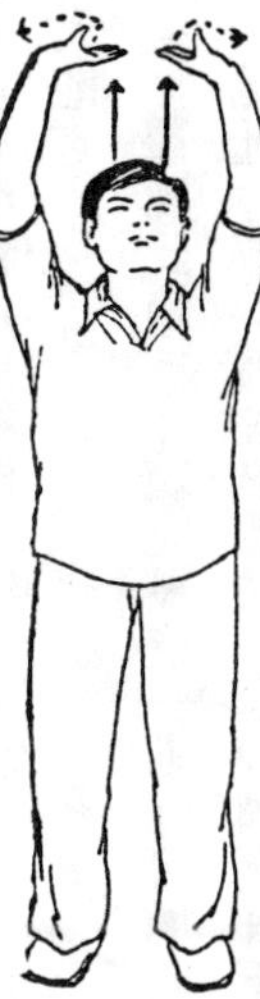
㊱

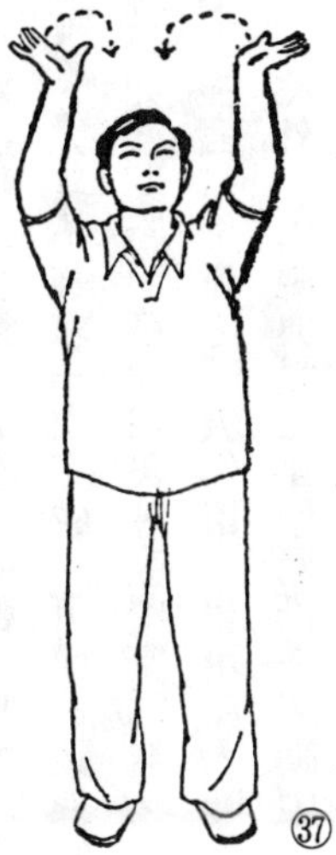
㊲

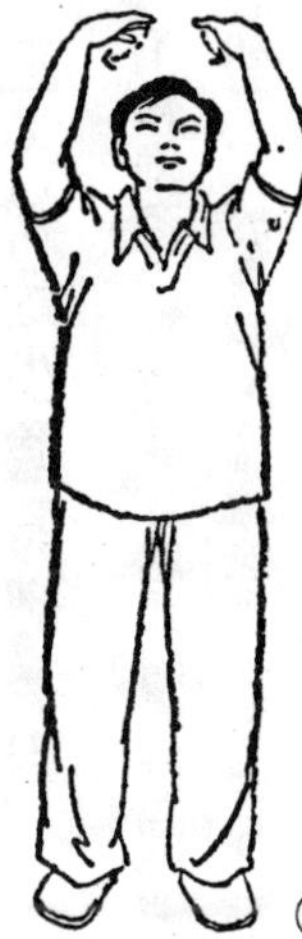
㊳

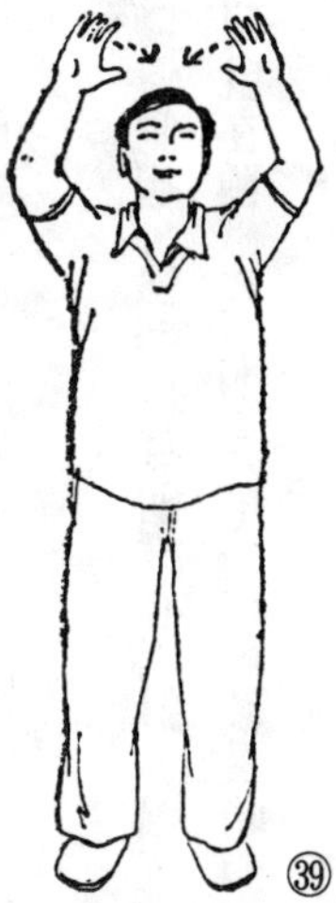
㊴

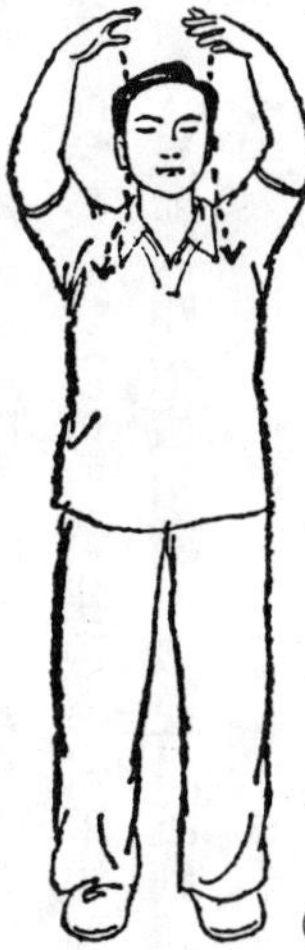
㊵

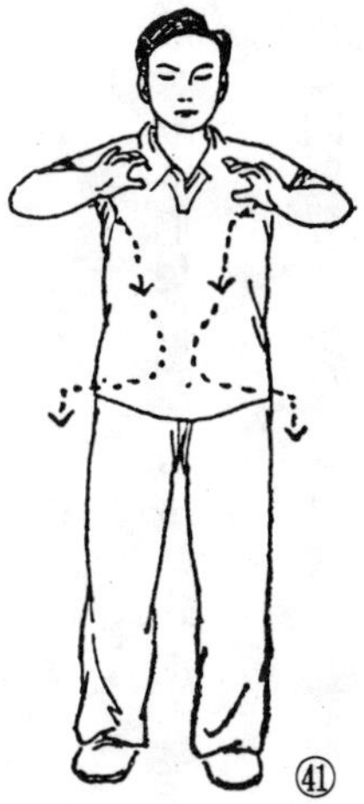
㊶

但，意排濁氣仍沿經路下至「大敦穴」，而且再下引至足底到腎經的起始穴「湧泉穴」，排濁入地。

如單練此節，在練完最後一動時可加收式，即雙臂側起，經頭自身前掌心相對，飄沉而下，配吐「嘻」音呼氣收功。如連續接練下節，則可就在預備姿上閉息稍停或做較長時間的自然調息靜功，然後接練下節「辨足少陰腎經導引」。

**注意**：辨肝動功中，可根據個體對吐納掌握的不同程度，在順、逆經呼吸導引時採用一次或數次呼或吸氣；而在分成數次時，均以要求的呼或吸為主，配以自然呼吸調節。對於初練者，尤其不強求一次完成，可通過鍛鍊使呼或吸逐漸深長；當以意引氣吐納導引未達到全身自如參與時，應與口鼻呼吸緊密結合，直至意、氣、息與內視相依相隨，以使過渡到即使不去強調口、鼻之呼吸作用，也可深入吐納運氣妙用之中。

此外，內視與眼目雖閉而仍在運動中，亦應達到合而不分之境。這需要通過鍛鍊逐漸體會獲得。

## 三、辨足少陰腎經導引

①**預備姿**：自直開立站式將左腳前邁半步，變成「V」形足步的「魚步站式，」雙手仍掌心朝下置於身側，調穩氣息（參圖5）。

②**納清入湧泉**：內視足底中心凹下部位偏外上角處的腎經起始穴「湧泉穴」（參腎經經

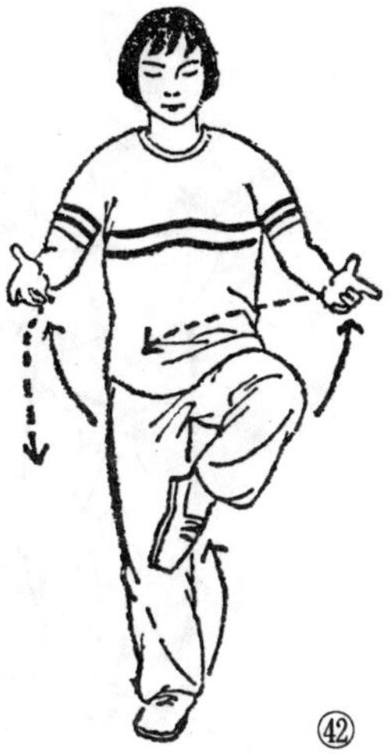

㊷

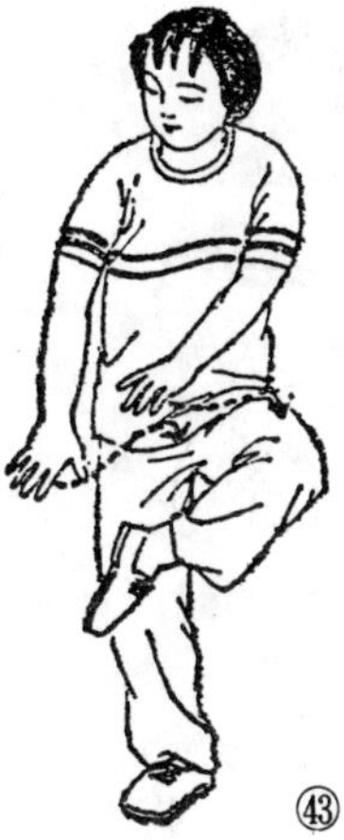

㊸

穴圖），重心後移於右腳上，右膝稍屈，以右腿支撐；輕提前面的左腳，直抬至大腿面與地面平行，膝外撇，略高於大腿面，足尖向下，足心對右膝，同時雙手自身側隨抬起的大腿上升，掌心朝上升至腰平位，意引內視如游魚，自抬起的左腳足心「湧泉穴」配合鼻輕吸，意納清氣入「湧泉」（圖42）。

**③順經引清游**：高抬的左腿膝關節再向外展，盤起左腿、左踝及足背置於屈度加大的右膝上；同時雙手掌心下翻，手指指向左足底的「湧泉穴」，邊輕柔地配合以鼻吸氣，邊用意引清氣入腎經；閃游啟動後，自「湧泉穴」意引清氣沿腎經經路上行（圖43），經足內側上足內踝前，環繞內踝一週後上小腿內側經路（圖44），再上行到大腿內側，沿經順行向大腿內後方，經臀部到尾骶骨，雙手向後引帶，抬起的左腿虛步落於右腳旁（圖45）。

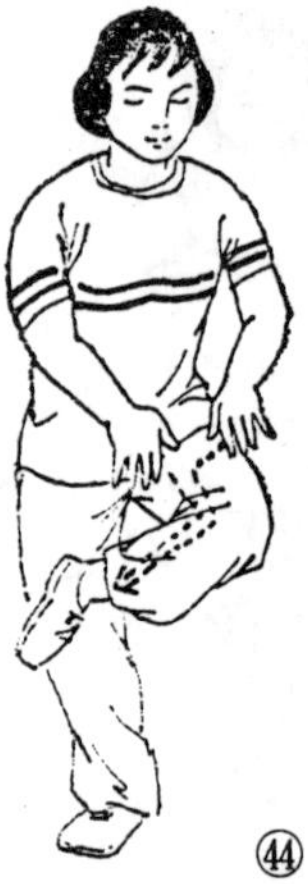

㊹

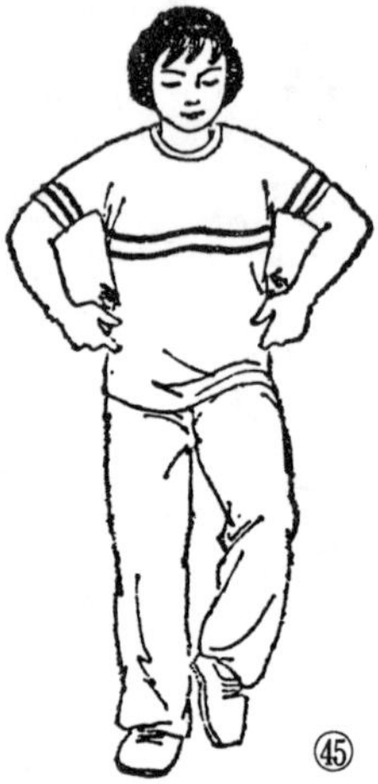

㊺

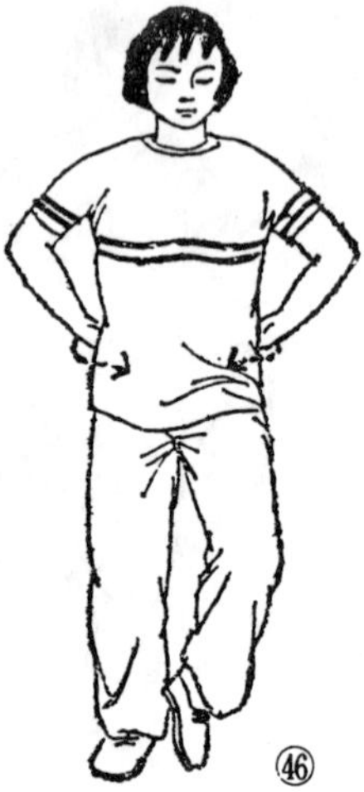

㊻

**④納清入腎游：**雙手經身側如魚鰭擺游到後腰，在後腰正中的兩旁（離開腰寸許），掌心向內，兩手手指向下，以中指指向尾骶骨上方的「長強穴」（圖46），意引內視攜清氣經經體表腎經的末穴「長強穴」繼續上行，通過脊椎入內，納清氣入腎。在腎經路線內尚有主、支兩脈，主脈除聯絡膀胱外，還向上出腎，穿過肝、膈，入肺，再沿喉到舌根兩旁；支脈出肺後聯心，脈氣注胸中與「心包經」連接。辨經動功意引只沿主脈到胸上部的「俞府穴」後，便可止息稍停，內視該穴，再接逆經游。

**⑤排濁出腎：**雙手在後腰部位，鬆腕閃游啟動，意引內視自「俞府穴」下至腎，引帶腎經濁氣，經脊椎向下出「長強穴」，逆經下游、排濁經臀後、大腿內後側向下，雙手擺游到腹前（圖47），邊配以輕柔的口吐「吹」音呼氣，意循腎經繼續向下排濁，雙手自大腿內側下擺到小腿內

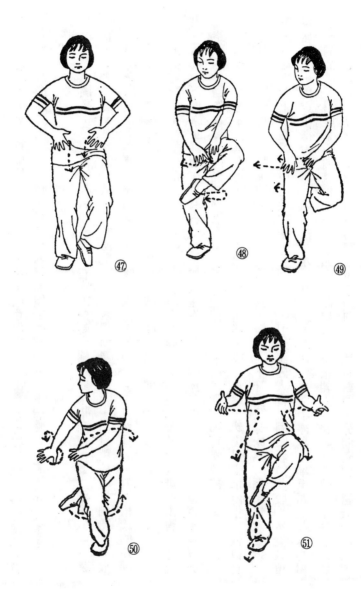

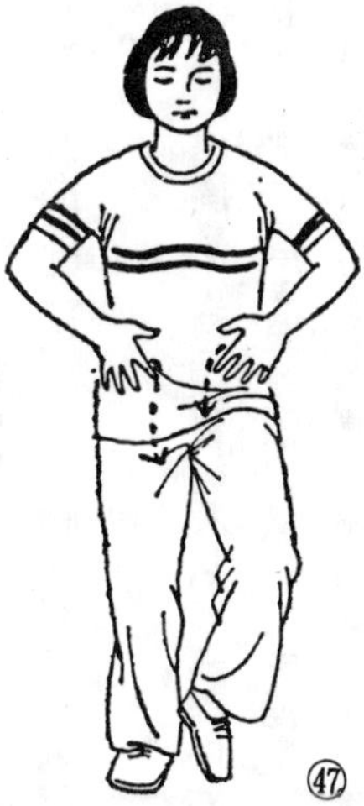
㊼

㊽

㊾

㊿

51

側，同時左腳從虛步離地抬起（圖48），雙手與意引協同，沿腎經環繞足踝一週，然後順勢向右後下方推排濁氣，左小腿向右腿後膕窩部伸去（圖49），上體隨之左右後轉，雙手隨之（圖50）。

⑥**濁出湧泉：**意領腎經濁氣，隨著向右後方擺動左腿，雙手指向左足底「湧泉穴」，邊呼氣吐「吹」音，邊意領濁氣排出「湧泉穴」，內視「湧泉穴」，閉息稍停，排濁殆盡，收回左腿至身前，雙手亦隨之擺回到身前，成獨立捧舉（圖51）；自然呼吸，放下抬起的左腿，左足輕落於右足踵後，以左足尖內撇對右足踵，成右足在前的「魚步站式」。

換抬右腿，重複②納清入「湧泉」、③順經引清游、④納清入腎游、⑤排濁出腎、⑥濁出「湧泉」（唯原左側動作改為右側），如是左右側動作轉換各做三～六遍，或直至對腎經經路熟悉，動作連貫，內視、呼吸、意念基本能循經路導引自如，即可接收式。

⑦**收式：**先從「魚步站式」起收後腳，重心前移，成並步站，然後足尖稍內扣，恢復直開立站式；重心落在小腹，閉息稍停，以舌攪動，攪上、下牙面及牙床為一週，每次三週，聚液於齒內舌上，輕緩地以舌尖內送，吞咽而下，引達腹內入腎，同時吞氣凸腹；然後恢復自然呼吸，再重複攪舌咽津吞氣以補腎水；共做三～九次，再雙手經身上舉至頭上，掌心相對（圖52），引雙掌心內氣相呼應，自頭面下三焦雙手十指朝上，邊配吐「嘻」字呼氣，邊經上、中焦至小腹（圖53），向外轉腕，變十指向下，掌心對腹，分向兩側（圖54）。如單做一節辨經動功導引，收式用不用「攪海咽津」均可，可只用調三焦收式，收式中下三焦可

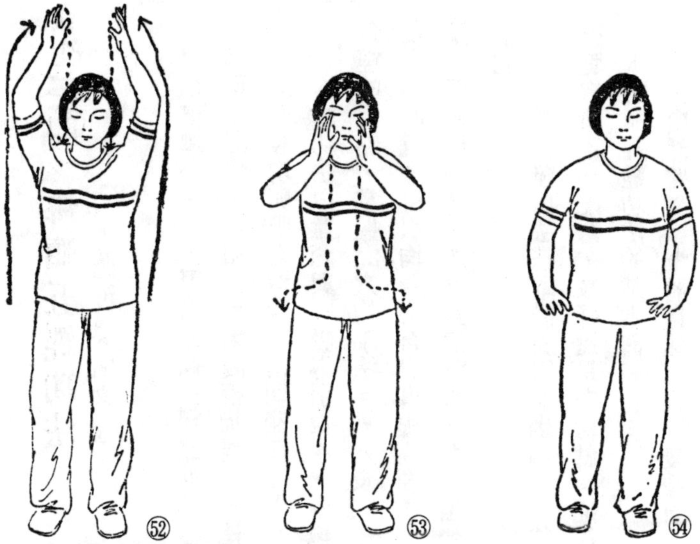


配吐三焦音「嘻」字呼氣，亦可用自然呼吸，當據個體情況選用。

**說明：**初練此節者，如站立不穩，宜注意重心稍偏向支撐腿，並注意動作要領，如支撐腿足尖應外撇、大腿應抬平才好掌握重心，還可以雙臂前後置腹前、腰後，或側平舉等姿勢調整；如實在站立不穩，亦可暫時虛步放支撐足旁。以上三節動功既能練辨經、意念、呼吸導引，又可練腿力及平衡，一般堅持不長時間即可掌握，男女老幼均可做得很好。掌握動作要領且堅持不懈是姿勢鍛鍊不可缺少的重要因素。

呼吸應循序進展，先以自然呼吸調節，逐漸輕柔而深長。自然呼吸最好只用鼻子而不用口。

初練功可睜目學做，基本掌握後可目露微光，閉息稍停時完全閉目。

## 第三節　辨順五經功法
### ——循經導引之二——

在辨識心、肝、腎這三條主經路並初步鍛鍊了腿功之後，即可深入順理之了。這裡再加上「足少陽膽經」和「足太陽膀胱經」，總稱之為「辨順五經功法」。

這五經均與眼之增視有密切關係。

本節功法以意念與呼吸導引為主，附以式子導引。要熟練地掌握五經路線並準確地辨識各經的穴點，掌握點穴的手法。點穴及式子導引都是為下節的通經內視打好基礎，因而循經及穴點的意念導引均要配合息導提高要求：既能把握以一念代萬念，又能達到似有似無的火候。而順理經脈、加強對症刺激穴點，也強化了經穴作用，致以順引通，促五經之氣血運行於目。

辨順五經功法基本體姿以盤坐為主，待熟練掌握後亦可用站式與辨經部分穿插配合。但因點穴時不易配合，最好還是在練就「通經」之後再用站式。

辨順五經功法的基本體姿有：

①**自然盤坐**。上體自然正直，雙腿自然盤起，雙手掌心朝上置於大腿面上（圖55）。盤坐姿勢的特點是易穩定，好掌握。但初練時會感到腿腳麻木，這是正常情況，應學會一些緩

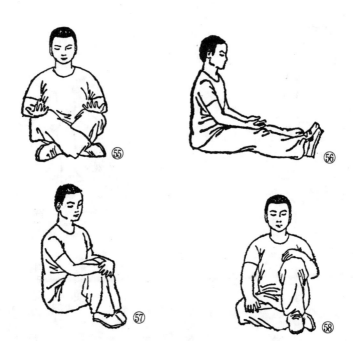

55

56

57

58

解方法。

②**直腿坐**。上體仍保持自然正直，雙腿併起，向前伸直，足踵前蹬；膝部伸直繃緊然後放鬆，交替進行。雙手掌心朝上置於大腿面上，略靠近身體（圖56）。直腿坐適用於變換體姿點穴時。

③**支腿坐**。雙腿支於身前，足踵盡量靠近臀部，雙手抱膝（圖57）。支腿坐可用於循經導引，還可作為直腿坐與單支腿坐、跪坐式的過渡體姿。

④**單支腿坐**。一腿盤起，另腿支起，足部落於盤腿前，一手抱住支起腿的膝部，另手置於盤腿上，上體正直（圖58）。這一體姿適用於重點練吐納功法，亦可作為調整體姿、緩解不適的方法。

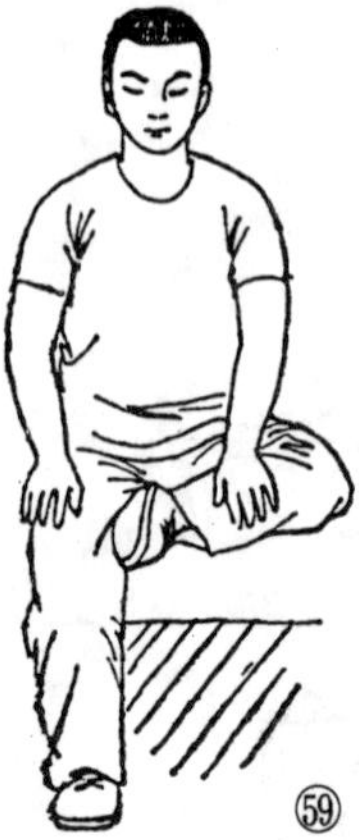

59

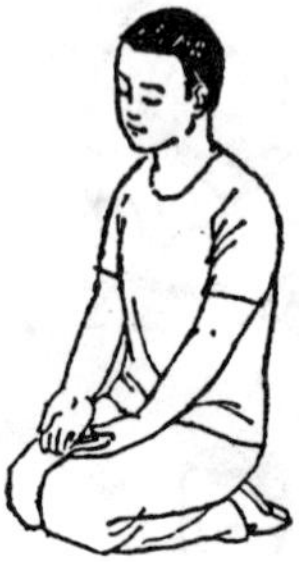

60

⑤**真武坐**。一腿盤坐在床邊、椅子等不宜雙腿盤坐的地方，另一腿垂臨地面，以腳能著地且落實為宜。上體保持正直，雙手置於膝前（圖59）。這一體姿較隨便，可以兩腿交換盤坐。不過它不如雙盤坐姿穩定。

⑥**跪坐**。雙腿向後跪在墊上，重心後移，臀部坐在雙足跟底部；雙手掌心朝上，自然放在大腿上（圖60）。這一體姿可因人選用。

⑦**對盤坐**。上體自然正直，屈雙膝，足心相對，大腿放鬆，略向後移落於墊上；掌心朝下，雙手放在小腿上或膝部（圖61）。這一體姿適合於初練不習慣自然盤坐者，亦可作為鍛鍊逐步深入時的過渡體姿。

⑧**屈盤坐**。上體正直，一腿前盤於墊上，另腿同向向臀後曲盤，前足底心與後腿膝相靠接；雙手一前一後置於盤起的小腿面上；上身稍向前以平衡重心，但不要駝背（圖62）。

⑨**單盤坐**。雙腿屈，一條腿足部放在另一條腿上

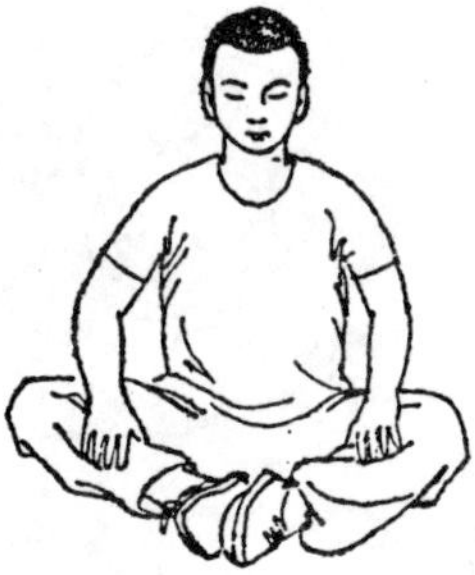

61

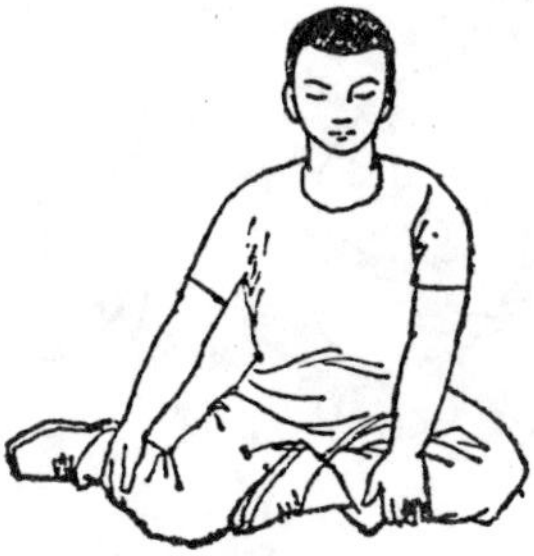

62

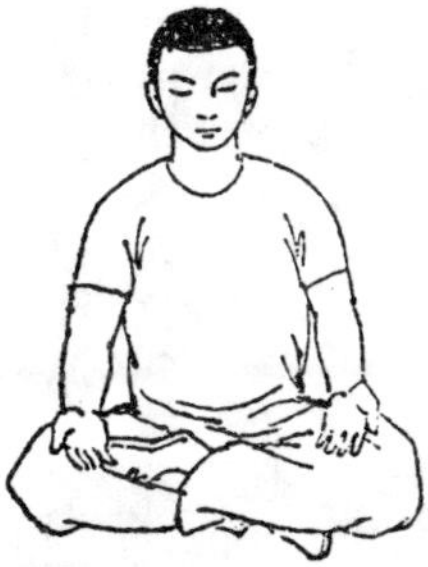

63

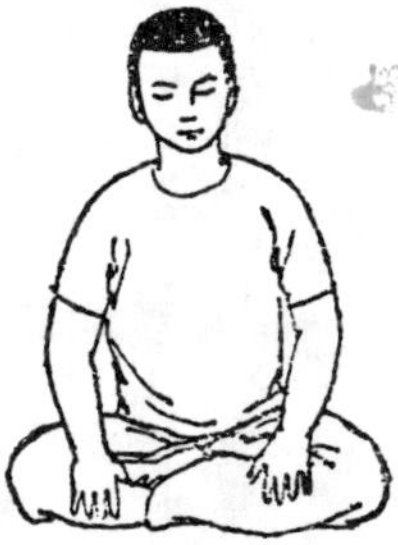

64

，另腿自然盤於其下，雙手掌心朝上放在膝上，上體正直（圖63）。這一體姿如同東北人坑上盤坐習慣，可因人選用。不適用者不必強求。若掌握不好，易使重心偏向一側，但可通過鍛鍊克服。

⑩**雙盤坐**。兩腳均上置於另側的大腿面上，腳心朝天，端坐穩定，雙手掌心朝上置於大腿面上（圖64）。這一體姿在盤坐各姿勢中最為穩定，但未練者難度也較大，需視個體適應能力而採用。

## 一、順心經：點增視經穴

《靈樞・大惑論》曰：「目者，心之使也。」《素問・五臟生成篇》曰：「諸脈者，皆屬於目。」「諸血

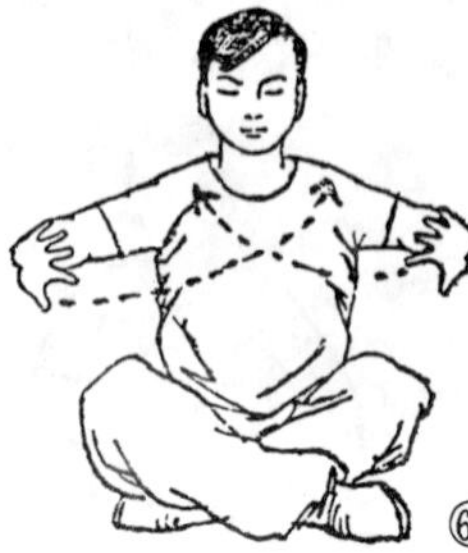
⑯
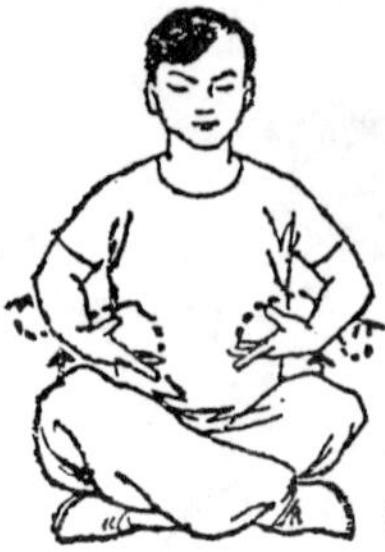
⑮
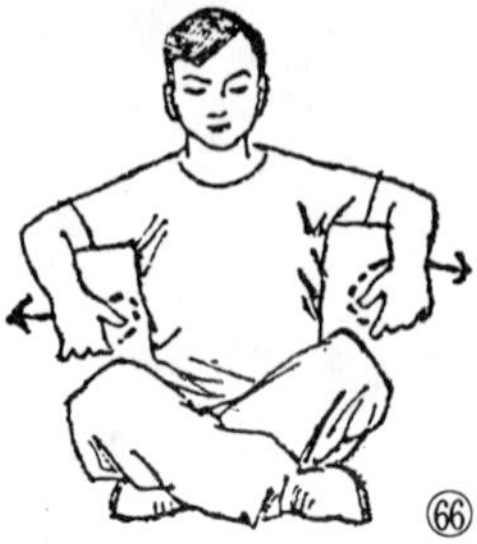
⑰

者，皆屬於心。」故心氣充盛，血行不息，目得血供養而增視。

**預備姿：**自然盤坐（參圖55）。在練好自然盤坐體姿的基礎上，可根據本人及客觀條件選用單盤坐、雙盤坐、跪坐、支腿坐等式子來調節。初練時也可暫用「散盤」，即不拘腿部按哪一式而以坐於墊上適應為準。

### 1.順心經式子導引法

上體動作要求與辨心經動功導引基本相同。但下肢動作無辨經站式的下蹲等動作。這一部分需加強意導，即在已辨識的經路上，雙手臂如魚鰭擺游沿經路以意導氣、意氣相合，配以調息吐音使內外、上下在心氣發動下順逆、補瀉順利通達，引導氣動趨於平衡。

**①順經游：**輕閉雙目，露一線微光。雙手自大腿面上翻掌向上，沿身前對舉上升至胸（圖65）。

**②引濁出心：**雙手掌心微向內轉，閃游（如切分音節拍1̲，迅速連擺兩次），啟動後恢復掌心向上，拇指在前，向內轉腕，向內下方腋下划圓，意隨式子導行，內視如游魚，引心經濁氣出腋下心經起始穴「極泉穴」（圖66），順經路向下游行，經大臂

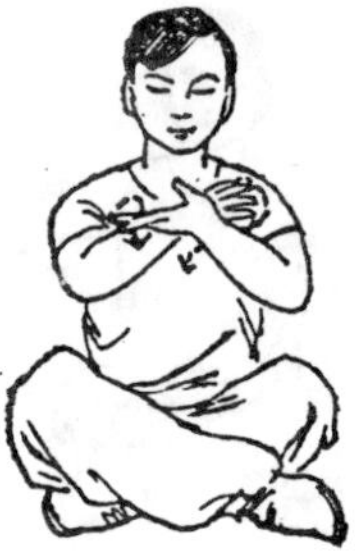

⑱

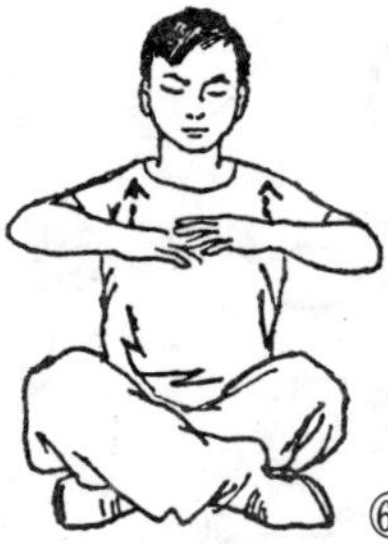

⑲

內側，雙手繼續向內轉腕，掌心轉向外，沿小臂內側下行（圖67）。

③**引濁下神門**：意領心經之濁氣沿小臂至腕「神門穴」相交——划圓的雙手腕至胸前，左手掌心朝上，右手掌心朝下，兩手腕在胸前交叉，小指一側相交於「神門穴」上，同時意引內視如游魚，行至該穴，如嬉游於水潭（圖68）。

④**引濁少衝**：兩手掌心朝下，相錯拉開，意引內視如游魚下行到小指甲內角旁「少衝穴」（圖69）。

⑤**排濁出經**：閃游啟動後，變立掌向前緩推，邊推邊吐心音「呵」（音「喝」），意引心經濁氣自「少衝穴」排出心經（圖70）。

⑥**逆經游**：平腕雙掌心朝下，引納清氣入心經末「少衝穴」閃游啟動，引清入「少衝」（圖71）。

⑦**納清入心**：兩臂向外下方划圓，意與式合，目隨意行，自「少衝穴」引帶清氣循經上行（圖72），雙手自兩側向後下方划圓，經掌小指側「神門穴」，上小臂內側、大臂內側到腋下「極泉穴」入心（同圖65），雙手臂恢復到開始動體姿，掌心朝上置

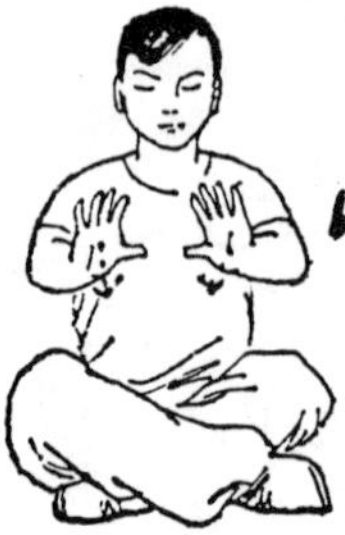
⑦⓪

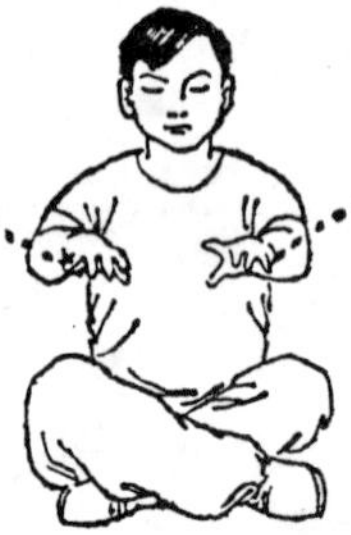
⑦①

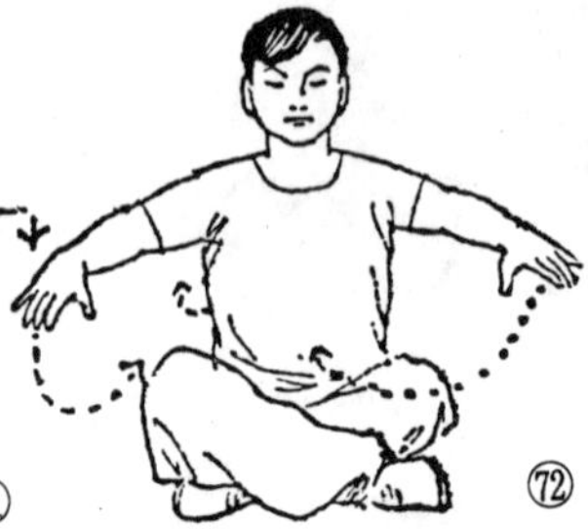
⑦②

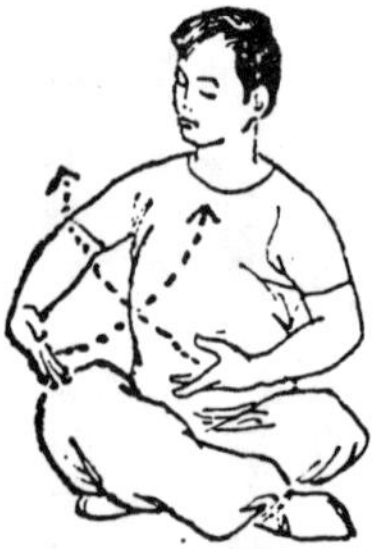
⑦③

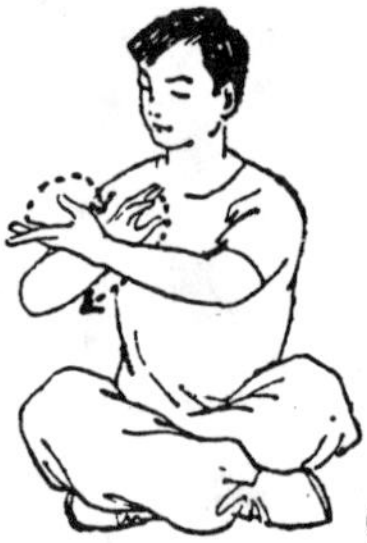
⑦④

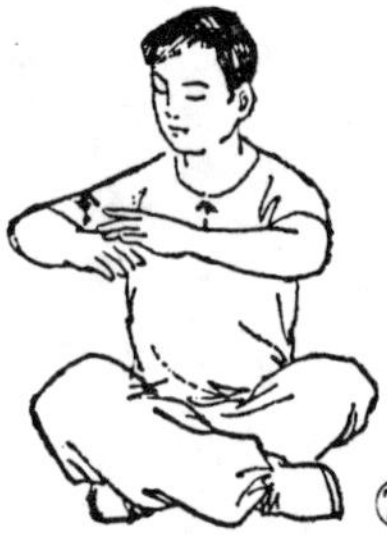
⑦⑤

於胸前（同圖64）。

⑧重複②引濁出心，③引濁下「神門」，在神門相交時，轉腰向右，上體亦隨之右轉，兩臂在向內後、外前方環繞後（參圖65、66），引濁下神門（圖73），成右前方向的「神門相交」，此時右手掌心朝下，左手掌心朝上（圖74），如向左轉腰時，上體及手臂動作亦隨之改變方向，而「神門相交」的兩手則是左手掌心朝下，右手掌心朝上，意念、導引均同於③動；之後，兩手掌心朝下相錯拉開（圖75），意引濁氣至小指甲角「少衝穴」，閃游啟動，推排濁氣出「少衝」，立掌掌心朝前（圖76），緩緩向右前方推排濁氣，同時吐心音「呵」，邊排邊吐音，直到濁氣排盡，雙手臂己推至右前方極端，但肘腕仍微

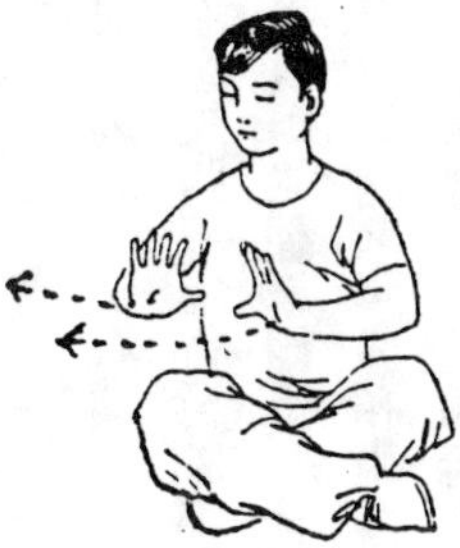

76

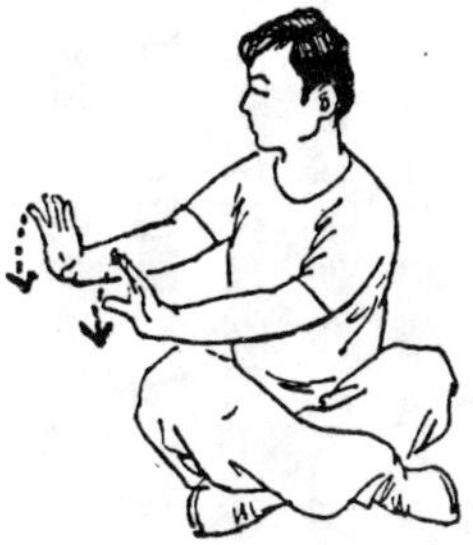

77

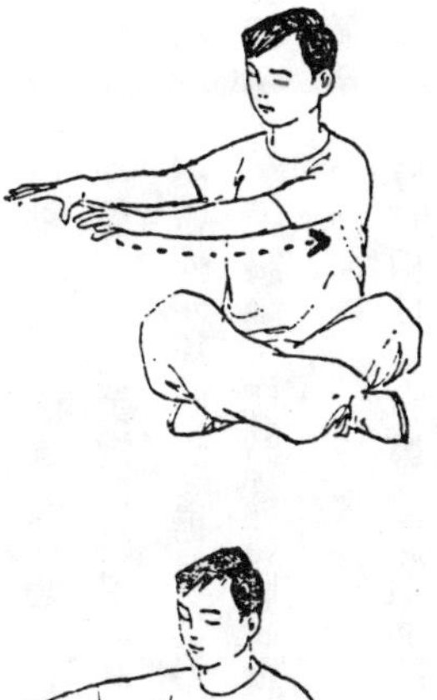

78

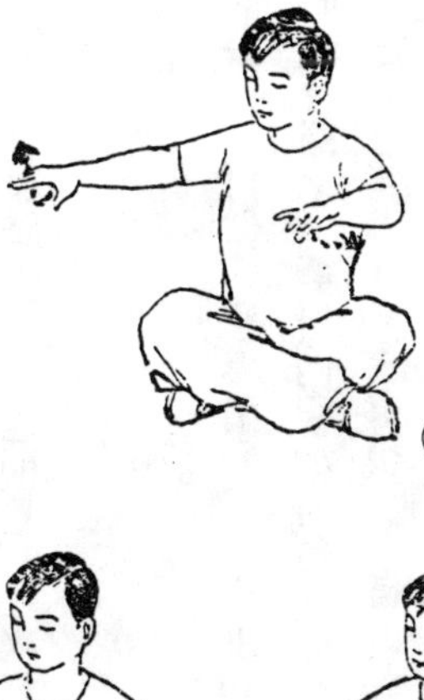

79

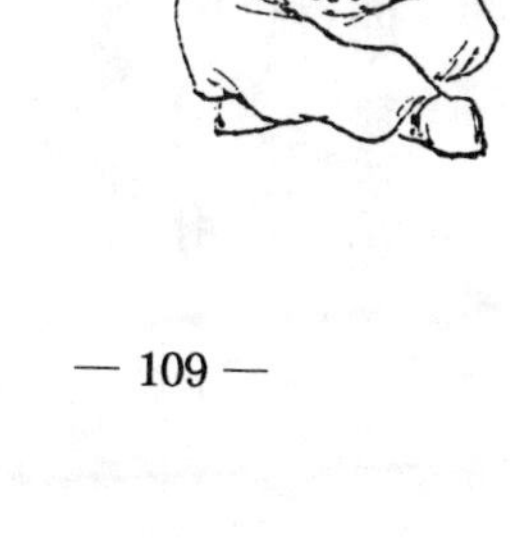

80

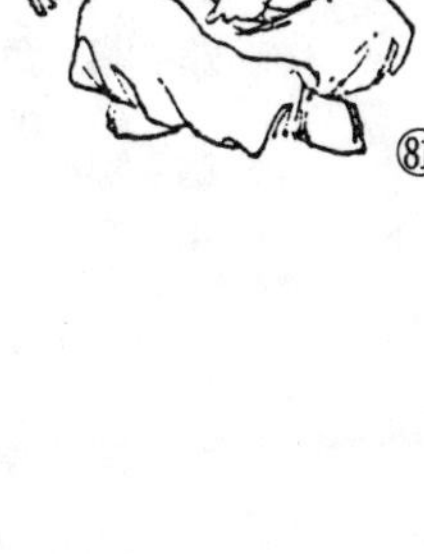

81

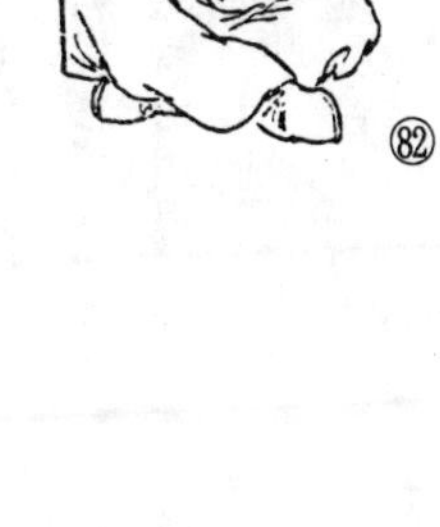

82

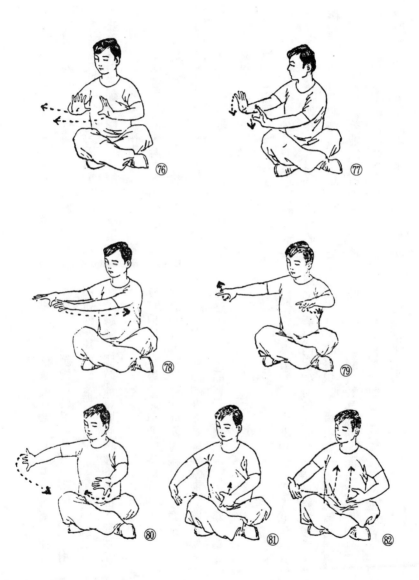

屈圓而不僵直（圖77），平腕，閃游（圖78）啟動，自「少衝穴」意念引清氣入心經，雙臂向外前方划圓，掌心朝下，再向後下方划弧（圖79），划至兩側時掌心朝外（圖80），意引清氣沿心經路線上行至腕部，再經小臂內側，內視如游魚隨之，游經小臂，大臂內側（圖81），雙手自兩側翻掌向上，緩緩升起（圖82），漸至胸前，同時緩轉腰，恢復到正面，雙手掌心朝上置於胸前，成預備動起始姿（同圖65）。

**⑨左轉腰排心濁納清：**動作同⑧，但轉腰方向相反，意導及息導要求均同⑧動。

每做完①～⑨動，即向前、右、左各排濁納清一次，為一遍。此節可視意、息與動合，能順經路無阻地運行個人掌握程度，重複二～六遍。力求氣血順達而熟練地掌握經路路線。一般習練者，如不是馬虎從事，至此均能產生氣感，可主動而自覺地集氣運行於經路，奠定好運、集氣血的功力基礎。

**2.意循心經導引法（接上動）**

預備姿保持自然盤坐順心經的起式姿，不再做式子導引動，可先默想上述①～⑨動的式子內容，意念隨動作內容循行來回於心經經路上，雙目內視如游魚與動念同時循經路漫游，繼而任其自行循經路往返，只引氣息、意念相隨不離，不再想式子導引動作，調息時可用鼻吸口呼，即吸時輕柔地以鼻引吸，呼時微張口吐「呵」音配合意念排濁，而最後均要達到只用鼻吸鼻呼，不再張口吐音，但可默念心音「呵」字，直到能與意念循經較順利地配合。一般引清氣上行入經配吸，下行排濁配呼，但亦可較靈活地掌握。

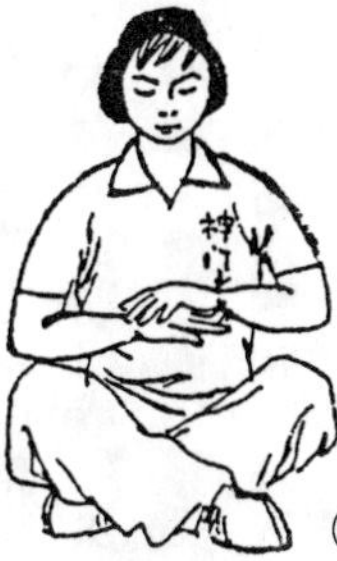
㊸

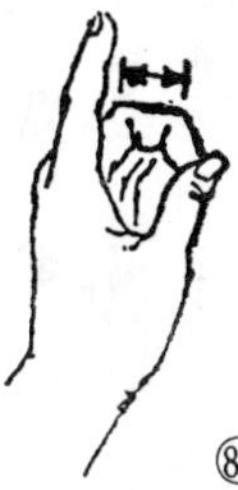
㊹

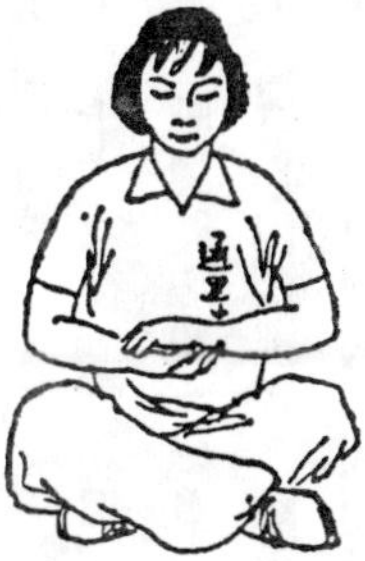
㊺

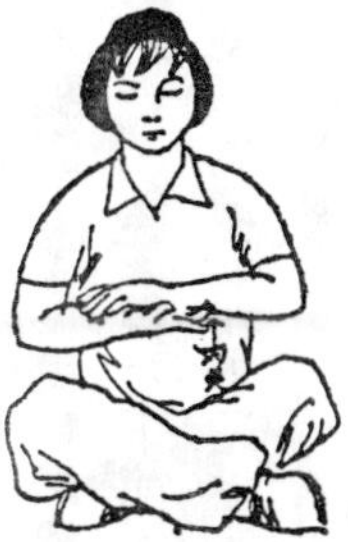
㊻

總之以氣息、意、內視均能配合順達為準。往返於經路上下行為一遍，約做共九～三十六遍，對初練者尤其要嚴格要求，待其掌握後可逐漸減少次數。

**3.點心經增視經穴**

①**點神門穴**：雙手自胸前下落，翻掌朝下，至腹前，右手翻掌朝上與左手掌心相對，以下面右手的中指指甲點住左手小指一側的腕上橫紋凹下部位的「神門穴」（圖83），同時上面左手的拇指也對準右手「神門穴」，上下手均以指甲點掐「神門穴」九～三十六次（注意：要找準穴位），再向內、外點揉各約九～三十六次，點完後配用口、鼻同時輕緩吐「呵」音呼氣，如點穴次數增多，可適當增加吐音呼氣次數二～三次。

②**點通裡穴**：雙手中、拇指下移至「神門穴」上方、小臂裡側。距「神門穴」上方一寸（以本人中指曲、兩指關節橫紋盡頭之間為同身寸一寸，圖84），同時用上面的左手拇指指甲與下面的右手中指指甲點掐「通裡穴」九～三十六次（圖85），再向內、外各點揉九～三十六次，每點掐或點揉九～三十六次後，配用口、鼻同時緩吐「呵」音呼氣。吐音吐氣可酌情增減，最後僅以鼻調呼吸，呼氣時以鼻，默念「呵」音。

③**點內關穴**：該穴係手厥陰心包經經穴。兩手上移，以雙手的中指指甲點住對手掌心一面，腕上橫紋正中直上二寸處的「內關穴」（同身寸，以本人食、中、無名三橫指中點測量為二寸，四橫指則為三寸），右手由下向上，左手由上向下用力點掐（刺）九～三十六次，（圖86），配用口鼻吐「呵」音呼氣，再向內、外各點揉九～三十六次，各配以鼻呼氣，默念「呵」音。

點完穴後，雙手緩落回大腿面上，恢復自然盤坐。初學者練完本節後可緩緩伸展雙腿成直腿坐，再做兩遍「腳下八動」，然後接練下節。「腳下八動」，即雙足直腿同時綳腳面、蹬腳跟、雙足同向內轉、外轉、內環繞、外環繞，各九～三十六次，然後再蹬足跟、綳足面各九～三十六次；收功，恢復自然盤坐。

**4. 注意事項**

①要求做本節式子導引時，應較辨經部分的動功式子深入，除動作應更加提高連貫性、標準性外，還要動到、意到、氣到，內視運用自如，使動、念、息更進一步融為一體，在熟

練辨經動功的基礎上更進一步以意領氣，順達經路始末。

②盤腿做動功，除為熟悉、掌握盤坐法外，在做外靜內動的、以意為主導的功法時，要檢查「目隨意行」，雙目如游魚，循經路載氣而行，如魚水不分，使內視與氣運不離經如不出水，緊緊相隨。

③點穴時，如在水池或水潭中，水可漲漫，但不出經，內視遠近展縮，但不離池或潭。

④穴點要查找準確，並使內視攜氣運點，以為下節進一步打好基礎，不要僅限於甲剌該穴。

## 二、順肝經：點增視經穴

肝為調目之主經，肝為藏血之臟，開竅於目，肝血旺，目得受血而增視。

本節可接上節，亦可單練。

預備式：自然盤坐。

**1.順肝經式子導引**

①**逆經游**：內視「期門」，接上節時，雙掌自胸前向內轉腕下移；單練時，雙手自大腿而翻掌朝上捧氣，意引內視如游魚隨之，沿身前上升到胸肋間乳下，掌心均向內，對向足厥陰肝經的末穴「期門穴」，內視該穴，如魚入水潭（圖87）。

②**引濁出期門**：雙掌如魚鰭閃游啟動，意引肝經濁氣出「期門」，順肝經經路下行，漫

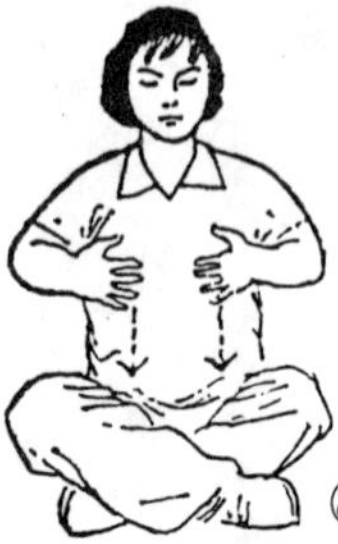
87

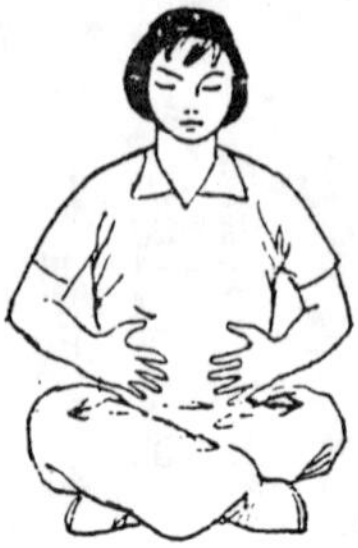
88

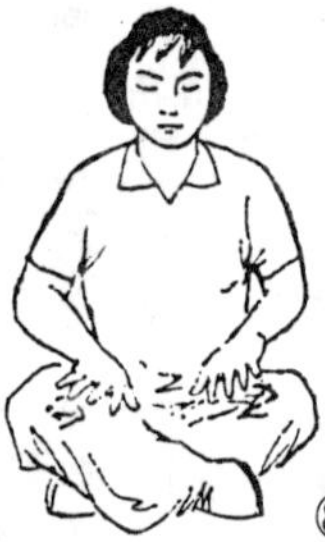
89

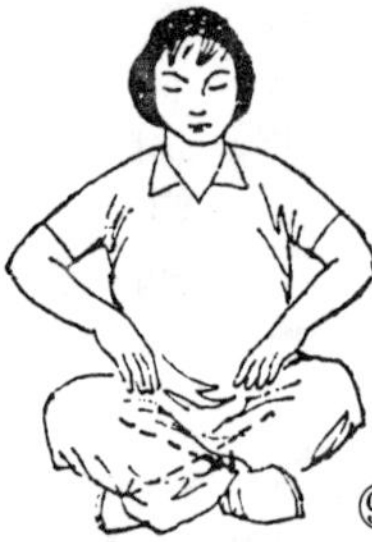
90

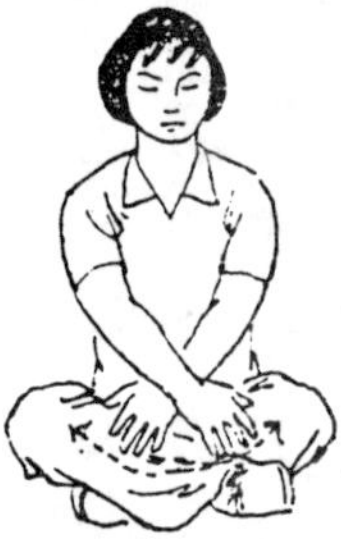
91

游到腹部（圖88），邊擺游邊用口鼻緩吐肝音「噓」字呼氣（仍只用順腹式），呼氣時收腹，呼後即恢復自然呼吸，但要求呼氣益加深長、輕柔，並逐漸過渡到只用鼻調息，默念「噓」字。

**③引濁下經**：意念導引循經路逆行而下，目隨意行，繼續配吐「噓」音呼氣收腹，雙掌心外翻，順大腿內側肝經經路向下（圖89），再順小腿內側的肝經經路下行（圖90）。

**④排濁出大敦**：雙手動與意合，順肝經經路擺游下小腿內側至腳面，雙手臂交叉，雙手中指指向大足趾內甲角旁、肝經的起始穴「大敦穴」，從該穴排出肝經濁氣至盡（圖91）。

以上式子導引可參照辨肝經，但下肢姿勢改為盤坐靜止動。

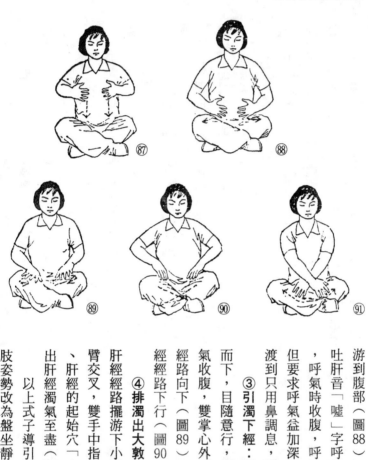

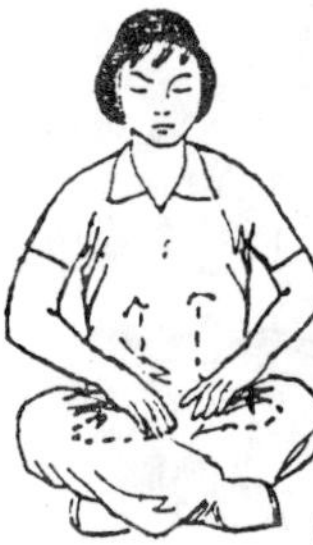
⑨②

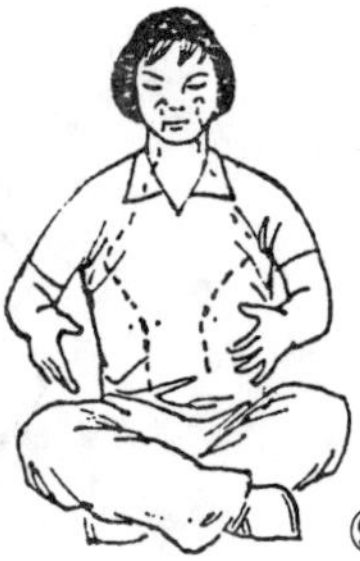
⑨③

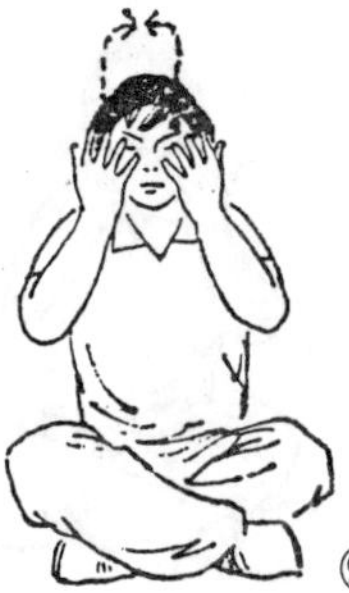
⑨④

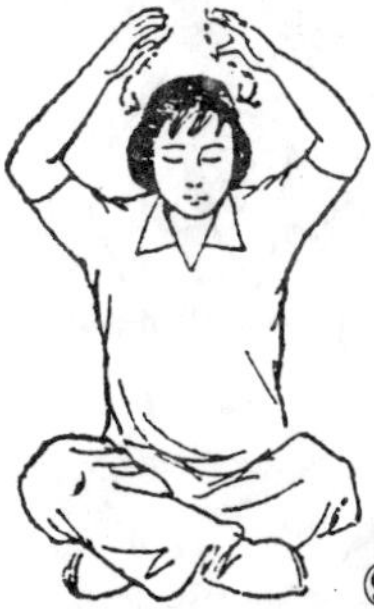
⑨⑤

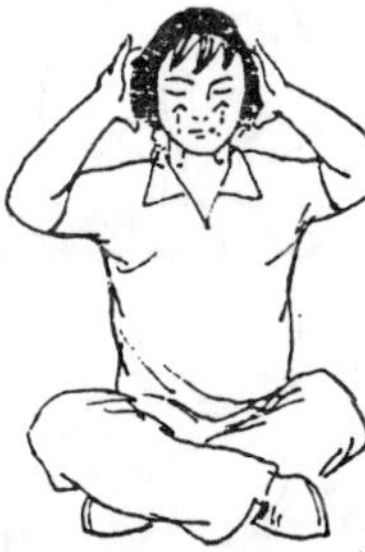
⑨⑥

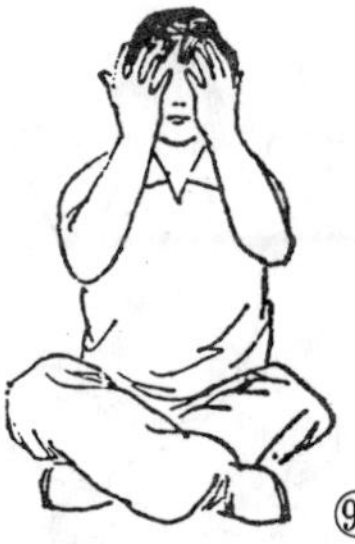
⑨⑦

⑤**順經游**：引清入「大敦」，閃游啟動，意引清氣進入足「大敦穴」順經上行，漸引清氣入經，擺雙鰭順腳面，經小腿內側、大腿內側向上漫游，內視隨之，以鼻輕吸氣（圖92），雙鰭擺游至小腹，以鼻調息，至乳下胸肋間的「期門穴」（圖93），納清氣入肝。

⑥**聯膽入腦、目**：雙鰭對「期門穴」閃游啟動，意循膽經向上，連胸側兩旁膽經路線漫游，經喉、面至眼（圖94），雙手自眼向前上擺游（圖95），內視泥丸（腦），再向後攏包頭部（圖96），雙鰭游經腦後、後頸、耳旁，再回到眼部（圖97），意引泥丸中腦之神氣補目之不足，納入眼底，眼含氣，又

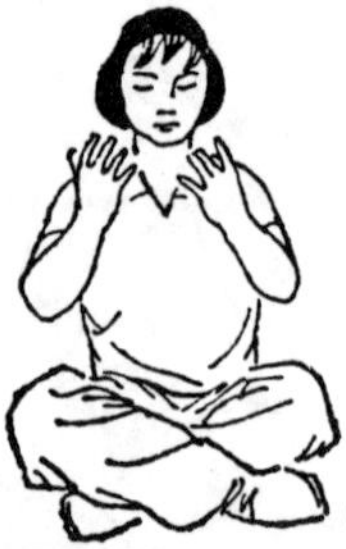
⑱

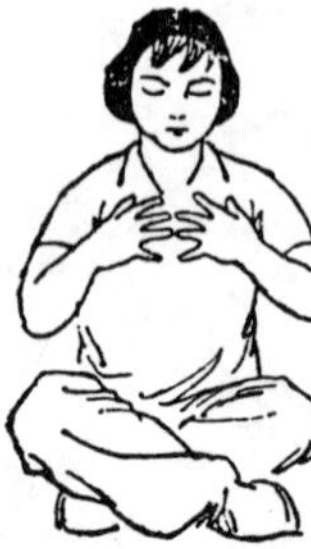
⑲

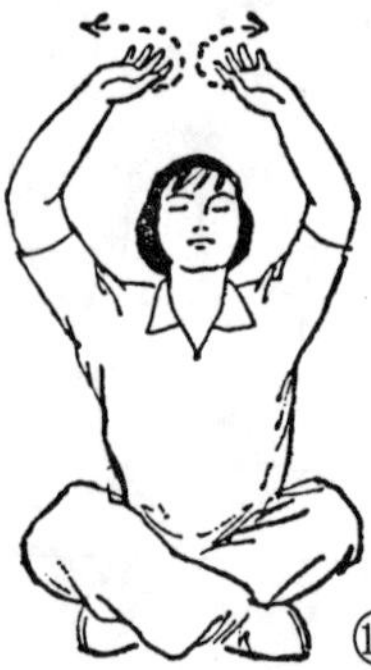
⑳

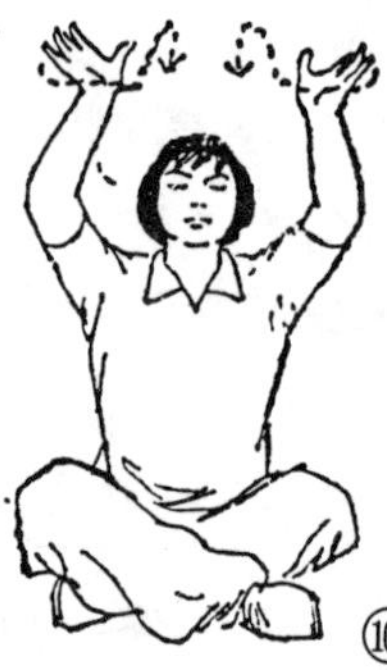
㉑

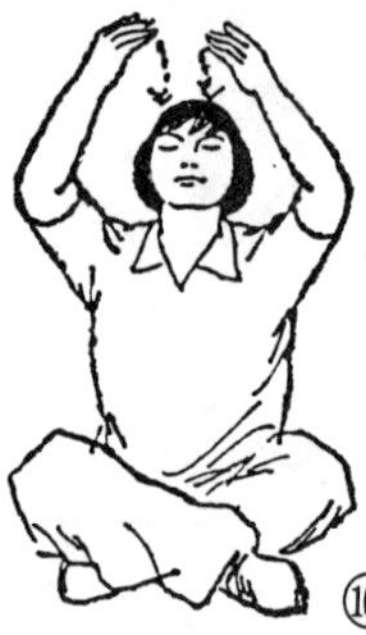
㉒

如魚在水，以自然呼吸配意納氣。

**⑦循膽聯肝：**雙鰭在眼前，掌心對眼，稍停後閃游啟動，意引眼內濁氣出目，沿膽經經路下行，經頸、肩（圖98）、身側，邊意配吐音「嘻」字，以鼻調息，邊擺動雙鰭循膽經下行（圖99）。

**⑧引濁出肝：**擺游至肝經末穴「期門穴」之後，再閃游啟動，引帶肝經濁氣出「期門穴」，沿肝經路線下行，並默念「噓」音，以鼻緩排濁氣，直至大足趾內甲角側「大敦穴」排濁入地。然後雙鰭閃擺啟動，重複順肝經上行，引帶清氣，直上游到「期門穴」，閃游啟動，聯膽經上行，漫游至眼。

（以上均參用順肝經式子導引

①～⑤動）

**⑨補氣入目：**抬頭後仰，內視遠去，連接混沌自然氣，雙手上舉至頭上，翻掌，掌心朝上，接氣（圖100），雙掌自上向外划圓（圖101），然後翻掌朝下，掌心對眼，將天之清陽氣納入眼底，內視亦收歸眼底，稍停，眼含氣，如魚在水，微微游動（圖102）。

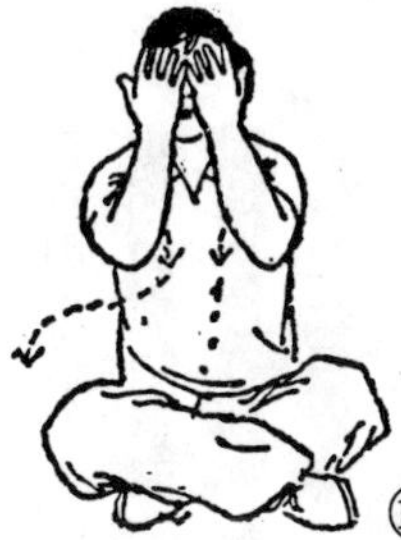

⑩③

**⑩引濁出目：**緩緩正頭，閃游啟動，引帶出眼內被清氣擠排的濁氣，雙手自眼部擺鰭向下（圖103），經膽經經路、循頸、胸側，邊吐「嘻」音，邊下行，到胸肋間、乳下的「期門穴」（參圖98、99），內視隨之下行，吐音仍可默念，以鼻調息（如掌握不好，也可暫時先用口呼）。

本節如單練可與辨肝法相接，收式相同。一般習練重複上列①～⑩動式子導引約三～六遍，最後一遍導引至「期門穴」後，便不再接②動，而可接下面部分。

**2.順肝經意導**

接式子導引①動（參圖96），不再做式子導引動功，而只用這一體姿保持靜止狀態，以意念及呼吸導引循經向下沿肝經經路漫游，目隨意行，邊默念「噓」字排濁，邊以內視如游魚隨意念而擺游，直到足大趾甲旁的「大敦穴」，可再向下接連足底心腎經的起始穴「湧泉穴」，使濁氣順之充分排出肝經入地，然後再回「大敦穴」，引進清氣，順經向上漫游，引清氣沿經路至「期門穴」入肝。此節調息，應以鼻吸鼻呼為主，不能適應者可暫用自然呼吸或鼻吸口呼代替，但要在學練時有意使自己適應，至「期門穴」閃游，換息，連膽經上眼，連腦系，納氣入眼，閃游，下膽經回到「期門穴」，姿態不動，而意念及呼吸均如有式子導引一般，循經而動，而且意順經路更為順適，息調更為細匀，漸用鼻息代替初級功中的呼吸方法（即口呼加自然呼吸調節法），繼續用意念引內視如游魚下行至「大敦穴」，再連足底心的「湧泉穴」，同時以鼻呼及默念肝音「噓」字向地下排盡肝之濁氣，再回到「大敦穴」，重複引清氣入肝。

引清至「期門穴」後，納清入肝，由此聯膽，閃游啟動，補氣上行，游經胸側、喉頸，上面至眼，意想抬頭，雙掌由眼至頭上補接天之陽氣納入眼底，眼含氣，氣隨意，目潤如魚得水，稍守片刻，仍以意導引，如閃游並正頭（全無形動，只有意行），下膽經游至「期門穴」。再重複下肝經，內視如游魚游至「大敦穴」連「湧泉穴」，意引眼內及肝經濁氣排出入於地下。

再重複引地清陰之氣循經上，並重複補天清陽之氣入眼，如此反覆調動陰陽二氣，使之平衡，更因內視隨意而游行，意、氣、內視融合為一。在上游至眼而與腦系相連的循環不已中，一般均會體查到掌心、大腦與眼之內氣交流，眼部有明顯的舒適、滋潤甚至氣動感，但根據個體情況及鍛鍊深度也會感受程度不同。這，可根據個人練功的程度而用意導循經往返次數，一般三～九遍即可，以達到意動而氣動，氣動而意合，氣息自然隨意導順經運行無阻，自感舒適順暢為好。

在產生正常氣感效應時，不要沾沾自喜，應繼續深入練功，如有異常效應或不適，可重複練式子導引，順適後再練意導，或首先自檢練功順序是否漸進，有條件可及時請教輔導員，如正常、異常效應均無，應堅持練下去，但不可急於求成，否則會欲速不達而增加返工之虞，甚至半途而廢。

一般正常情況下，無論有無氣感均可轉入下一部分。

**3.點肝經增視經穴**

預備動：從自然盤坐體姿開始，將雙腿前後展開後，曲腿向左（或右）平置墊上，曲腿坐（參圖62）。

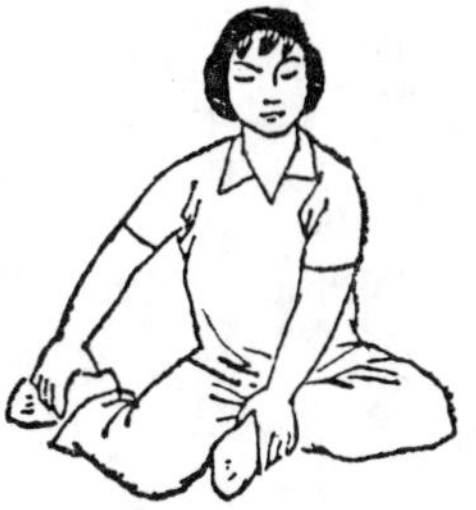

⑩④

**①點行間穴：**接意導體姿，雙手從胸肋部掌心朝下落於與本側手相同的足背部位，用拇指抵住足底，中指點住大趾與二趾間縫紋端的肝經「行間穴」（圖104），用中指指甲點準穴位，先點刺，可因人、因時確定次數，但一般可點一八～三十六次；初練者除注意點穴時內視該穴外，可在點穴時或點穴後配吐「噓」音收腹，待熟練掌握後，只配用鼻呼意念吐音即可。點時動作應柔、深、穩，如已經能運集內氣，也可配合手動運氣至該穴（下同）。

**②點肝經太衝：**接①，拇指仍抵住足底，中指上移到足背部

，在距「行間穴」亦即大、二趾縫紋端上方一寸半的足背凹陷處，找到「太衝穴」，用中指指甲點刺十八～三十六次，內視與調息同①，再向內、外各點揉十八～三十六次。

以上兩穴，在對穴位掌握較熟練之後，也可同時點刺，但左向曲腿時，因右腿在前，應用右手食指甲點「行間穴」，而中指指甲點「太衝穴」，左手則用中指指甲點「行間穴」，食指指甲點「太衝穴」；反向右曲腿時，左腿在前，則用左手食指甲點「行間穴」，中指指甲點刺「太衝穴」，用右手中指指甲點「行間穴」，食指指甲點「太衝穴」。

**4.過渡動（抱膝調息）**

①將盤起的雙腿緩緩向前伸展，成「直腿坐」（參圖56）。

②屈右膝，上體仍保持自然正直，雙手臂環抱右腿，雙手交握於右膝前下小腿上，成單支腿坐（參圖58，反向），另腿橫盤於右腿旁，輕緩地用鼻吸氣，同時凹腹，意引清氣直滲腹下丹田，引動內氣上下如洗身，鼻排濁氣。

③重複吸氣至貫滿全身後，閉氣不息（不呼吸）至極限，自眼引濁氣緩緩從鼻呼出，同時放鬆抱膝雙手，待練至一定程度，可自然用全身體竅參與調息。

④重複②、③內容三～九次，最後一遍變單支腿為自然盤坐，即接練下節。單練順肝一節時可做收功式（同辨經收動式）。

## 三、順腎經：點增視經穴

腎主水，受五臟六腑之精而藏之，腎精氣化生成髓，髓通腦，腦為髓海，故精髓滿，思路靈，目敏銳；反之，則「髓海不足，目無所見。」（《靈樞・海論》）故順通腎經為治目之本，萬不可忽略。

**1.順腎經式子導引**

①**預備功**：自然盤坐，雙手自腿面下於雙側大腿旁，中指指向雙足底稍偏足心外上方的腎經起始穴「湧泉穴」（圖105），內視該穴。

②**引清入湧泉**：閃游啟動，內視如游魚，引進清氣入「湧泉穴」辨識腎經經路，雙手如魚鰭擺游，掌指向下。

③**引清入經**：意想如游魚引帶清氣從「湧泉穴」斜上足心，出足內側舟骨粗隆下面，徑向足內踝方法沿經路游去（圖106），經足內踝前上向內踝後，繞內踝一周，再循經上小腿內側，此時雙手從異側足回到本側腿，聯接大腿內側（圖107），再沿經路向大腿內後方游去，雙手經髖關節上方向後擺游（圖108），經臀後（109），向後腰兩側擺游，直到後腰正中旁開一寸半的兩側「腎俞穴」（圖110），雙手向內下指向尾骶部的「長強穴」，意引清氣沿經路上行，經脊椎入內。

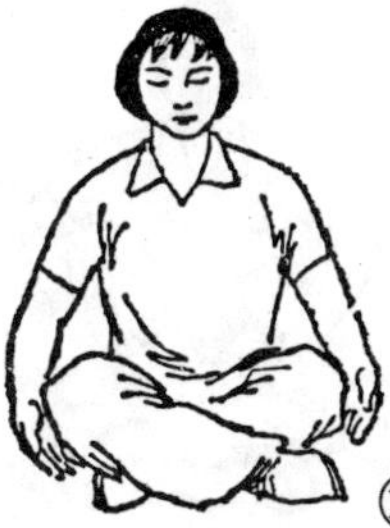

105

④**引清入腎**：自腎再意引清氣佈入膀胱及胸至雙側肩部鎖骨內端下緣凹陷處的，「俞府穴」，復上至舌根（圖111），以口服

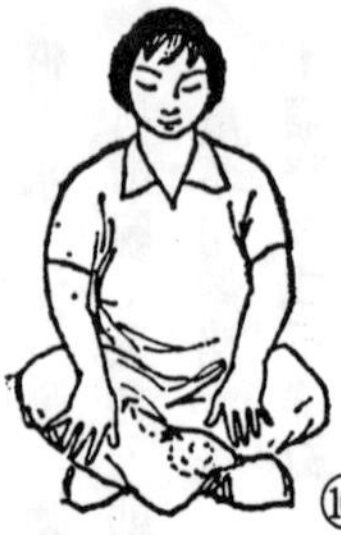
⑯

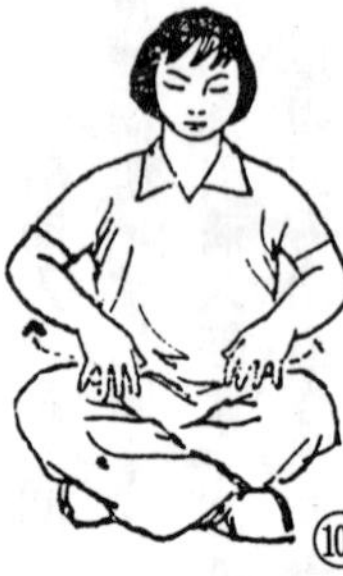
⑰

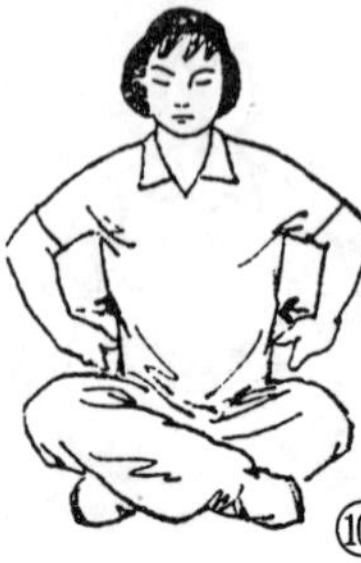
⑱

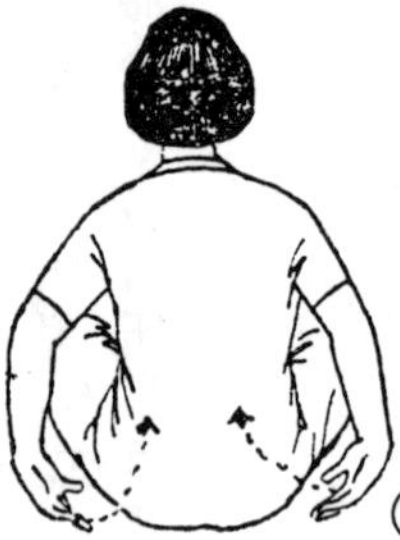
⑲

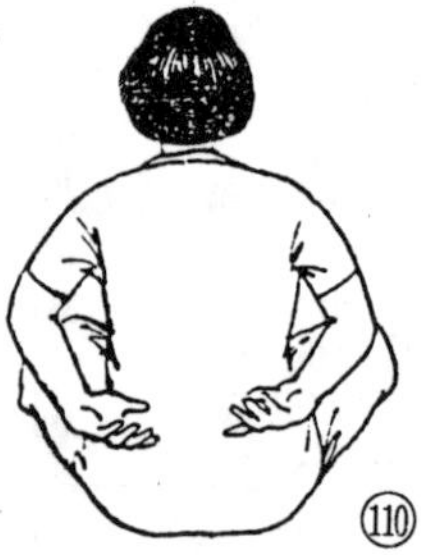
⑳

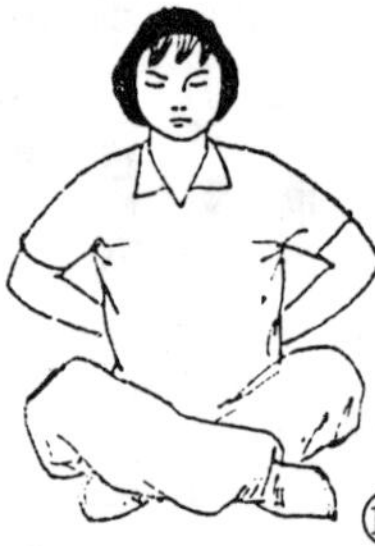
(111)

陽氣咽至舌根部。

⑤**排濁出腎**：雙手掌心向內敷於後腰正中兩側的「腎俞穴」，意引腎經中被排擠的濁氣，自舌根經「俞府穴」胸膈集向雙腎，下從膀胱亦引帶濁氣至腎，然後自腎引排濁氣經脊椎出「長強穴」。

⑥**排濁出經**：充分用意念配合輕吐「吹」音呼氣將濁氣逆經向下排，雙手閃游啟動，引濁氣經臀後、大腿內後側、小腿內側、內踝前、內踝下、內踝後環繞一週，走舟骨粗隆下足內側入腳底，斜向足底心偏足小趾一側上方處的「湧泉穴」。

⑦**排濁出湧泉**：以腰脊帶動，微微左右晃動腰以下的脊椎及臀部

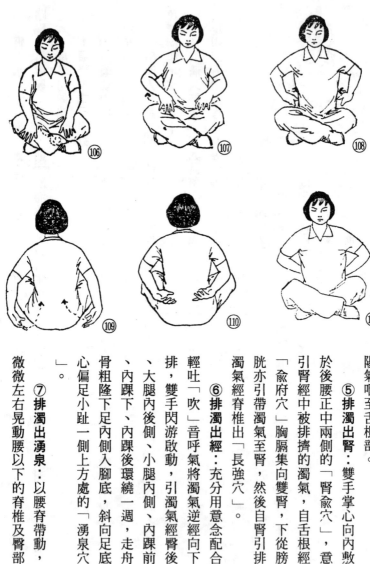

，如魚擺尾，引帶腎經濁氣充分排出「湧泉穴」入地。

⑧**重複閃游啟動，順經引地陰清氣——補以陽清——**逆經排濁出腎，往返爲一遍，約做三～六遍，直到式子、意念、呼吸都能在順、逆經漫游導引中融為一體，如式子沿經輕擺時經路已熟悉，可停式子導引，進入意導順經。

**2.循腎經意導**

①體姿為自然盤坐，雙手輕敷於後腰「腎俞穴」上，自然放鬆，手指向內下方，不再用上述的式子導引，而只用意念及呼吸導引，保持這一體姿。

②順經納清：意想閃游啟動，自足底「湧泉穴」引進清氣，以意引其順經路上行，內視如游魚隨之而行，經足內踝一週、小腿內側、大腿內後側至尾骶骨處的「長強穴」，引清氣沿脊椎入腎，佈清氣於胸腹。

③逆經排濁：意念閃游，引帶內裡濁氣出腎，出「長強穴」逆經下游，經原經路線再逆經至足底，排濁氣出體外，以口吐「吹」音呼氣配合之。

如此往返漫游於經路上，如經路通順，自會意導自如，氣游行於其間無阻無澀，內視與意念相合不紊，再轉入下部分。

**3.點增視經穴**

①點湧泉穴：在自然盤坐體姿基礎上，雙手交叉向下，伸向本側足底部，用雙手中指對本側足底的「湧泉穴」點刺九～三十六次，內視該穴，點完後配吐「吹」音呼氣，再向內、

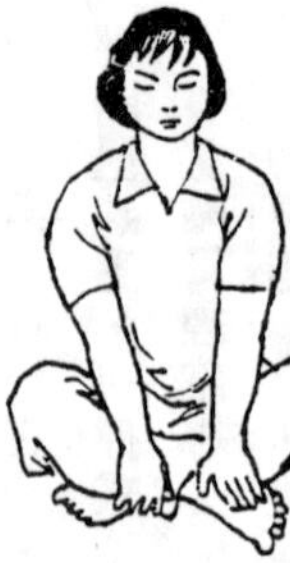
⑫

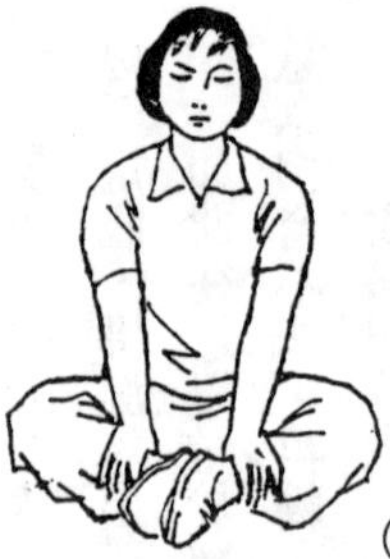
⑬

外點揉九～十八圈，點完後吐音呼氣。

②點水泉穴：雙手沿經上行，出足底，循足內側上足內踝，經足內踝前，足內踝上向後環繞，至內踝尖的後下方，根骨結節內側前上部凹陷處的「水泉穴」，仍以同側手中指指甲點掐「水泉穴」約九～三十六次，點完後配吐「吹」音呼氣，再向內、外點揉九～十八次，調息同上，內視該穴（圖112）。此動亦可用對盤腿體姿點穴（圖113）。

③點照海穴：雙手循腎經經路繞內踝向前，至內踝尖直下一寸處的「照海穴」，用同側手中指點掐該穴九～三十六次，配吐「吹」音呼氣，再內、外點揉各九～十八次；調息同上。

點完以上三穴，雙手向上自然放回到大腿面上。

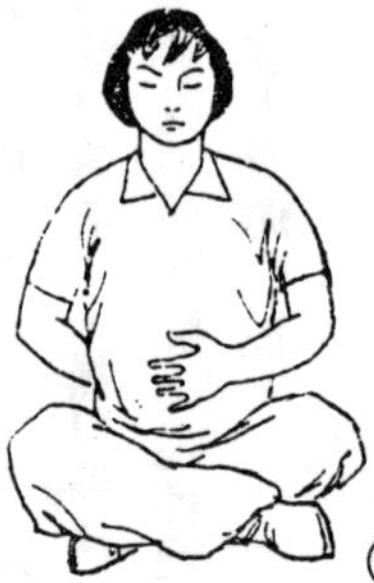
⑭

**4. 補充說明**

①意導順經時，如感覺雙手敷於後腰體姿不適應，也可先用左手前敷小腹臍部，右手敷於後腰正中「命門穴」的姿勢（圖114）。

②調息呼氣如能用鼻息亦可，

吐音時亦從鼻呼，用意吐字可不必張口。

**5.過渡動**

①點委中穴：從自然盤坐體姿曲起雙腿，全足掌著墊，成支腿坐（參圖57），用雙手中指點向雙膝後面膕窩橫紋中央的「委中穴」，點刺九～三十六次，點時用指甲及指肚均可，視個體情況而定，然後向內、外點揉各九～十八次，配以鼻息，意吐「吹」音。

②點承山穴：沿兩腿正中線，換用拇指點掐小腿肚正中的「承山穴」，先點掐九～三十六次，之後，再內、外點揉各九～十八次。調息同前，點穴時，均內視該穴。

以上兩穴均屬膀胱經，點之是順理腎經之後，再借膀胱之氣予以調理，這對初練者盤坐時腿部的痲木等不適也有直接調整的作用。

## 四、辨順膽經導引法

「足少陽膽經與足厥陰肝經互為表裡，其經絡屬與目病症候常不可分，而且「膽」又為中清之府，其病患也多與瞳神、視渺有關。膽屬陽經，雖附於肝，聚肝之餘氣而成精，但又有其獨特的功能，即部分中樞神經的功能。《素問•六節臟象論》曰：「凡十一臟，取決於膽也。」清《醫術》也曰：「氣以膽壯，邪不能干。」《素問•奇病論》則曰：「膽氣虛則怯，上溢，善太息，或肝數謀慮而膽不能決。」中清之府，補調心、肝、腎三經之不及，且膽經經路上具有增視特效，而與之有直接關係的穴點也較多，故調節膽經以固中焦始發之氣，促心陽及肝、腎兩臟陰氣之運轉、平衡，實為必要。但因循序掌握功法之便以及增視調整經路的要求，先辨順三主經，之後再辨順膽經，並將辨、順經合而為一。

膽經經路較長，比前面三經經路變化多，有關增視需掌握的穴位也較多，所以要求學練時，式子導引要細緻，穴點要明確，並突出辨順結合，力求在辨順前三經的基礎上，達到辨順經路和異氣順達無阻。若練習時有阻礙或疑問，宜返工重辨，以達事半功倍之效。

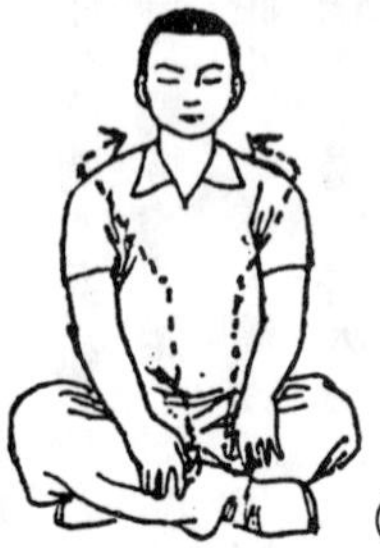

⑪⑤

辨、順膽經導引法的基本體姿可採用「跪坐」（圖60），也可採用各種盤坐，但不如前者適宜。

**1. 辨順膽經式子導引**

①預備姿：從順理腎經點穴的體姿轉換成「跪坐」或「盤坐」。下面以「自然盤坐」體姿敘述功法（待辨經較熟練後，可採用「跪坐」姿參照應用）。

自然盤坐，雙手掌心向內，置於同側雙小腿外側、外踝尖直上五寸（四橫指加三橫指寬）腓骨後緣處的「下光明穴」上，以中指點於該穴（圖115；又，在初級功中，曾應用過雙眉正中上方的「光明穴」與此處「光明穴」重名，為區別，分稱「上光明穴」、「下光明穴」）。

②內視辨順經：雙手自小腿外側的「下光明穴」上，翻掌向上，手指相對，經身前捧氣

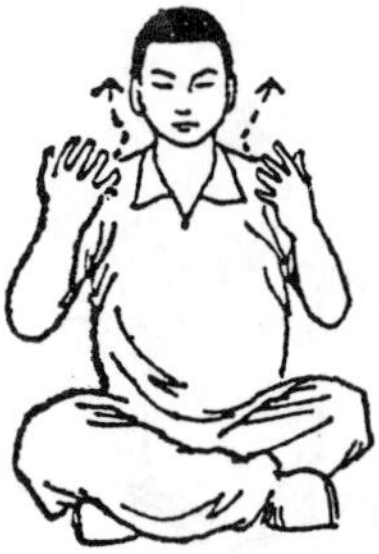
116

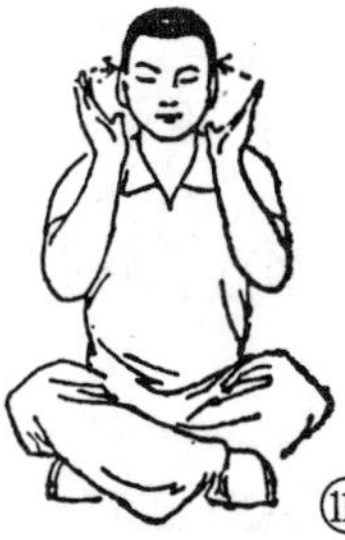
117

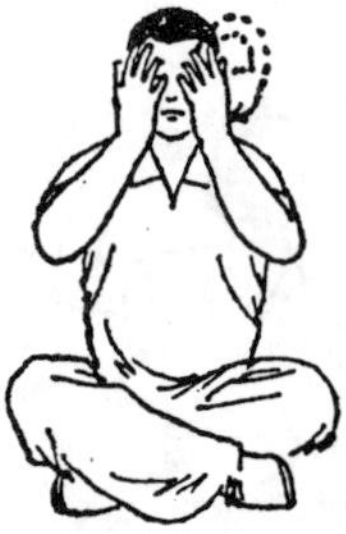
118

向上至頸部，向外轉腕，以兩手中指指向膽經起始穴——眼外眦旁五分處的「瞳子髎穴」，內視該穴（圖116），再向上引氣連目系，雙手擺游上行至眼後，將清氣貫入眼內，內視如游魚至眼底（圖117），稍停，以清氣擠排濁氣，閃游啟動，意引眼底濁氣出目（圖118），循膽經經路逐排，同時內視如游魚，隨意而行，辨識經路，雙手如魚鰭亦循經在耳前、耳上及頭部擺游（圖119），意由雙眼外角、眦旁的「瞳子髎穴」沿經而行，以意領動，氣息與意合，內視始終相隨，手臂動如游魚，同時配以口呼「嘻」音，加上自然呼吸或以鼻調息，雙鰭擺游經雙耳前與耳屏切跡相平位的「聽會穴」，為加強本經辨順經路合一，可在下列經穴部多加幾次穴潭的閃游——上至鬢角入髮際半寸再向下一寸處的「頷慶穴」閃游；又下擺至耳上經耳後上耳尖再直上入旁髮際一寸半處（咀嚼時有牽動處）的「率谷穴」閃游；雙鰭含內視，以意念與氣息同行沿經路自頭後經「完骨穴」自頭前擺游至前髮際內五分、與目外眦直對處的「本神穴」閃游；下眉正中上方，距眉一寸處的「陽白穴」閃游；再擺上入髮際到眼平時，瞳孔直上入髮際五分處的「臨泣穴」閃游（圖120）；經「目窗」、「正營」兩

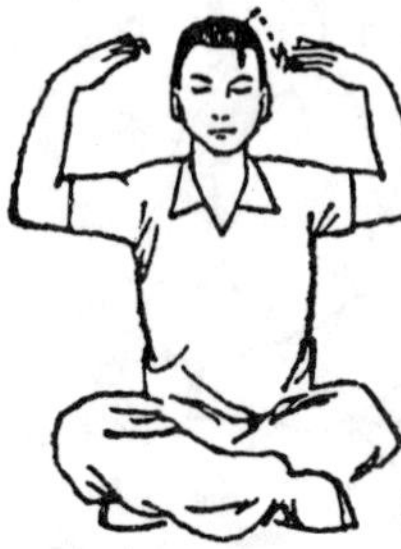
119

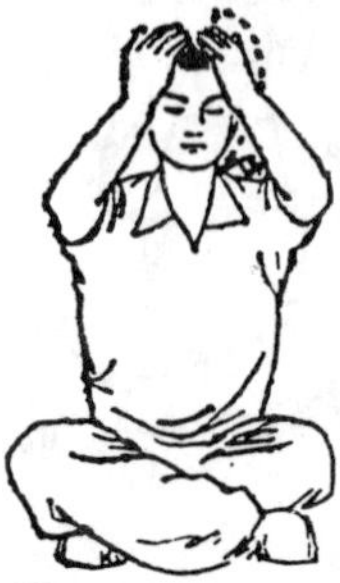
120

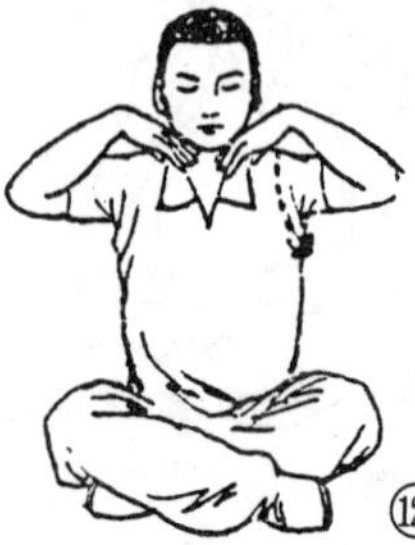
121

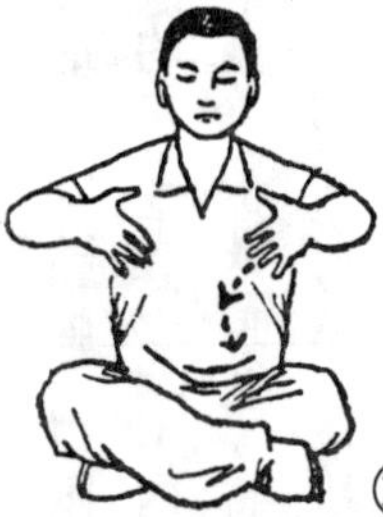
122

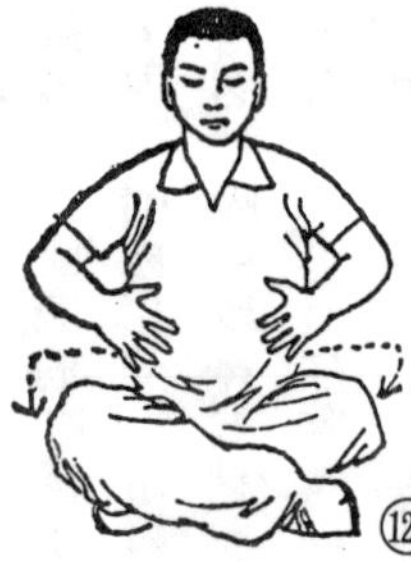
123

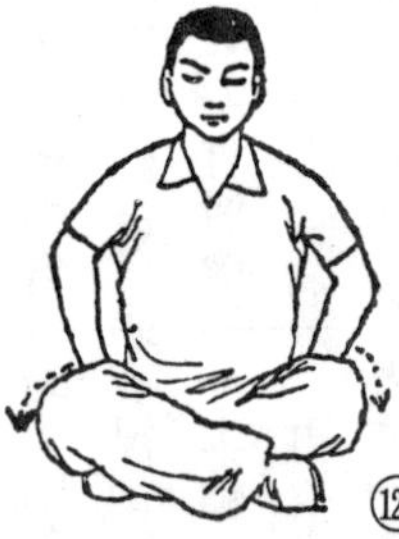
124

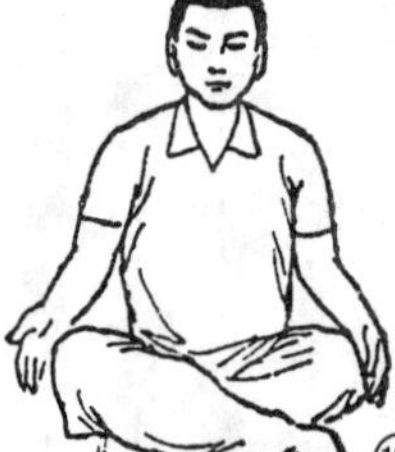
125

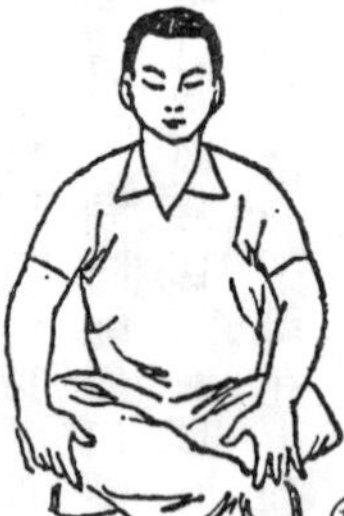
126

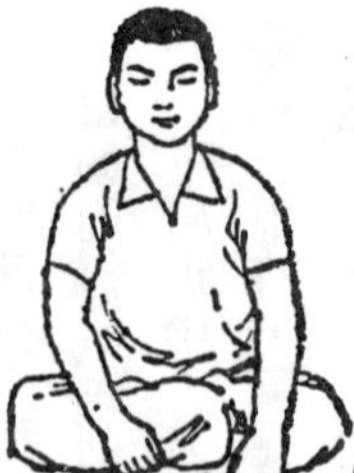
127

穴向枕骨下凹陷處的「風池穴」閃游；向下至頸，經耳垂直下與下頜角水平位稍上的「天容穴」，向後擺游，雙手中指指向第七頸椎棘突下的「大椎穴」閃游，復向肩部高處的「肩井穴」閃游（圖121）；向後至肩胛上緣，復向前擺入腋下直下三寸處的「淵腋穴」掌指向下閃游（圖122）；至「期門穴」下一肋，即七肋間的「日月穴」閃游；擺至腹部臍平位的「帶脈穴」閃游（圖123）；擺游至臀部並足直立時凹陷部的「環跳穴」閃游（圖124）；再擺至大腿外側的「風市穴」（直立時手下垂中指尖盡處）閃游（圖125）；至小腿外側的「陽陵泉穴」閃游（圖126）；復擺至外踝上五寸的「下光明穴」，手不再下擺（圖127），意領濁氣下經外踝前、足背，至四趾甲角外側一分處的「竅陰穴」，以意將膽經濁氣通排出該穴出經，使入地下。

上述各穴名不一定都要記住，但部位應記準，以適應辨順合一，快而準地掌握經路。經路穴點看似煩瑣，實則在基本明確經路後並不難記。若實在記不住，還可將在各穴點的閃游動減至只在經路始、末穴閃游，而對較多曲折的頭、頸部經路重點，記其主要路線。

③內視辨順經游：仍由原經路返回上行，並為辨記經路，每到一處原順經游行時閃游的穴點，仍要做閃游動。

自四趾甲側的「竅陰穴」起，以意引帶清氣入經，雙手如魚鰭自足小趾旁閃游啟動，引帶清氣沿經路上行，內視緊隨，意、氣、內視攜行辨順經路，配以口、鼻同時呼氣吐「嘻」音及自然呼吸（或以鼻呼吸默念「嘻」音），上行，經足背、外踝至「下光明穴」閃游（參

圖127），經小腿外側膝下、腓骨小頭前下緣凹陷處的「陽陵泉穴」閃游（參圖126），上行至大腿外側的「風市穴」閃游（參圖125），至臀部的「環跳穴」閃游（參圖124），至腹部的「帶脈穴」閃游（參圖123），經乳下第七肋間的「日月穴」閃游，至腋下三寸處的「淵源穴」閃游（參圖122），上肩頂的「肩井穴」閃游（參圖121），中指指向第七頸椎棘突下的「大椎穴」閃游，經耳下與頷角相平的「天容穴」，入腦後，至「風池穴」閃游，經「臨泣穴」（參圖120）向頭前游行擺至額前的「陽白穴」閃游，再向後游擺至耳後髮際內「率谷穴」閃游，經耳上前方「曲鬢穴」閃游，再上上額髮際內的「頷慶穴」閃游，下至耳前的「聽會穴」閃游，再向外眼角旁五分處「瞳子髎穴」閃游，引清氣入目系，直納入眼底並逐漸擠排濁氣（參圖119～116）。

④內視順經順游：雙手如魚鰭在眼前閃擺，引帶出眼底濁氣，目隨意行，氣隨意動，意與內視沿膽經經路攜推濁氣漫游而下，擺游經過經上各穴（但不再每一穴都閃游），經耳前，前鬢髮內，耳上，再上行。注意：順經下游至各穴雖不再閃游，但內視隨擺游路線行經至一穴位時應默想該穴，能記起穴名更好，不能記起也想該處有一膽經穴點，調息同前。繼行回耳後，沿髮區側方向前髮際至額前，在「陽白穴」處閃游，如游魚在水潭中，復攜帶、推排濁氣，再向頭後至枕骨下凹陷處的「風池穴」閃擺，如在水潭，再下排濁氣，下推至頸部，在耳下轉向至後頸下、第七頸椎棘突下的「大椎穴」，中指指向該穴，復擺游至肩上，沿經再向後肩胛上方，復回經肩部而後下擺游至腋下，經胸七肋間、腹部臍平位，至臀，過臀

部二穴，繼續向下推排濁氣，經膝部至外踝上五寸的「下光明穴」閃游，並配吐「嘻」音，直排濁氣經外踝前、腳面至足四趾甲外側，中指指向「竅陽穴」，逐排濁氣出經，配吐「嘻」音（以上參②動各圖）。

⑤內視順經逆游：排淨濁氣後，重複閃游啟動，自「竅陰穴」換領引進清氣，源源沿經路上行，逆經辨順，一路雙鰭擺游，攜清氣、意與內視、氣息相合經足面，小、大腿外側，臀後，腹部，胸肋部，腋下，肩上，後頸，耳下，枕骨下，前髮際，額前，耳後，耳上，鬢內，耳前，直引清氣入外眼角「瞳子髎穴」閃游，連目系，納清入眼底，稍停後，再重複換排濁氣出經，如此順、逆經路辨順膽經，納清排濁，重複④、⑤動順理膽經約四～六遍，直至經路熟悉，氣息、意引暢行無阻於經路；最後一遍排濁後，雙手擺游至小腿外側「光明穴」。

**2. 意念辨順**

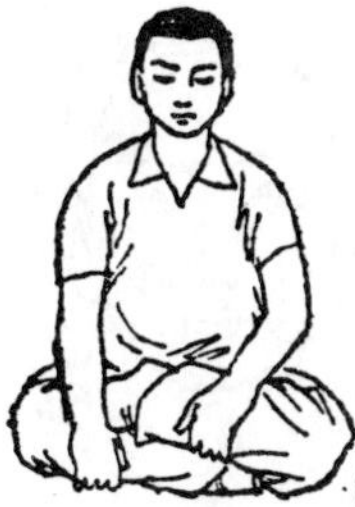
⑫⑧

體姿不動，保持上節最後一動，即雙手中指虛點「下光明穴」，意導內視之。自「下光明穴」循膽經上行到眼外眦旁的「瞳子髎穴」，每到一穴，重新辨認穴點名稱，再意引眼內濁氣順經下行至末穴，同時均配吐「嘻」音，要求同上。重複往返於經路之間，一上一下為一遍，共做約九～十八遍。直至意氣順理，經路熟語，接下動。

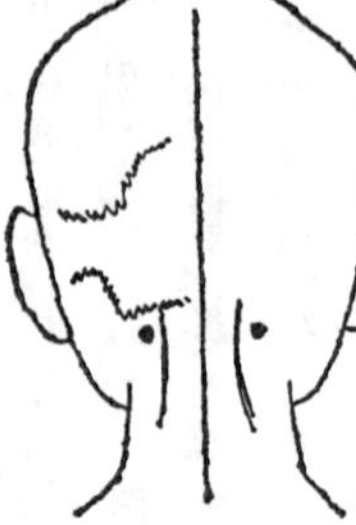
129

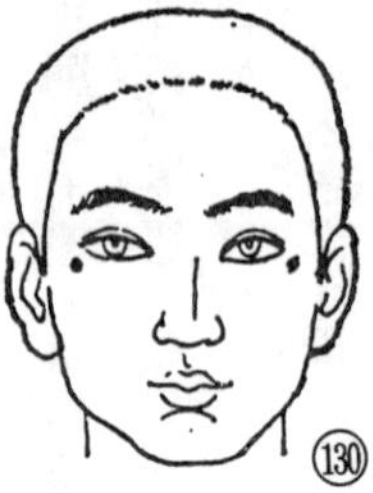
130

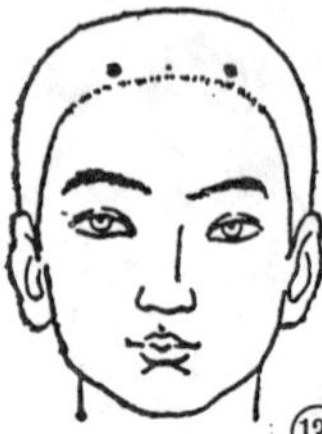
131

### 3. 點膽經增視經穴

預備姿：如原用「跪坐」姿可改為自然盤坐。

①點「下光明穴」：用雙手中指指甲點住外踝尖上方五寸，小腿外側的「下光明穴」，先點刺九～三十六次，再向內外各點揉九～三十六次；換向時配息同前，仍呼「嘻」音（圖128）。

②點「風池穴」：雙手捧氣自身前上舉，至頸轉向後髮際內枕骨凹下處的「風池穴」，用雙手中指指甲點刺九～三十六次，配調息同前；再向內、外點揉九～十八次（圖129）。

③點「瞳子髎穴」：雙手自腦後轉向面旁，向前轉腕，中指對向外眼角下，用中指指甲點住目外眦旁五分的「瞳子髎穴」，點刺九～三十六次，再向內、外點揉九～三十六次，配調息同前（圖130）。

④點「臨池穴」：平視直對瞳孔上方，經「陽白穴」直上前髮際、入髮際五分處，雙手上移至該穴，仍以中指指甲點刺，內、外點揉各九～三十六次，調息同前（圖131）。

### 4. 過渡動

①向前伸展雙腿成「直腿坐」。

②雙足尖前伸，繃腳面，鼻息。
③雙足跟前伸，蹬足跟，鼻息。
④雙足同時內轉、外轉，鼻息。
⑤雙足同時內環繞、外環繞，鼻息。
⑥重複②～⑤動三～九遍。
⑦直腿坐，弓背低頭，雙手攀足底，以口吐氣，直身抬頭觀天，雙手回至大腿面並移向大腿根部，內轉腕使虎口向腹部置於腿根，吸氣；重複約三～九遍。

## 五、辨、順膀胱經導引法

《靈樞・寒熱病》篇曰：「足太陽有通項入於腦者，正數目本，名曰眼系。」膀胱經行至腰部入腹後聯絡腎臟，經路末端又與足少陰腎經相接，且腎與膀胱相為臟腑表裡，主木之化源輸津液，還與膽經頭上穴「頭臨泣」相連。因上述特點，足太陽膀胱經雖非治眼主經，但與眼也有直接關係，在經路上對症調節眼病的穴點也較其他經路為多。該經對目病、頭痛、項強等症亦有調正治療作用。

### 1.式子導引

預備姿：跪坐（參圖60）。
①雙手自大腿而上，經身前上舉，至腹部相握，並邊上舉邊互搓至熱（圖132）。至眼部

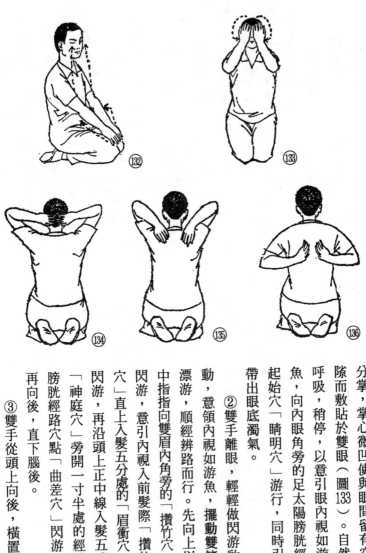

⑬²

⑬³

⑬⁴

⑬⁵

⑬⁶

分掌，掌心微凹使與眼間留有空隙而敷貼於雙眼（圖133）。自然呼吸，稍停，以意引眼內視如游魚，向內眼角旁的足太陽膀胱經起始穴「睛明穴」游行，同時引帶出眼底濁氣。

②雙手離眼，輕輕做閃游啟動，意領內視如游魚，擺動雙鰭漂游，順經辨路而行。先向上以中指指向雙眉內角旁的「攢竹穴」閃游，意引內視入前髮際「攢竹穴」直上入髮五分處的「眉衝穴」閃游，再沿頭上正中線入髮五分「神庭穴」旁開一寸半處的經路膀胱經路穴點「曲差穴」閃游，再向後，直下腦後。

③雙手從頭上向後，橫置於

腦後，在後髮際正中直上二寸半的「腦後穴」再旁開一寸三分處的「玉枕穴」點上閃游，下推濁氣「玉枕穴」也可通過食指點「風池穴」，中指自然在「風池穴」（參圖129）內上方認點取穴（圖134）。

④雙手繼續下至頸椎、胸椎旁開一寸半的左右兩條經路線，在第二胸椎棘突下旁開一寸半處有一雙穴名「風門穴」閃游，推排濁氣（圖135）。

⑤雙手沿後頸經身前分向身側，從兩旁向後背指向第五胸椎棘突下旁開一寸半處的「心俞穴」閃游，向下椎排濁氣（圖136）。

⑥擺到第九胸椎棘突下旁開一寸半左右處的「肝俞穴」閃游，換息，推排濁氣下行，經腎俞，閃游，直下經骶骨後孔的上、次、中、下髎穴。

⑦後跪起，再雙臂下擺，意順經路經臀下橫紋中央的「承扶穴」，下擺經大、小腿後側後膕窩紋中央的「委中穴」、小腿肚後的「承山穴」，下到「飛揚穴」閃游，換息，推排濁氣。

⑧跪下，臀落於後踵上，擺下到外踝後的踝尖與跟腱聯線中點處的「崑崙穴」閃游，推排濁氣。

⑨經外踝下緣下五分「申脈穴」，再經足側跖骨外側的「京骨穴」、「束骨穴」、「通谷穴」到本經的末穴、足小趾外側距外甲角一分許的「至陰穴」閃游，推排濁氣出經，同時可以口鼻或僅以鼻呼氣，吐（或默念）「吹」音。

⑩閃游啟動，自「至陰穴」引帶清氣入經，雙手擺鰭，意與內視循經行，游經足外側，至外踝與跟骨間的「崑崙穴」閃游，引清直上七寸，在「飛揚穴」閃游，補息；跪起，雙鰭擺游經小腿後側「承山穴」、膕窩正中「委中穴」、大腿後側臀下「承扶穴」，重新跪坐於足踵上，雙鰭上擺，內視隨之如游魚，上經骶骨後孔、「下髎穴」、「中髎穴」、「次髎穴」、「上髎穴」，繼續引清氣上行到第二腰椎棘突下旁開一寸半處的「腎俞穴」，閃游，補息；引清氣上行至第九胸椎棘突下旁開一寸半處的「肝俞穴」，閃游，補息；引清上行到第五胸椎棘突下旁開一寸半處的「心俞穴」，閃游，補息；雙鰭經身側在胸前交叉上擺，經肩上指向第二胸椎棘突下旁開一寸半處的「風門穴」，閃游，補息；引清上行到腦後，雙鰭經面前回到頭側，雙手橫置腦後，引清氣到後髮際直上二寸半再旁開一寸三分處的「玉枕穴」閃游，補息；經上頭正中線旁開一寸半的膀胱經路。進入前髮際正中五分再旁開一寸半處的「曲差穴」，閃游，在靠中線一寸、與眉內角直上入髮際五分處的「眉衝穴」閃游；下內眉角「攢竹穴」閃游；在內眼角旁的「睛明穴」納清氣入經，連目系入眼；重新將雙手貼敷於雙眼上，稍停；意納清氣如水，內視雙眼如游魚，魚水相得，滋潤而圓活，怡愉無比。

重複①～⑩動，約返於經路上辨順三～九遍，直至熟悉經路，順行無阻，便可逐漸減少閃游次數；待能順理經路，意念、動作與內視、調息協調配合，即可進入下一部分。

**2.意順經路**

接上部分。基本體姿為跪坐，雙手貼敷於眼部，但接下去不用雙鰭擺游和跪起、跪坐體姿變化，而只是保持預備式體姿，以意念導引與呼吸導引為主。

①意念與內視、呼吸自然配合，順經路引內視如游魚順經而下，出眼至「睛明穴」；上眉內角「攢竹穴」；入前髮際五分上之「眉衝穴」；再向旁一寸經「曲差穴」，沿頭正中線再旁開一寸半的膀胱經路至後髮際內直上二寸半再旁開一寸三分的「玉枕穴」，下至第二胸椎棘突下再旁開一寸半的「風門穴」，繼而下第五胸椎突下再旁開一寸半處的雙「心俞穴」，至第九胸椎棘突下再旁開一寸半處的「肝俞穴」，下第二腰椎棘突下再旁開一寸半處的「腎俞穴」，經臀後及、大小腿後側到外踝尖與跟腱中點上七寸的「飛揚穴」，到外踝與跟間的「昆侖穴」，經足側，排濁出膀胱經末穴「至陰穴」，同時呼氣用口鼻或鼻吐或默念「吹」音。

②換領清氣，配合調息，以意引清氣自「至陰穴」入經。自末穴向始穴逆經路上行，每到以下各俞穴，可配息調，補推清氣沿經上行順理之，內視如游魚游擺，經足側到足外踝與足跟間的「昆侖穴」，直上七寸到「飛揚穴」，經「承山穴」、「委中穴」以及臀部的「風市穴」、「環跳穴」到腰部凹下位、第二腰椎棘突下旁開一寸半處的「腎俞穴」；上第九胸椎棘突下旁開一寸半處的「肝俞穴」，再上至第五胸椎棘突下旁開一寸半處的「心俞穴」，繼而上第二胸椎棘突下旁開一寸半處的「風門穴」，經後頸游入後髮際直上二寸半的「玉枕穴」，再經頭上到頭前的「曲差穴」，向正中左右各靠近、直對雙眉內角入髮際五分處的「眉衝穴」，下前額至雙眉內角的「攢竹穴」，再下游至眼內眦旁的「睛明穴」，引帶清氣

連目系入眼，重新將雙手掌輕敷於眼部，此時無須再搓手至熱，待氣血流順於經路後，掌心自有氣感產生，如熱、麻、漲等，即使一時無反應，堅持練下去，自有所得。

如此意順膀胱經路往返，共約三～九遍，直到意、氣、息相攜順行於已熟悉的經路上，可將體姿從跪坐改為自然盤坐，緩緩向一側移動重心，曲一腿前盤，再移動重心使另腿亦曲盤於前，成自然盤坐。

### 3.點膀胱經增視經穴

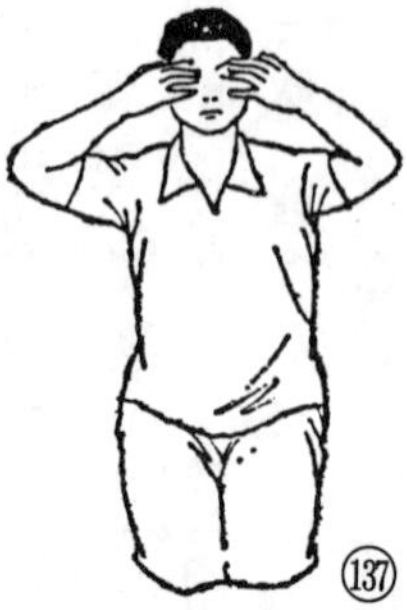
⑬⑦

①同點「睛明」、「攢竹」二穴：雙手從敷眼掌心對眼位順面頰同時下移，掌心順鼻側下移到雙唇角旁，彎曲中指、食指，用兩手中指指甲點按住內眼角旁的「睛明穴」，同時用食指指甲點按住雙眉內角處的「攢竹穴」，點準雙穴後，雙手中、食指甲點刺九～三十六次，然後再內、外點揉九～三十六次。內轉時鼻吸，外轉時口（或鼻）呼，點刺時鼻息漸次練得深長（圖137）。

②循點膀胱經頭上雙線俞穴，從前髮際到「玉枕穴」。雙手十指在中、食指點完「睛明穴」、「攢竹穴」以後，順勢沿膀胱經經路向上按擦成縱線排列入前髮際，入髮後中、食指及拇指向頭上後方移動，使在頭部膀胱經線上各指間距約一寸（同身寸）豎行排開，注意抬肘，五指指甲同時點刺經路上各穴，在距頭正中線兩旁一寸半處的兩條線上邊點刺邊向腦後移動，直到雙手食指指甲點住入後髮際二寸半、距頭正中一寸三分的兩個「玉枕穴」，便在

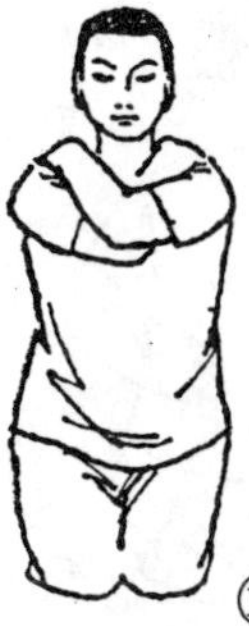
⑬⑧

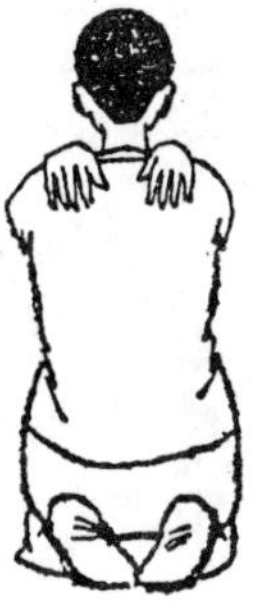
⑬⑨

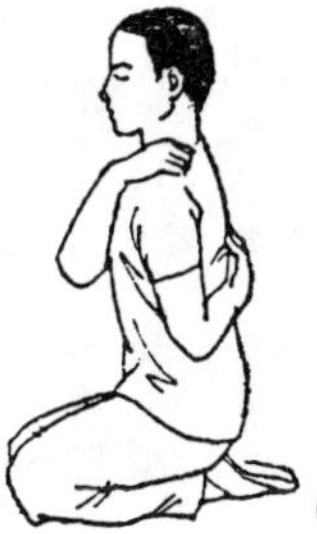
⑭⓪

原處五指不再移動地點刺九～三十六次，配以深長的鼻氣，再內、外點揉各九～三十六次，外揉時可以口或鼻呼氣，吐音同前。

③同點「風門」、「心俞」：點此二穴，宜衣著單薄些，可根據個人情況選用下面兩種姿勢之一：

一是雙側同點，即雙臂盡量抬起環抱、交叉，雙手自肩上各向異側肩後、背上伸去，並用雙手中指指甲點住第二胸椎棘突下旁開一寸半處的「風門穴」（相當於背後肩胛骨上端角平行位略下一點、距脊椎一寸半處），先點刺而後內、外點揉各九～三十六次，以鼻調息，外揉時可配吐「吹」音（圖138、139），然後再後背雙手用中指點「心俞穴」；二是兩穴同點，即以右臂向另側肩後探伸，盡量抬肘充分引伸下移至後背，用中指點住第五胸椎棘突下旁開一寸半處的「心俞穴」（在背後肩胛骨內緣的中間略上部位的水平線上距脊椎約一寸半處），同時用食指點住第二胸椎棘突下左側旁開一寸半處的「風門穴」，二穴同時刺之後，內、外各點揉九～三十六次（圖140），之後再交換左臂點揉，配息同上。

初練時，為找準穴位，可由兩人互助尋點，但在熟悉穴位後，仍以自己習點而不依靠別人為好。倘借此將背後脊椎的分列如由上而下的頸椎及棘突、胸椎、腰椎、尾椎等弄清，則可既學些知識，又便於找準穴位。

④點膀胱經上「肝俞」、「腎俞」：曲肘，雙手臂自兩側腰部伸向後腰、背部，掌心向背，拇指朝下，用無名指指甲點住第九胸椎棘突下旁開一寸半的「肝俞穴」，然後再下移到後腰正中凹下部（與前面腹臍相對）第二腰椎旁開一寸半處的「腎俞穴」，用雙手中指點刺兩穴九～三十六次，內、外點揉九～三十六次。另一法是兩穴同時點，即雙手十指充分分開，用無名指點住「肝俞穴」，同時用食指點住腰部「腎俞穴」，一起做點刺及點揉手法，可節約時間（圖141）。

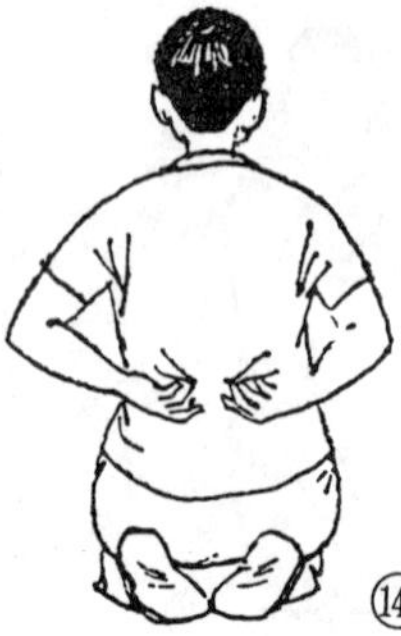

141

至此，如單練辨順五經，可做收式：雙手放回大腿面上，然後側起經頭上掌心相對，由身前邊吐「嘻」音邊順面部、胸部緩緩下至腹部，仍對掌，變掌指向下，再變掌心對腹，調順三焦；引氣歸元，收於腹內丹田，睜目緩起。

如欲接練「通五經」，便保持自然盤坐體姿，接練下節而不做收式。

## 第四節　通五經功法

### ——循經導引之三——

通五經功法的特點是：在辨順五經的基礎上轉入外靜內動，進而步入相對的內外俱靜之境；其重點放在「調息」、「引氣」，貫通五經。

《道藏・玄風慶會錄》曰：「氣全則生，氣亡則死，氣盛則壯，氣衰則老。」該功開始仍以意引息，漸至形神得寧，進而通調氣息，通調之際，去息之滯，如《抱朴子內篇・釋滯》所言「常令入多出少，以鴻毛著鼻口之上，吐氣而鴻毛不動為候也。漸習轉增心數久久，至千數閉息，則老者更少，日還一日矣。」當然，呼吸吐納若練至上述狀態，自是功成。但上乘也不是以此為標準，這只是描述呼吸之形勻細、控制自如。

還有一種論「胎息」狀也可供參考，曰：「真玄真牝，自呼自吸，似春沼魚，如百蟲蟄……不濁不清，非口非鼻，無去無入，返本還原……」此指丹田呼吸狀，呼吸深長，氣沈丹田（「丹田」指臍下內處），口鼻只是呼吸出入通道，而丹田是呼吸之氣出入樞機、本原，能聚真氣於丹田，胎息也。

息調氣全，氣全則生，正氣益然，病邪逐盡，令氣息通達五經及經穴，通心經以血養目，通肝平陰陽養血明目，通腎運腎水滋肝潤目，腎水足，目益明，膽與心、肝、腎和合聯通，通膽氣貫上下使目光明，再調膀胱上頭下足貫全身，氣息相隨，意導通經，遇要穴盤旋其中，精氣灌注，輸營和己，正氣暢於經，集真氣於目，可治病強身。

習練通五經功法，形體無變化，只一個盤坐不動體姿，而內動卻逐漸增強。由於只以意念及呼吸導引調動氣血通行游弋於五經內，而各經意導初時仍以經路始末穴為經氣出入門戶，但卻漸漸在通經基礎上以「目」為聯繫中心，接目之所需、腦之所用，運集真氣，聯絡溝通，如形成全身的一個有力的集經正氣網。

正氣存內且益壯，邪不可干，又由於意引始終保持魚水相依相隨之境，精、氣、神合而為一，可漸次練進一種如魚悠游於水，又如渺渺無物，無我無他，勿忘勿助，維持中和，自然有種新的境界，如《金匱要略》所云：「……五臟元真通暢人即安和」，「下遣形體有衰，病則無由入其腠理。」再加上注意去除環境中外因的致病因素，即外制病邪之機，內扶正氣之體，練功扶正却邪，沒有不奏效之理，除非練功不得法或練不進去。

習練通五經功法應該注意：

①選靜處入坐，心平氣和，不使受干擾。

②座上有墊褥，不使涼氣下侵入內；如坐通風處，要避當頭風、過堂風。

③應有學過辨三經和順五經功法的基礎。倘不循序而進，會因不熟悉經穴而受阻。

預備姿：以自然盤坐為基本體姿。雙手交迭，拇指相叉，虎口相交，掌心向小腹（男左掌在內，女右掌在內）置於大腿上，閉目，內視掌心，照向臍下小腹內。

### 1. 通心經

①以鼻緩慢、輕柔而充分地吸進清氣、內視隨意如游魚，自雙手小指甲內下側之「少衝穴」隨導進之清氣循心經沿內掌小指一側向上，至小指掌側腕上橫紋凹下部的「神門穴」。初練者如氣息短，可在此以鼻調整，自然補息，意引游魚正反環游於該穴約四～十六圈，如在水潭之中，氣息均隨意行，調息可在意引穴潭內環游之時，以鼻補之。初練時若閉息不慣，可於向外環游時鼻呼，爾後補吸，終至閉息（以下氣息調整同此，均略）。

②內視隨意念自「神門穴」繼續向上游行至上一寸半的「通里穴」，仍意引游魚入穴潭，正反環游約四～十六圈。

③沿心經經路意引內視如游魚慢游直上雙側腋窩的「極泉穴」，內視、氣、息隨之。

④（接③）入內，自兩側上行至肺入「心繫」（心之連繫組織的通稱），再向上分挾食道上行，連「目系」（眼球的連繫組織）引氣入目，閉息，雙眼如魚得水，自由進出目系數遍。

⑤閉息之後，恢復自然呼吸，意引帶出眼底濁氣；沿原路線順經下行，經食道兩側下至心系，出「極泉穴」，沿大、小臂內側經路下行，初練者可配口呼濁氣，待練熟後再只用鼻息，同時默念「呵」音，行至「通里」，「神門」兩穴不再逗留，直排濁氣出小指內甲側「少衝穴」。

⑥重複①～⑤內容約三～五遍後，以意導內視，氣息如魚循經游行，可在排濁時生意引

魚游遠去入海天之間、混沌之中，漸漸地從鼻息沈細而不再加息導，聽其自然，意念亦似有似無。

⑦仍以極微的意、息稍加攏住游魚循經行，體查氣血隨游魚在自己體內心經路上來去，直至暢通經路上，自然來去，不加誘導亦不離經，任其自然運行三～五遍。以下引氣下小腹，再由小腹丹田下足連肝經，即可連接下節。

**2.通肝經**

①意循肝經經路，意攜內視，氣息相隨，以鼻吸清氣導入雙足大趾內甲角旁的起始穴「大敦穴」，再沿肝經路線上行。

②（接①）經足背，在經穴「行間穴」（大趾、二趾縫間）如入水澤，在穴澤裡正反各環游約四～十六圈，配以鼻息緩外吸進清氣，再引意氣上行。

③（接②）上游至「行間穴」上方一寸半處的「太衝穴」，再入穴澤內外各環游四～十六圈，調息補吸。

④（接③）再沿經上行，經足內踝前一寸、小腿、大腿內側，環生殖器上小腹，循經攜內視如游魚，氣、息相隨上至乳下六肋間的「期門穴」，引清入內，閉息片刻，再調息補吸清氣，清氣使目滋潤微動。

⑤聯絡膽，再向上通過橫膈，分佈於脇肋部，沿喉後，上入鼻咽接「目系」，還向上出前額與督脈會合於頭頂。

⑥氣隨意行，目如游魚，意想擺動雙鰭閃游，反覆出入目系數遍後引帶出眼內濁氣，循原經路經喉後、脇肋回到「期門穴」，意念閃游，同時邊下游邊以鼻緩呼濁氣，充分以意引帶肝經濁氣，逆經而下，經原路下小腹，環生殖器，下大腿及膝內側、小腿內側，經足內踝前一寸、足背，便不再在「太衝」、「行間」二穴環游，而直下大趾旁，排濁氣出「大敦穴」；同時以鼻配呼默念「噓」音。

⑦重複①～⑥內容，循經至目、腦，來回約三～五遍，逐漸調息深細，爭取順經時減少補吸，而以意順通經路，氣息隨之運行無阻。

⑧稍用意、息導引，攏住氣血沿經而行，調息漸漸入多出少，順經時可不補吸，閉息漸長，鼻呼鼻吸，若有若無，直至自覺，氣息自然，循經不離，約三～五遍（或視個人具體情況而定）。

⑨再返回做通心經①內容，但只往返一遍，然後做連通肝經⑧內容一遍。再排濁至足「大敦穴」後，由「大敦穴」連足底腎經，即接下節。

### 3. 通腎經

①鼻吸微微，內視如魚，腎經屬水，魚水不分，相依相隨，於雙足底部的「湧泉穴」溶而爲一，引帶地陰清氣，在穴上環游吸足，沿經而上，意想游魚閃動啟行，氣隨意行。

②上行游經足內側粗降下，出足底，再向上沿足內踝，由踝前上方向踝後下方環繞之經線環游至內踝尖下與跟骨結節內側前上部的凹陷處，入「水泉穴」，在「水泉穴」中以意引

內視攜氣血內、外環游各約四～十六圈，同時以鼻輕輕調息，補吸清氣。

③再沿經前行，意導內視至內踝尖直下方一寸處與「水泉穴」平行的「照海穴」，依前在穴澤中內、外各環游四～十六圈，調息補吸。

④環內踝上行循經路沿小腿內側、大腿內後側，經股部內後緣上行至臀後尾骶處的「長強穴」，順脊椎上行入裡至腎，聯膀胱。

⑤自腎上行，經肝、橫膈入肺、上至目系，使腎水上供於目，腎水足目明，入目後閉息，稍停片刻，以清氣入內引內氣推動目活如水潤魚。

⑥意想內視如魚閃游，進出目系數遍，再自眼內引帶出濁氣之後由原經路下行，自內沿脊椎推出「長強穴」，以鼻調息呼濁氣逐排濁氣下腎經，不再在「照海」、「水泉」、「湧泉」等穴停留，直排濁出經入地；鼻呼默念「吹」音。

⑦重複①～⑥內容，往返通腎經意導三～五遍，直至氣血隨意通暢，循腎經而行。

⑧只用微微意、氣攏住內視、氣、血不離經，逐漸地進入似有意似無意、似存息似無息境界，體查氣血沿己身腎經運行，自然隨之內視亦似存而非存，如此數次循行，覺腎經經路清晰貫通。

⑨再重複通心經、通肝經、通腎經各一遍之後，接下節（由通腎排濁後的足底意連膽經）。

**4.通膽經**

①以鼻息配合意導，自足四趾趾甲外角側下端的本經末穴「竅陰穴」引清氣入經，內視如游魚，沿經逆行向上，經足跗至外踝前。

②再上小腿外踝尖直上至五寸處，在「下光明穴」（入穴澤，內外環游各約四～十六圈，以鼻調息，補吸清氣。

③沿經繼續上行，經膝外上側、大腿的「風市穴」（位於直立雙手自然下垂中指盡處）、臀部外側凹陷處的「環跳穴」，沿臂部外側上臍兩側的「帶脈穴」，經身側、腋窩下的經路上肩部高處「肩井穴」，上頸後枕枕骨下、大筋外側凹陷處的「風池穴」入穴澤，內、外環游各四～十六圈，補吸清氣。

④直上後頭部至前頭部正對瞳孔兩條線，「自風池穴」至前頭部入前髮際五分處有治療頭痛、目眩、眼病的數穴，游行至這兩側經路上應減緩運行速度，使氣血隨意念充分打通這一路穴點。

⑤出前髮際下到雙眉中央直上一寸處的「陽白穴」，入穴澤內、外環游四～十六圈，調息補吸。

⑥重上入前髮際直對目外眦的經路至耳後到耳尖直上方入髮際一寸半的「率谷穴」，下至耳前上方、重上旁髮跡內再下耳前下方的「聽會穴」（耳前與耳屏切跡平行處），上眼外眦旁的「瞳子髎穴」，入穴澤內後，邊補清氣邊內、外環游約四～六圈，引清氣入眼，閉息，使內氣令眼滋潤活動如魚水相融。

⑦意想魚鰭閃動以意領氣攜內視如魚出入目系數遍，然後逐排並引帶出眼內濁氣，依前意氣相隨，引推濁氣沿經而下，循原經下行，但不再停留於經穴上環游，經耳前、旁髮際內、耳前上、耳尖上、耳後，回到前額的「陽白穴」，再向後直下「風池穴」，經肩上下腋下、身側、腹側、臀側、大腿側、小腿側，經「光明穴」、外踝前、足背，排濁出四趾甲外下側的膽經末穴「竅陰穴」，同時以鼻配合意念輕呼並默念「嘻」音。

⑧重複①～⑦內容，以意導往返經路，使氣血、內視均能隨意而清晰地暢通於膽經經路上，約行三～五遍，漸減意導、息導。

⑨微微以意、息攏住氣血，內視循行於經路內不偏離，但體查己身內膽經之氣血運行是否通暢，但勿過多用意，任其自然運行數遍。

⑩重複通心經、通肝經、通腎經、通膽經各往返一遍，然後於排濁後自「竅陰穴」接連足下膀胱經末穴。

## 5.通膀胱經

①內視、氣、息隨意同步而行，意想如魚鰭閃動，引帶清氣自足小趾外甲側下角約一分許的「至陰穴」入膀胱經。

②內視如游魚，循經路逆上，經足側緩游慢行，頻補清氣，以鼻調息，再經外足踝前下方、下緣下、踝後，自跟腱與外踝尖聯線中點向上七寸到「飛揚穴」入穴澤，內、外環游，同時以鼻調息，補吸清氣。

③（接上）游行，沿經路經小腿後正中的「承山穴」膝後膕窩的「委中穴」，自此及與該穴平行的膕窩外端兩筋間的「委陽穴」成兩線向上，在大腿後交叉兩線徑上脊椎兩側各旁開一寸半與三寸處，在近脊一寸半線路、後腰正中的雙側「腎俞穴」上入穴，內、外環游各四～十六圈，同時調息，補吸清氣。

④出穴後，上行到第九胸椎脊突下旁開一寸半處的「肝俞穴」入穴，內、外環游四～十六圈，同時調息，補吸清氣。

⑤（接上）至第五胸椎棘突下旁開一寸半處的「心俞穴」入穴澤內，內、外環游各四～十六圈，補吸清氣。

⑥再上經第二胸椎棘突下旁開一寸半處的「風門穴」入穴澤，內、外環游各四～十六圈；同時調息補吸清氣（補淸在此穴宜量較大，且同時可交換逐排出循經攜附的濁氣）。

⑦再上頸椎第七棘突下的「大椎穴」，由此上後髮際，在入髮二寸旁開一寸三分處的「玉枕穴」游入穴澤內，內、外環游四～十六圈，同時補吸清氣。

⑧沿頭後、頭上、頭前經路到前髮際與雙眉內角直對入髮五分的「眉衝穴」上，游入穴澤，內、外環游各四～十六圈，並補吸清氣。

⑨下眉內端凹陷處的「攢竹穴」入穴潭，內、外環游四～十六圈，並補吸清氣。

⑩又下眼內眦旁開半寸處的「睛明穴」入穴澤，內、外環游四～十六圈，納清氣入眼。

⑪閉息，引清氣撫眼，使之滋潤如魚在水少許時，意想如魚閃游，以意領氣攜目如魚出

入目系數遍，再引帶出眼內濁氣循經逐排。

⑫意引游魚循經逐排濁氣，沿原經路下行（路經各穴不再停留環游），先經雙眼內角旁的「睛明穴」，再上雙眉內角的「攢竹穴」，入髮前際五分處直對「攢竹穴」的「眉衝穴」，沿此線向後漫游，再經頭後入後髮際二寸旁開一寸三分處的「玉枕穴」，此時，一條經後頸下「大椎穴」，沿脊椎旁開一寸半的雙側線路直下股後，經骶骨旁下至膕窩橫紋外端的「委陽穴」；另一條經後頸從耳後直下脊椎旁開三寸的線路至膕窩後正中的「委中穴」；至此，兩路匯成雙側一線順兩小腿中線到「承山穴」及其旁下方的「飛揚穴」，直下足外踝後與跟腱聯線中點的「崑崙穴」，沿足跗旁側緩行到足小趾外甲角旁一分許的「至陰穴」，盡排濁氣出經，鼻呼配合，默念「吹」字。

⑬重複①～⑫內容三～五遍，以意，息導通經路游，漸漸減少意導、息導。

⑭僅以微微意、息攏氣沿膀胱經運行數遍，體查己身氣血沿經而行的情景，任其自然，漸入膀胱經路清晰、暢通，意、息似有似無之境界。

⑮引氣至小腹後不再循膀胱，而是接做通心經、通肝經、通腎經、通膽經，並接通膀胱經內容各一遍，但在引進清氣循經入眼時，不在各經上述應入環游穴點環游，而是運用內氣點，通該穴，使諸經暢通，五經連行。

收功式：連通五經後，最後在膀胱經「睛明穴」入目後，運內氣撫點眼內各組織，使眼內含氣，眼球微動，再引內視下小腹內，以內氣充丹田，覆掌迭手，掌心對小腹、眼內、丹田內氣充實且通達於五經，運氣自如，閉息無念，隨個體情況自定時間長短，然後收功，雙手自小腹落於身側，再從兩側升起，引氣環身上頭，經身前，掌心相對，緩緩落下。體查雙掌心落下時內氣自掌心相對交流，落至小腹，掌指轉向下，掌心仍相對，然後再掌心對腹，使元氣歸府。初練者再微睜目撫雙腿，點「委中穴」、「承山穴」，然後起立，進入日常活動。

＊　　＊　　＊

本章辨、順、通五經應按順序習練，待熟練後確能辨、順、通五經，使可直接運、集內氣通五經而不必經過辨、順階段。功夫到，可體現為辨、順自然結合通經，不僅辨識有關眼的五條要經及有關經穴，而且，初步練成了運、集內氣，培植正氣，集髮內氣的功夫。當然，這也只是為練治病強身的氣功奠定扎實的基礎，切不可操之過急，或去追求特異，而要苦練方可入門。

此外，當練到一定程度，也可以各種靜功體姿結合動功演練。但要注意不使夾生或主次不分，仍要以通經為主。

# 第三章

# 魚戲增視健腦臥功

# 第一節 引言

「臥」，即躺（或半躺）在床、墊或地上。在人的一生中，「臥」約占去三分之一乃至更多的時間。除了必須的八小時躺下睡眠以恢復大腦及全身消耗掉的能量以外，休息、生病甚至有些人看書讀報、看電視節目也要躺著或半躺著，其他如談心、治病、鍛鍊等活動利用臥姿的時候也不少。雖說人是一種直立動物，但不少人在臥姿時會產生一些非臥姿狀態下的清醒思考，甚至發明。據國際上一些科學家研究，人在臥姿時，大腦思考問題更易發揮作用，其所以宜於考慮問題的條理化、清晰、分辨明確，據分析主要是由於人平時處於直立狀態，腦之供血、供氧不如臥時充分。說到臥姿鍛鍊，它也不是單純性的休息，而是清醒狀態下的自我調節，是平衡全身特別是大腦的積極活動。我國古人曾留傳下來許多這方面的記載，在氣功（古吐納、導引術）中則有《性命圭旨全書》、《老老恒言》等以及各家練功著述，其中不乏有關「臥功」、「睡功」的論述。

臥姿鍛鍊有其獨特的一面。它解脫了小腦在直立時的不小負擔，使大腦思維更宜集中，使全身更加放鬆。當然，它替代不了人用其他體姿所能做的一切。但它的積極作用卻會因人們的不斷認識而得到重視。

「魚戲增視健腦臥功」即在總結古今中外衆多經驗的基礎上，結合現代體療、醫療等理論，發揮魚戲象形動的特點而創編的一套功法。該功法動靜結合，採用臥式象形協同動作及以逆腹式呼吸為主的調息法，進一步調整腎經經氣，疏通心經、肝經經氣，對以腎陰不足、肝膽二氣失調、心火與腎水不濟等導致眼病、神衰、大腦功能失調、體虛等症均有療效。每天鍛鍊兩次；每次二十～三十分鐘，一般學練一個月左右即可收到補腎、明目、健腦的效果。

「臥功」動作應舒展，如水中魚動，較易掌握。至於動作次數及各節應用，可根據個體情況選擇。練靜功時只需練吐納或配點穴。單練某節則力求對症（但起功、收功要穩）。初學者亦可利用站、坐等體姿復習動作、吐納及內視法，以做輔助。本功還可以與初級功、二步功穿插習練。練功時間以睡前和起床前較宜。此外，最好穿薄襪，以利點穴。

## 第二節　「臥功」功法

### 一、臥功基本體姿

①仰臥：全身放鬆。首先雙手置於身側，併雙腿；然後雙手手背朝上，上下相迭置於小腹上，同時雙腳亦上下相迭，下足足趾對上足足心（圖１）。該體姿為臥式靜功及每一式動功之間均要使用的基本體姿。

②曲膝仰臥：同仰臥，但雙膝曲起，大腿小腿均與地面約成四十五度，全腳掌著墊（圖

2）。

③側臥：全身轉向一側（左或右），雙腳自然向下伸直，膝鬆略屈，雙足併迭，上面的手掌心朝下，置於上腿髖關節處，下面的手掌心朝上，曲臂肘置於頭旁的床墊或地面上（圖3）。

④俯臥：翻身向下，背朝上，雙腿足面朝下自然下伸，雙臂曲肘環抱，置頭面下，頭轉向一側枕於雙臂上（圖4）。

⑤支腕俯臥：同俯臥，但雙臂曲肘掌心朝下支於身側，頭部離墊轉向一側（圖5）。

⑥膝肘臥：自俯臥支肘位用雙手支撐抬起上體及腹部成曲膝脆起，再邊向後移臀邊曲雙肘，使雙肘後移，小臂及雙手掌伏於地面或床墊上，肘部盡量向膝部靠，臀部盡量後移，可坐於小腿上，頭部離墊轉向一側（圖6）。

## 二、預備動

預備動可分為兩部分，即「吐納」（息調）與「點穴」，兩部分均貫穿於整套「臥功」中，每一式動功都要用其起功、收功。

本套功法的吐納以近於「逆腹式呼吸」的息調方法為主。未練過「初級功」或其他氣功吐納者，則應先採用「順腹式」息調方法，待基本掌握後，再運用「息調逆腹式呼吸」。而「息調相息」則是在這兩種方法的基礎上進一步提高吐納功力，更好地使意、息、氣相結合

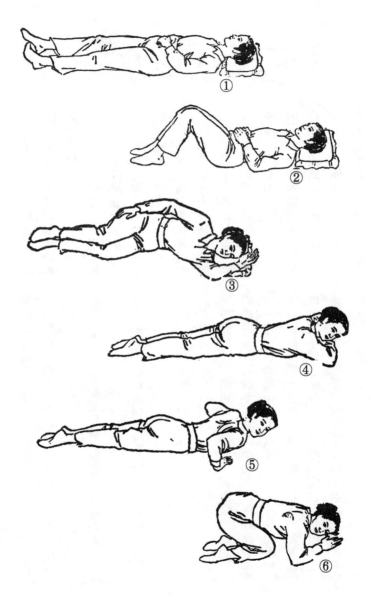

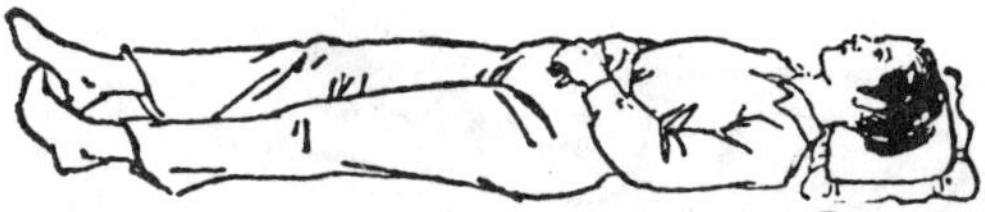

①

②

③

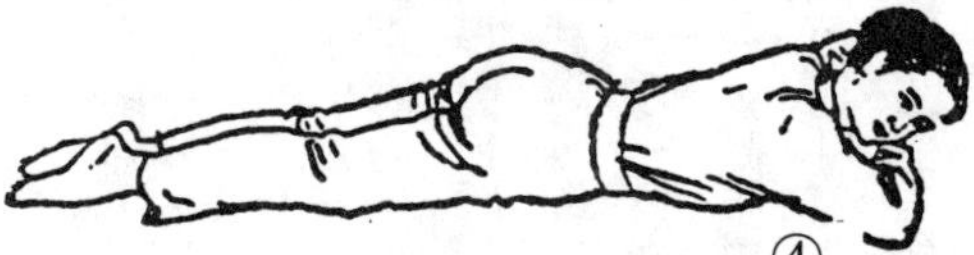

④

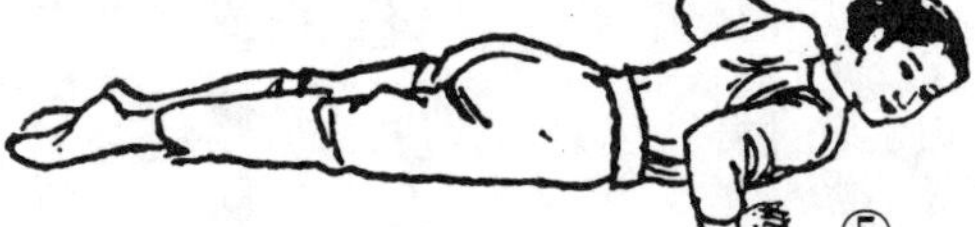

⑤

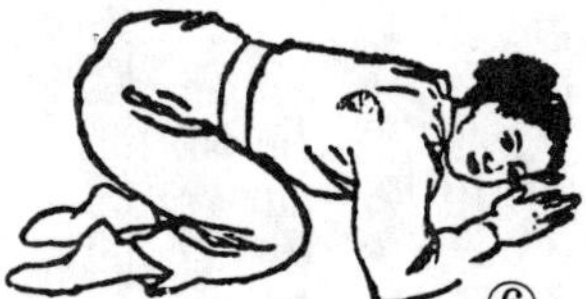

⑥

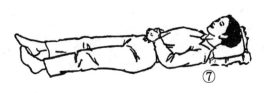

⑦

的調息方法。吐納功鍛鍊的質量與基礎是否堅實與全套臥功直接有關。初練時，「息調相息」為靜功或點穴時較適宜的調息方法，待掌握熟練後，自可隨時應用。

「點穴」幾節，以「推活湧泉」為主。練時可根據個體情況全練或選練。

**㈠臥式息調吐納功**

《金丹問答》曰：「呼則出心與肺，吸則入腎與肝。呼則接天根，吸則接地根。」

一、息調順腹式呼吸

本法適於未經吐納初級功的鍛鍊者。

氣息出入於口、鼻，一般用鼻吸口呼，也可口鼻併用，利用腹部的凹凸以及全身的協調動作加以意念的誘導，經鍛鍊使呼吸逐漸加大容量並經意導而控制得柔和、細長。每一息（一呼一吸為息）中，以呼為主，呼長而吸稍短，呼氣時收腹使之凹下（圖7），微張口，或以口鼻同呼。以下每呼氣均可配吐或默念腎音「吹」字（也可只呼氣不吐音），同時內視雙掌心相迭下的小腹，使之隨呼出的氣息而緩緩凹下，然後自然輕閉雙唇，舌抵上顎，不去用力吸氣，而是注意小腹慢慢恢復正常。

此法初練時不可追求腹部起伏幅度過大，而要隨練功進展，逐漸體查。

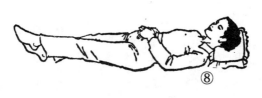

⑧

一息為一遍，每次約行九遍或更多，至最後一遍時，用意將體內濁氣隨凹腹導至足底「湧泉穴」排出體外。

經久鍛鍊，息調成自然、柔順、細長，即接練下部分。

二、息調逆腹式呼吸

一般在已掌握順腹式呼吸之後再練此法，但亦可根據個人接受能力選練。原則是不出現息長而有阻或憋悶，不可強練，仍應注意呼氣配以自然吸氣，呼氣時邊呼邊凸腹（圖8），推擠橫膈上升，逐排出體內濁氣，可微張口也可只用鼻呼，配吐音同上；然後自然吸氣體查雙掌下的小腹慢慢恢復正常。隨鍛鍊進展呼氣是漸大而凸腹幅度亦漸大。但始練時不應過分追求。一息為一遍，約行九遍。至最後一遍仍意引濁氣下足底排出。這種調息法可使氣室及橫膈肌伸縮上下範圍更大，促使清濁二氣更充分地交換，增大呼吸量、控制力，而且加強了胸腹內臟器的鍛鍊。

三、息調「息相」

《勿藥元詮》曰：「調息有四相，呼吸有聲者，風也，守風則散；雖無聲而鼻中澀滯者，喘也，守喘則結；不聲不滯而往來有形者，氣也，守氣則勞；不聲不滯出入綿綿，若存若亡，神氣相依，是息相也。息調則心定，真氣往來，自能奪天地造化，息息歸根，命之蒂也。」

在前面兩項順、逆呼吸的基礎上，隨著鍛鍊深入，漸至息調綿綿、悠緩而細勻、可試調真息（指意念調節呼吸），如鼓橐籥（古代冶煉鼓風用的器具），呼如地氣升，吸如天氣降，呼吸與天地同，漸以息調推動先天、後天之氣運轉自如，溝通全身，氣息出入頭面、身前內外、臍腹之間，無不可為氣息門戶，推動全身氣血運行循環不已，亦即神念於息漸至無聲無形，似存非存，息定而能守神，不再集念於息，精神意識活動相對靜止。至此，息調不澀不滑，心神依之。

「相息修煉」，適於基本動後靜臥時，而上兩種調息方法則於動中應用為宜。

㈡點穴

一、頂點湧泉引入海

體姿平臥（參圖1）。兩足相迭，以下腳足大趾甲對準上面腳足心「湧泉穴」，不移動位置。上、下足相對用力，以下足大趾頂點「湧泉穴」，意引腎水上升，匯入丹田氣海。左、右足交換各做九次為一遍，重複遍數根據需要而定，同時可配用右手繞臍腹順時針按撫小腹，用左手拇指、中指從雙內眉角沿眼眶向外、下方分別擦按至下眼眶鼻側（圖9、10）。每一遍九次。與頂點「湧泉」相配合，先配自然呼吸，待動作熟練後可配順、逆腹式呼吸。

二、推活湧泉循髮邊

體姿平臥。兩足相迭。下面腳的足大趾仍對準「湧泉穴」，但固定不動；上面的腳足心自後向前推擦到「湧泉穴」。每擦九次為一遍。左右換做，根據需要確定遍數，動功間可左

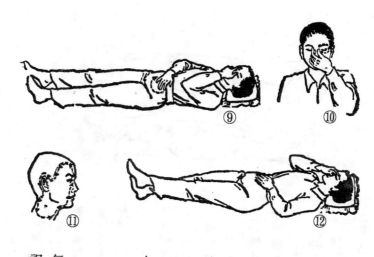

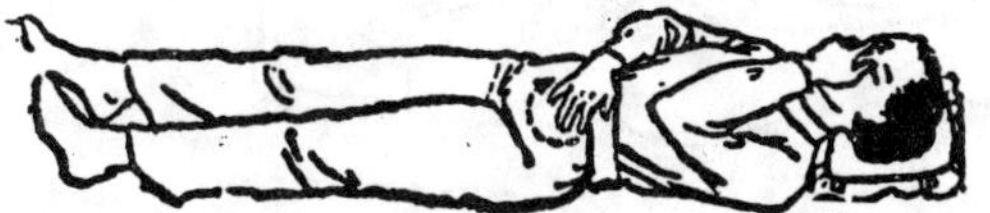

⑨

⑩

⑪

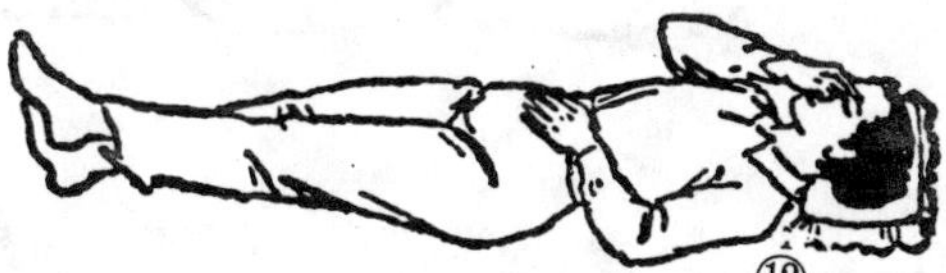

⑫

右各做一遍；同時雙手上頭面，以兩手中指自前額兩眉正中向上再循前髮際分向兩側經耳前、耳上至耳後沿髮際按擦，再順後額經前頸順鼻側重上至兩眉中（圖11、12），亦為九次一遍。換上下足做時，雙手動按擦同前。當配合動功時，遍數隨動功要求。點穴後，雙手仍回到小腹上相迭。

腎為氣之根。點調腎經始穴，引腎水上下調正全身，清目醒腦。

「息調」要求同上動。

以上兩動，做動功時可任選其一。但下面「動功十二式」則以「推活湧泉」敘述功法。

## 三、基本動十二式

基本動十二式以逆腹式呼吸為主（吸氣收腹，呼氣凸腹）。以下各動均以意領魚游動，意動目到，內視緊隨，再配以調息。

**第一動：伸展游**

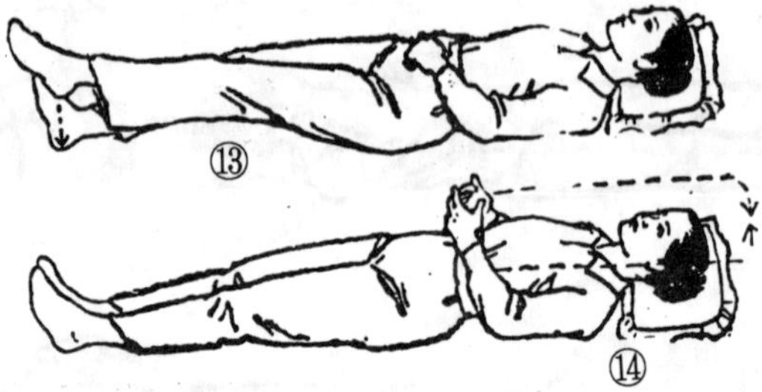

⑬ ⑭

①平放雙手於小腹，翻掌朝上，上足亦落下，手自身前向上（圖13、圖14）。

②雙手經面部至頭上相迭。兩大臂要靠近兩側耳部，上肢充分伸展，掌心向上，十指交叉於頭上。同時上體微微離開床墊，下肢微曲膝，雙足踵支墊，力求上體向上伸展開，同時自然輕緩吸氣、收腹（圖15）。

③繼續用逆腹式調息，吸氣凹腹，同時雙手分開上舉，抬頭目視雙手（待動作熟練後閉目做，用內視）。此時肩背離墊，上體以頭與臂為支點，下肢微曲雙膝，以腳跟稍下滑為支點，雙腿離墊；雙手在頭上做閃游（圖16）。

④全身放鬆，肩、背、腿均落於墊上，頭部恢復正直；並配合緩吐「吹」音，慢慢凸腹；同時雙手自身側向下緩落，繼續呼氣（圖17）。

⑤雙臂經身側繼續下落，同時緩慢凸腹呼出濁氣（圖18）；雙手復歸於小腹，恢復仰臥姿（同圖1）。

反覆①～⑤動四～十六遍，最後一遍接做推活湧泉，雙目如游魚，內視「湧泉穴」隨之上下動，左右各八～十六次。

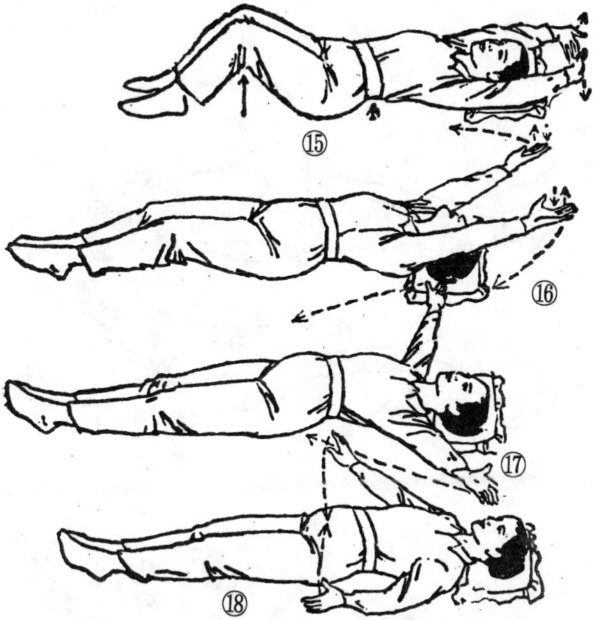


**第二動：開展游**

①仰臥。雙手臂自小腹向兩旁展開側舉，肘、腕、指各關節鬆圓，同時輕緩吸氣收腹（圖19）。

②雙臂經身體兩側斜上舉，抬頭目視對手，並以頭部、臀部為支點，抬起肩、背使之離墊；下肢曲膝，以腳後跟為支點，抬起雙腿使之離墊。繼續輕緩吸氣收腹，使小腹盡量貼向後腰正中凹下處的「命門穴」，吸足清氣使之充溢，以利於充分排擠出濁氣（圖20）。

③雙手在斜上舉部位做閃游後，經頭部、面部、身前向下緩落，掌心朝下；同時緩吐「吹」音，慢慢凸腹，盡排體內濁氣（圖21）。

④雙腿同時抬起，緩緩上升，

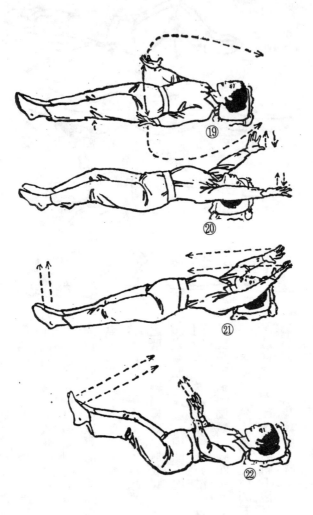

⑲

⑳

㉑

㉒

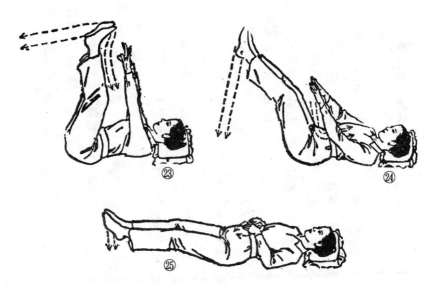

㉓

㉔

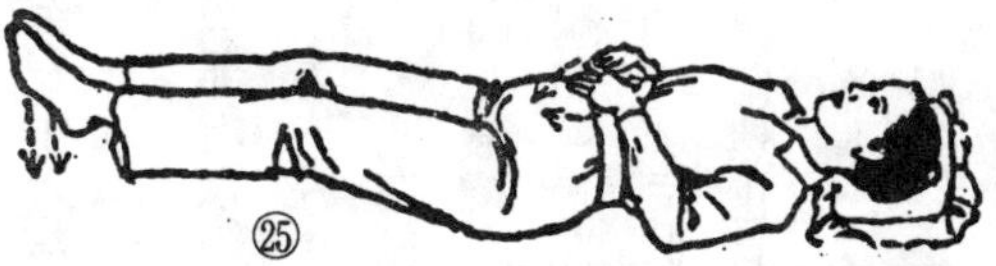

㉕

與下落的雙手逐漸接近，手、足、眼均向上，繼續吐「吹」音，凸腹（圖22）。

⑤繼續緩排濁氣，雙腿抬至與地面成直角。自然呼吸，雙手十指尖對足尖，引意氣向大趾內甲角旁肝經起始穴「大敦穴」（圖23）

⑥緩落雙腿，對手掌循肝經路線上引意氣（圖24）。

⑦雙腿落至接近地面，雙手循經上行到乳下脇間的肝經末穴「期門穴」（圖25）。

⑧雙手落至小腹，相迭於臍下，恢復預備姿（同圖1）。

重複①～⑧，四～十六遍。最後一遍平臥，接做推活湧泉左右各八～十六次，同時目如游魚，內視隨之上下游動。

**第三動：環展游**

①仰臥。輕吸氣收腹（同圖1），雙手臂向左側上方舉起，肘、腕、指各關節鬆圓。抬

頭，目視左上方的雙手。此時肩、背微離墊，脊椎向右移成左側彎，抬頭左上舉成伸展姿。繼續吸氣凹腹（圖26）。

②雙手閃游啟動，雙目隨動而視，頭亦隨轉，手臂自左上方經頭上向右上方環繞（圖27），再向下經身前右下方（圖28）至左下方環繞（圖29），繼續向上，回至左上方向（同圖26），繼續緩吸凹腹。

③肩、背落於墊上，脊椎及頭部均恢復自然正直，同時吐「吹」音緩緩凸腹。

④繼續吐氣凸腹，雙臂自左上方向左下方，經胸腹繞至右上方，同時肩、背微離墊，脊椎向左移，抬頭目視右上方的雙手，成右側彎體姿（圖30）。

⑤閃游啟動（以下參看自左向右環繞一週動作圖），雙目隨動而視，頭亦隨轉，雙手臂自右上方、頭上，經左上方（同圖26），左下方（同圖29），經右下方（同圖28），再經身前環繞一週，回至右上方（同圖30），同時輕緩吸氣凸腹。

⑥肩、背落墊，脊椎及頭恢復自然正直，緩吐「吹」音凸腹。

⑦雙手臂經右上方向下，經身前繞至左上方，同時輕緩吸氣收腹（同圖26）。

重複①～⑦動作四～十六遍，最後一遍恢復仰臥姿（圖31），接做推活湧泉，目隨意動，左右可各增至十六～三十二次。息調同動功，呼腎音「吹」字。亦可接靜功，意導前三動，調息。

**第四動：起伏游**

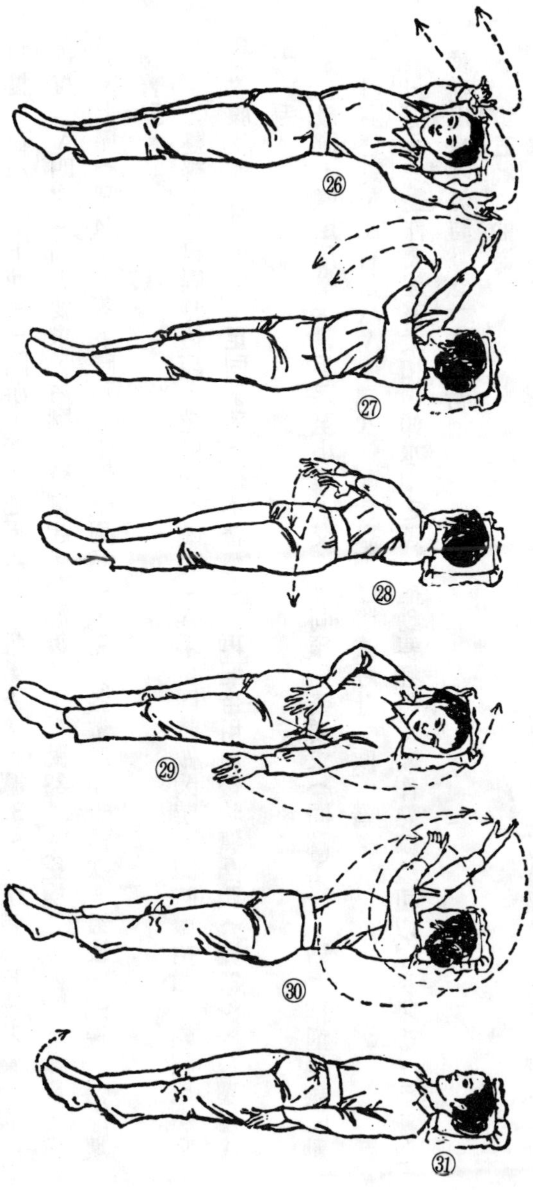
㉖
㉗
㉘
㉙
㉚
㉛

此動亦可採用自然呼吸。

①單擺：左腿直（但膝不僵），繃腳面，柔和緩慢地向上抬起，左臂隨之上擺，配吸氣凹腹，在左手落下前做一閃游，連續速擺兩次，輕柔下落（圖32）。配自然口輕吐氣凸腹，重複二～四次。同上要求，右腳右臂擺起，閃游後落下（圖33）。重複二～四次。兩腿、臂交換上擺（圖34），落下時不沾床墊（圖35），左右各做四～十六次。最後一遍後，落下雙腳著墊。

②雙擺：手足同時抬起，繃腳面（圖36）。手足同時做閃游，同時微抬頭，輕輕用鼻吸氣收腹。頭著墊，至手足同下落（但不著墊），再配合用口緩吐氣凸腹（圖37）。反覆四～十六遍。

最後，雙足落墊，雙手落至小腹上交迭，同預備姿要求（同圖1），做「推活湧泉」動，目隨意動，左右各八～十六次。配合息調逆腹式呼吐「吹」音。

提示：動作要連貫柔和，如水中之魚；擺動要輕穩；動作熟練後可以以鼻呼吸，逐漸過渡到用鼻呼氣時默念「吹」音。

**第五動：曲游**

①仰臥。單曲腿、臂，開始時曲左膝左肘，首先上提，配合用鼻輕吸氣收腹（圖38）；然後同蹬車狀，向下曲左腿後擺，落下，輕呼氣凸腹，左手隨腿擺。

②換另側腿、臂，向上提，吸氣；向下曲擺，呼氣（圖39）。

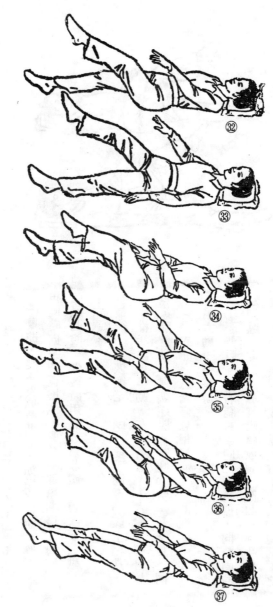

㉜

㉝

㉞

㉟

㊱

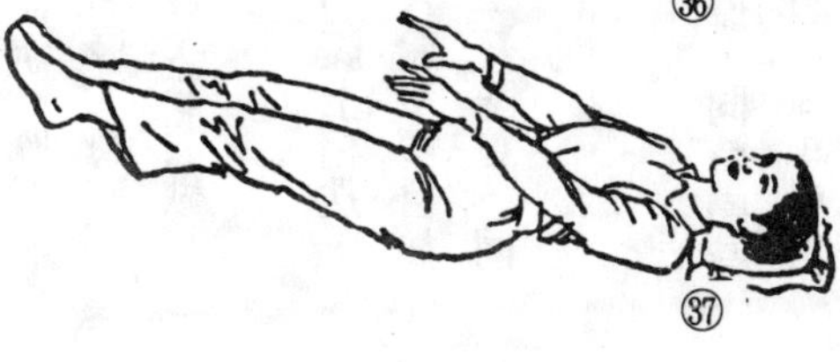

㊲

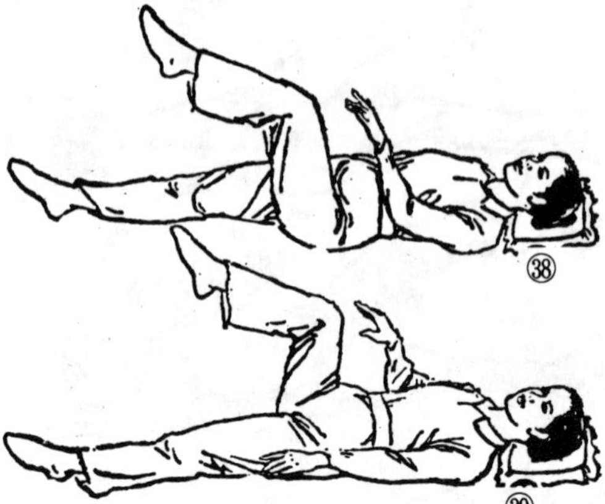

㊳ ㊴

③交叉單曲：兩腿兩臂交替，曲擺（圖40），下落時不著墊，成環繞狀連貫曲擺，自然如蹬車，用鼻配合呼吸（圖41）。左右各四～十六遍。

⑤雙曲，腿、臂同時曲擺，如鱔之曲游（圖42）；再同時向下曲擺展開（圖43）連續曲展。每向下配吐氣凸腹，恢復時用鼻吸氣收腹。每次雙曲做八～十六遍。

最後一遍恢復至平臥，雙手回至小腹上相迭，接做「推活湧泉」動，左右各八～十六遍。雙目如游魚，隨意動。息調逆腹式呼吐「吹」音凸腹（同圖1），或配合息調修息相息。

**第六動：側擺游**

①平側臥。抬右腿右手向左側轉擺，同時轉身向左側臥，配以用鼻輕吸氣收腹（圖44）。手做微閃游，然後緩慢轉身成仰臥，右手臂及右腿隨腰之轉動擺回，落下，同時緩吐「吹」音，漸凸小腹，至完全正臥時恢復自然呼吸。

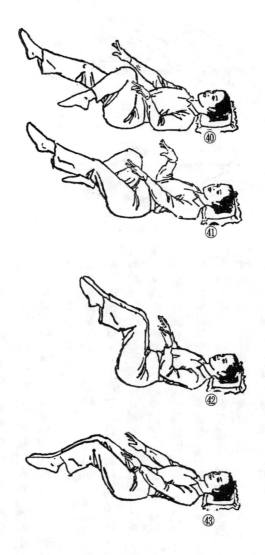

㊵

㊶

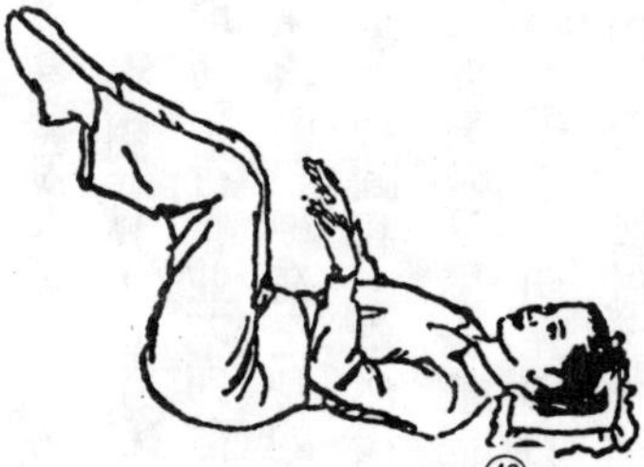
㊷

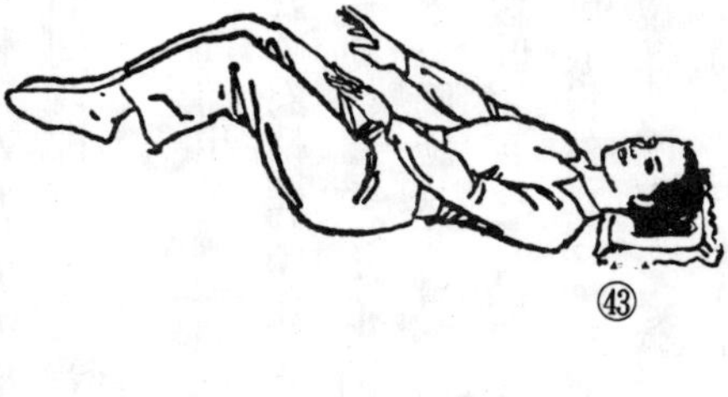
㊸

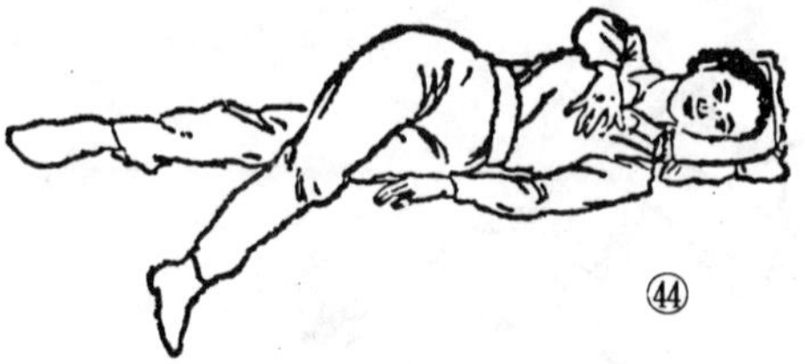

㊹

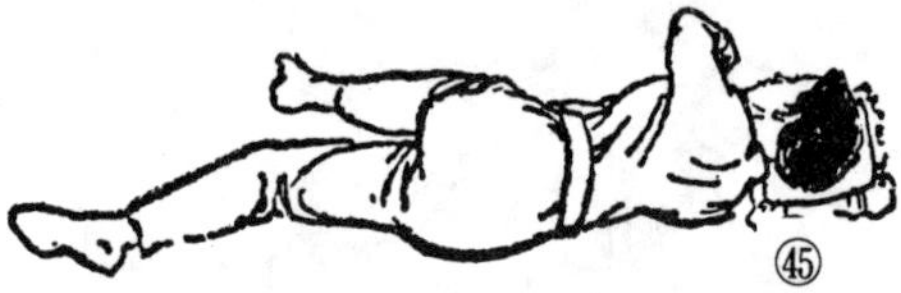

㊺

②舉左側腿及手向右轉體擺動，配合鼻吸收腹（圖45）。左手做一閃游後，緩慢向左轉回腰及上體，左手及腿亦隨之擺回。在擺回同時配吐「吹」音凸腹，直至恢復自然正臥。

③舉雙腿及雙臂向左側擺，同時用鼻輕吸氣收腹。身體繼續左轉，但手和腿以肩胯為軸控制住始終保持與地面平行，並不即隨身體轉動（圖46）；做閃游後，繼續向左，在全身的控制下，雙腿及左臂輕落於左側墊上（圖47）；然後一邊緩吐「吹」音凸腹，一邊抬起雙臂及腿隨身體向右轉動成自然正臥。接著做向右轉體擺游。向左向右各反覆二～四次，最後一次恢復預備姿。接做「推活湧泉」動。左右各八～三十二次，配合調逆腹式呼式吸息調修息相息。

**第七動：單側游**

①側臥位（同圖3）。可先向左側臥，左腿向下伸展（膝仍微屈）。右腿曲膝於左腿上。左臂先曲肘置於左側頭下，右手放在右腿側的髖關節處，閉目。

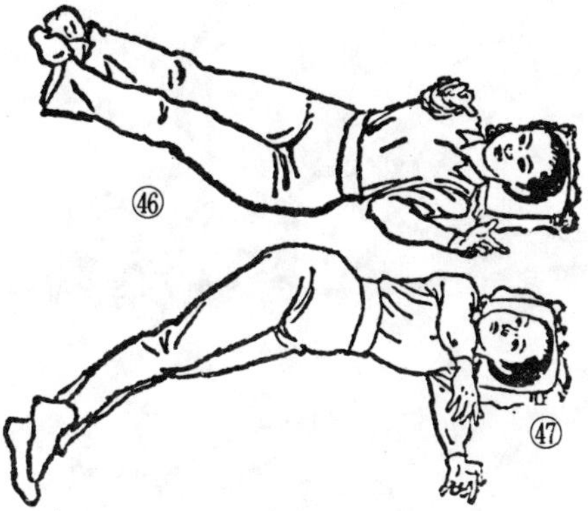
㊻　㊼

②開始輕緩吸氣，收腹。引腎水內視隨意動，在收腹的同時，上面的右手臂、右腿輕緩地上抬，頭隨之微抬並轉向右上方，下枕左臂之小臂亦隨之從身前向下環繞再指向右上方，目隨右手上視（圖48）。

③隨後兩手臂如魚鰭閃擺，輕吐氣，並緩凸小腹，上擺的右臂、左小臂與右腿同時緩緩落下，恢復原位。

重複做右臥單側閃游，左、右側各做四～十六次（先轉體成側平臥，再轉向右側）。

提示：轉體及換另側時，動作要緩慢連貫，意如水中游魚，翻轉輕擺嬉戲。完成以上動作後，恢復平臥位，雙手回到小腹上相迭，做「推活湧泉」，雙目隨之意動，左右各八～十六次，配逆腹式呼吸吐「吹」音凸腹，或息調修息相息。

**第八動：側收展游**

①自平臥位轉身向左，成左側臥位。左手置頭左側，低頭團身。同時曲右腿，使大腿盡量靠近胸部。左腿自然向下伸展放鬆。右手盡量向右後方伸展。左手臂此

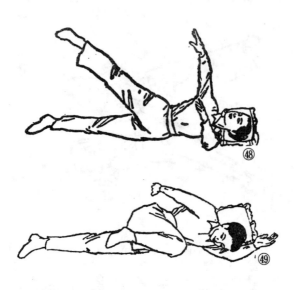

㊽

㊾

時則向左上方伸展，配合用鼻輕緩吸氣收腹（圖49）。

②上曲的右腿緩緩向右後下方伸展，同時右臂自右後方以肩為軸向前向頭上伸展，而左手則與右手相反，自左上方向左下方伸展。同時，抬頭後仰，目視上伸之右手（圖50）。

③全身配合做輕柔的閃游動，同時用口輕吐「吹」音凸腹呼出濁氣。

重複①～③四～八遍。最後恢復平臥。

④由平臥轉身向右側。重複①～③（但左右交換，參圖49、50）。最後恢復預備姿，將雙手相迭置於小腹上，做「推活湧泉」。目如游魚，內視隨之。配以逆腹式調息或相息，次數同前。

提示：動作要協調，收展均要充分，同時配合以較前幾節更深長的呼吸。

**第九動：團曲游**

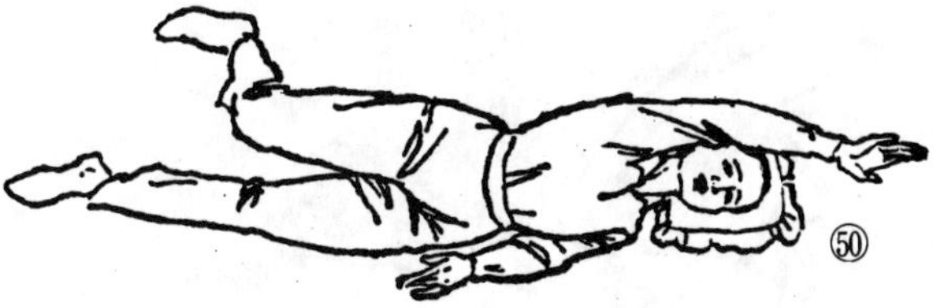

㊿

①仰臥位。緩舉雙腿與地面成五十度（約），同時雙手從小腹上上舉（圖51）。

②雙腿繼續上舉與地面成九十度，同時雙手繼續上舉至頭頂（圖52）。

③曲雙腿，同時雙臂自頭上分向兩旁側伸（圖53）。雙腿繼續向胸前緊收，同時雙臂自雙側向下划弧線環繞至胸前重迭抱住雙膝，使雙腿緊靠前胸。此時頭部離枕低頭，配合輕輕用鼻吸氣收腹（圖54）。

④放鬆雙臂向上伸開，同時配輕吐「吹」音凸腹，雙腿同時緩緩向上方伸直，頭部緩落枕上（圖55）。

⑤雙手向上向後繼續伸至頭上方（姿勢同圖52）。重複①～④四～八遍。最後一遍雙腿雙臂自團曲姿勢伸展下落（圖56）。然後做「推活湧泉」，目隨意動。左右各做八～十六遍。配吐息調逆腹式，漸以鼻呼吸式配相息。

**第十動：背擺游**

此動基本體姿為曲膝仰臥。

①雙腿曲：雙足跟盡量靠近臀部，雙手先置於小腹上，全身放鬆（圖57）。

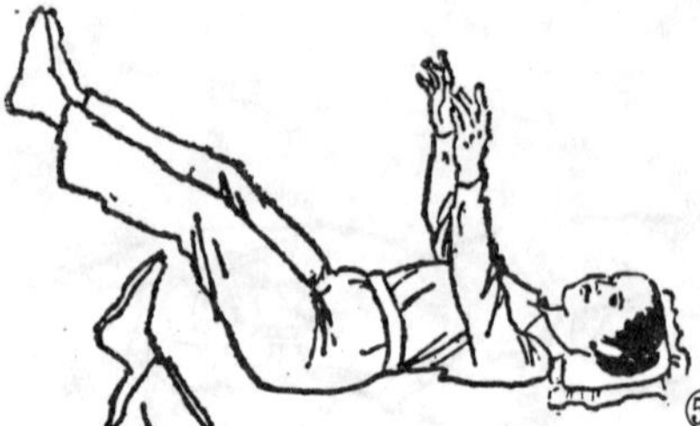

(51)

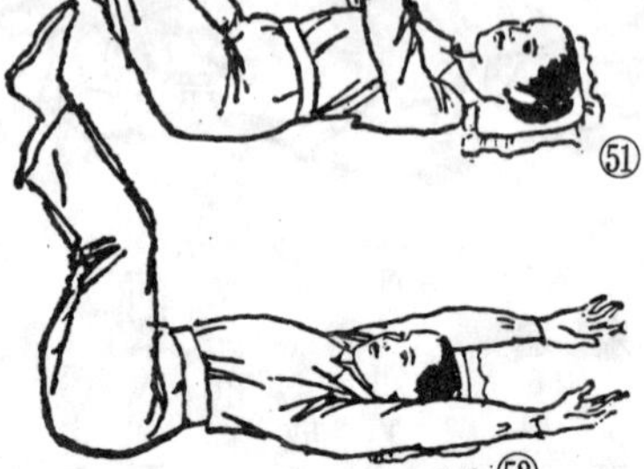

(52)

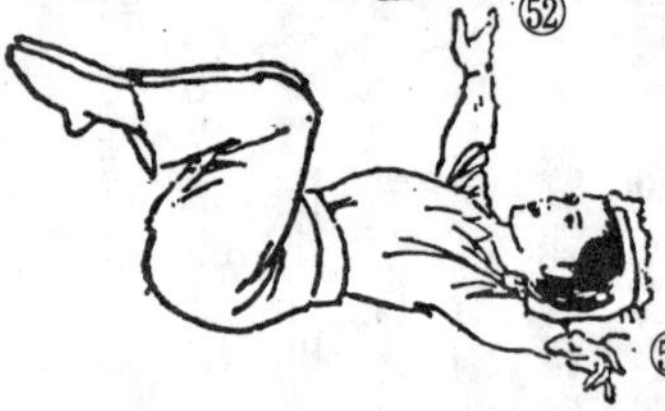

(53)

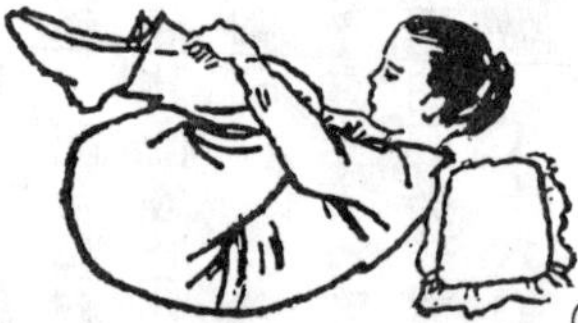

(54)

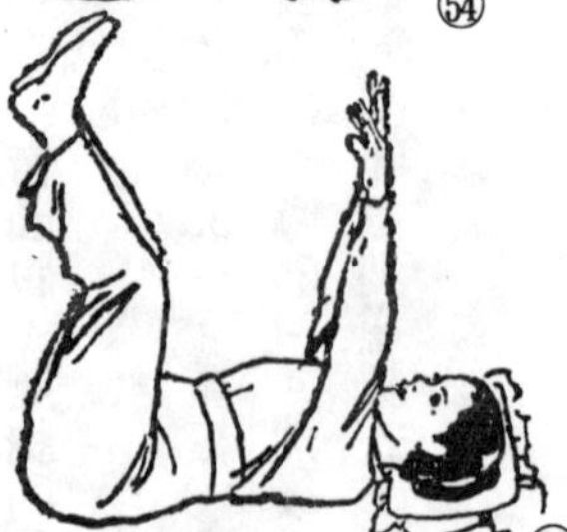

(55)

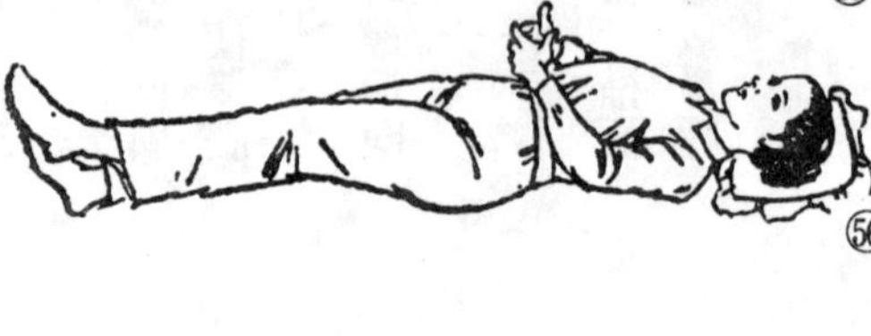

(56)

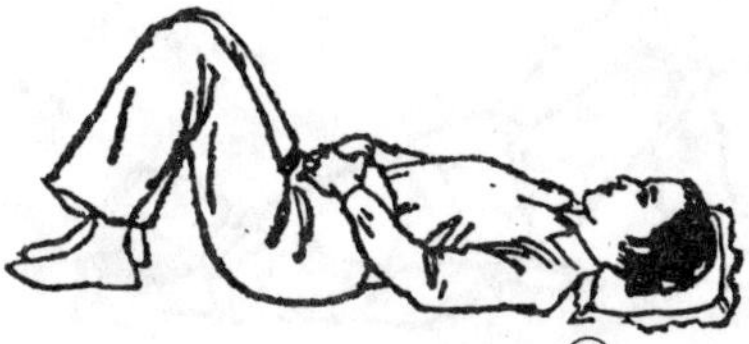

57

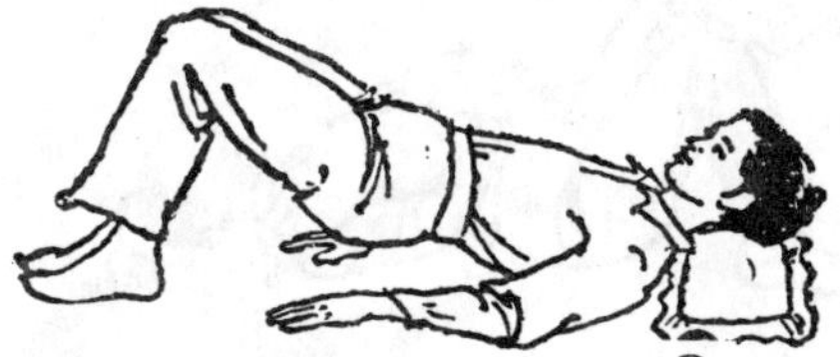

58

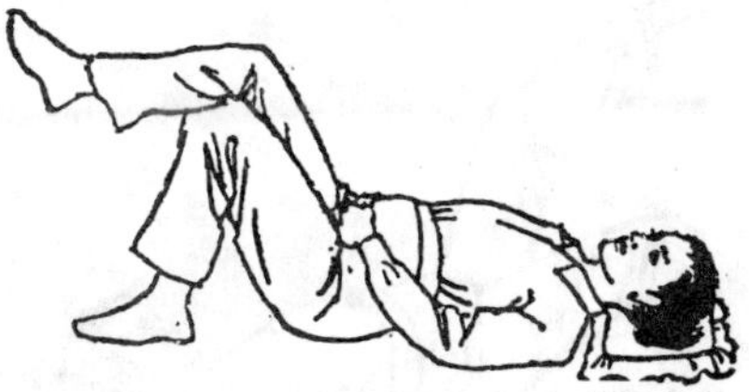

59

②臀上擺：（接①）雙肘內靠手腕支撐在雙側腰胯下，輕輕用鼻吸氣，收腹（圖58）。

③慢慢放下臀部於床墊上，雙手隨之鬆開，落在身側，同時雙肘微微外移，並隨之輕輕用口吐氣凸腹。重複二～四遍。

④將一腿架於另一腿上，支腿抬臀用鼻輕吸氣，收腹，同時雙小臂向外展，再向臀下相對擺動，閃游，繼續吸氣收腹（圖59）。

⑤雙手至臀下後，閃游，連續速擺兩次，再分開擺向身側（圖60），臀部緩緩下落，配合以輕緩口吐「吹」音呼氣凸腹，同時雙臂在腹上交叉游擺（圖61）

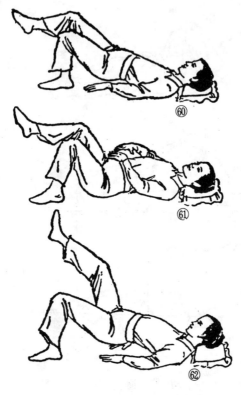

⑥⓪

⑥①

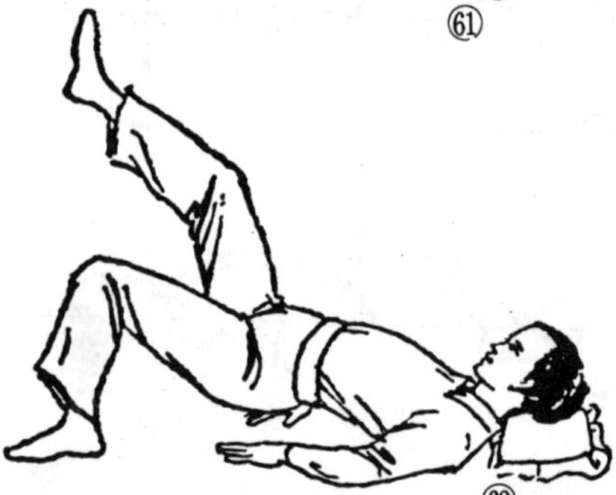

⑥②

。重複④、⑤二～四遍。

再換腿架支做④、⑤，重複二～四遍，最後放下架支的腿。

⑥做完⑤最後一遍成曲膝臥，雙手置於小腹上，恢復基本體姿（同圖57），然後抬臂，伸起一腿向上高舉，同時雙手從小腹經身側至臀下擺動閃游，緩緩吸氣收腹（圖62）。

⑦閃游後成架支腿，雙手經身側上繞至臍上，雙手交叉擺游，同時呼氣凸腹（同圖61）。重複二～四遍。換腿做⑥、⑦，要求同上。最後一遍，雙腿下展，雙

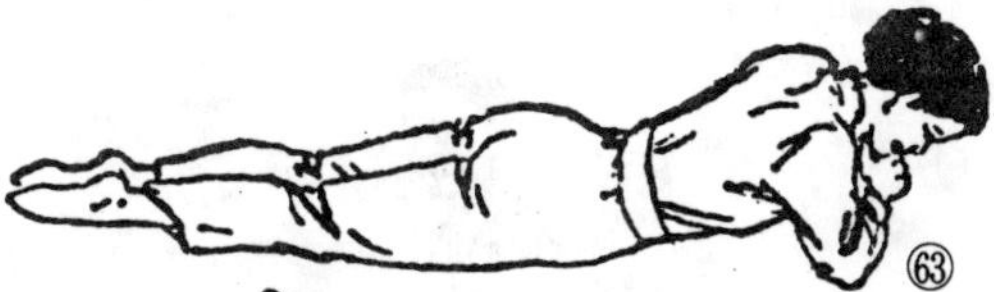

⑥③

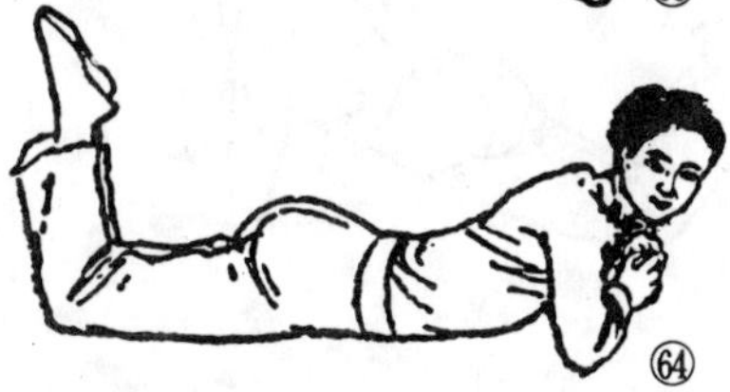

⑥④

手落於小腹上，成仰臥基本體姿（同圖1）。做「推活湧泉」，配「相息」。

**第十一動：俯仰後曲游**

預備姿為俯臥位（參圖4）。

①頭部緩緩抬起，輕輕以鼻吸氣，同時收腹；雙肘向內靠，小臂抬起，雙手食指背相迭靠唇下，拇指肚並排在頦下，如抱拳狀，以肘支撐，抵住下頦（圖63）。

②（接①）邊繼續以鼻吸氣收腹邊向左後轉頭後顧，目視足底，同時落下小臂著墊，意引內視經凹下的小腹下至緩慢曲膝後抬起的雙足心「湧泉穴」（圖64）。

③（接②）邊緩緩地轉頭回原位，邊輕輕地吐氣凸小腹，同時緩落後舉的雙腿至墊上，雙手依然如抱拳狀支住下頦（同圖63）。

④重複②、③；但做②時頭向右後顧。

⑤做②、③各四～八遍，最後一遍兩肘外移交迭於頭下，恢復俯臥基本體姿。

⑥雙手自頭下向腰兩旁滑動曲肘，掌心朝下，以腕支撐

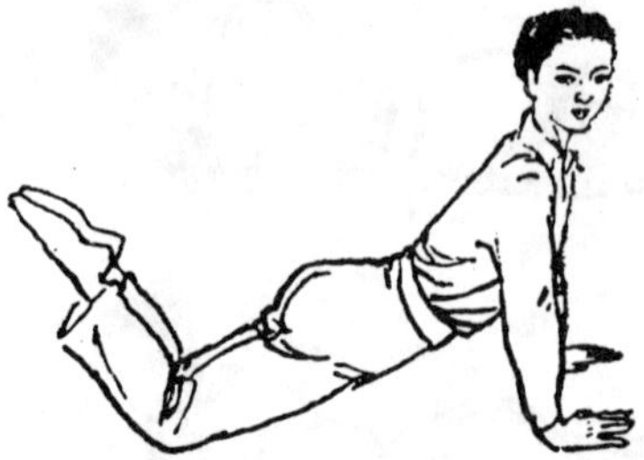

65

，成支腕俯臥基本體姿（參圖5）。

⑦邊逐漸撐起上體並頭向左後顧雙足，邊輕輕用鼻吸氣收腹，同時下肢以膝為支點後舉雙小腿，直到臀部離墊抬起，雙臂伸直（圖65）。

⑧緩緩放下雙腿落墊，意引內視經凹下的小腹下至足心「湧泉穴」；同時邊轉回頭正視，邊曲肘吐氣凸腹，直至上體落至墊上，仍成俯臥預備姿，但頭向右側轉。

⑨重複⑦、⑧，恢復俯臥基本體姿（參圖4），但頭向右側，唯⑦動轉頭向右後顧。⑧動恢後⑥動體姿時，頭向左側（參圖5）。

⑩反覆做⑦、⑧、⑨動，左右後顧各四～八遍，最後一遍後雙臂仍置頭下，頭向左轉枕於相迭的手背上，恢復俯臥基本體姿（參圖4），雙足相迭，用上足足趾上下移動，抵擦下面腳的足心，接做「推活湧泉」左右各八～十六遍，配息調逆腹式呼吸。

**第十二動：弓背起伏游**

預備姿為俯臥基本體姿（參圖4）。

①起伏：從俯臥體位起，將頭面下相迭的雙手分放在雙肩兩

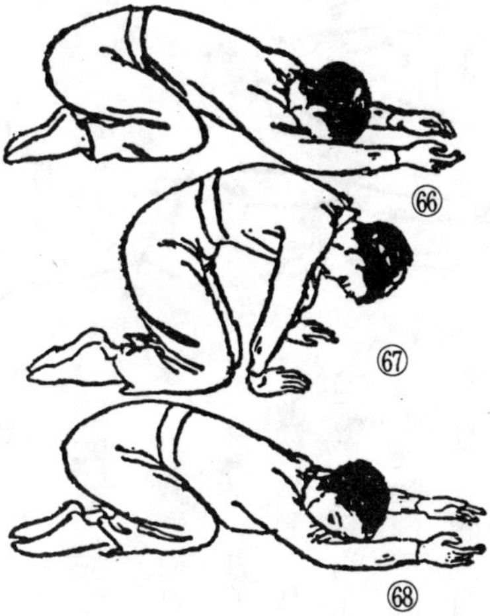

(66) (67) (68)

側，以雙手腕為支點，撐起上體，緩緩用鼻吸氣收腹。

②伏游：臂向後移，雙臂隨之伸展，繼續吸氣收腹，直至雙肘充分展開，小臂伏地，頭部微抬，內視凹下的小腹，臀部後移，盡量接近足跟，雙大腿面盡量靠近腹部，額頭輕落，雙手觸墊，塌腰背，使脊椎盡量拉開（圖66）。

③弓背游：臀部漸離足跟，脊背緩緩弓起，使脊椎盡量彎曲，同時輕緩深長地吐氣，凸腹內視臍下，低頭收頦，使頭盡量靠近胸部，雙手隨立起的脊背同時向後拖向膝部，雙手腕內轉，兩手手指相對，以腕支撐（圖67）。

④重伏游：置於膝部的雙手向外轉腕，使雙手手指朝前，塌腰，微抬頭，一邊輕輕用鼻吸氣並內視小腹，一邊緩緩向前滑動伸展雙臂，同時下塌腰背，盡量抬頭前視，雙臂引上體，充分向前伸展，而臀部卻向後坐，形成拽力，使脊椎盡

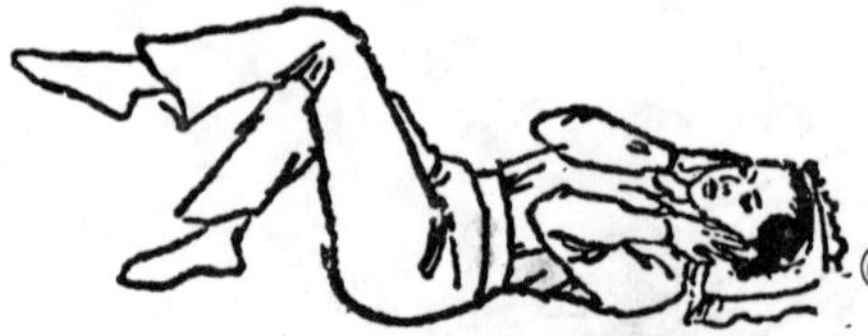
⑥⑨

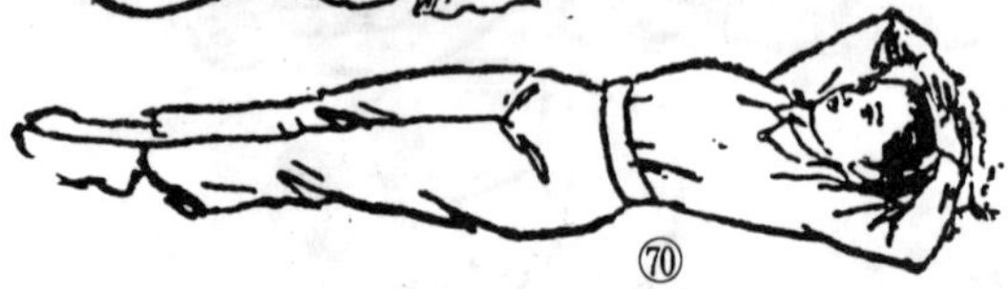
⑦⓪

量拉開（圖68）。

⑤重複①～④動四～八遍，最後一遍後，恢復俯臥位，再翻身成仰臥位，做「推活湧泉」，左右各八～十六次，配息調逆腹式呼吸，接相息。

## 四、結束部分

①調息相息：見二、預備動㈠配息吐納功3，息調「息相」。

②活目淨耳：雙手中指在耳前，食指在耳後，掌心對面頰，分指貼敷於臉側、耳下，以手腕及掌帶動食指中指上下按擦耳前耳後，上至兩指縫盡端在耳跟，下至食指中指端併於耳根，上下為一遍，做九遍，同時曲架一腿，轉動腳腕內、外划圓，閉目眼球隨之轉動，內、外各轉九圈，自然呼吸。換腿做，動作同上（圖69）。

③上下通達，促氣歸元：雙掌心相迭，敷於頭頂正中「百會穴」，意領元氣自足底上腦室，再從腦室下至足底，往返九遍（圖70）。最後一遍，雙手隨下行之氣經身前，覆於小腹臍下，意促真氣歸元。

收功時，雙足平落於墊，雙手分落身側墊上，睜目眨動雙眼，緩起，投入日常活動。

# 第四章

# 魚戲強身增視行動

# 第一節 引言

## 一、「行動」功法脈源

魚戲強身增視行功屬於中國氣功動功。

中國氣功動功，古代稱之為「導引術」。其創始與舞蹈、體育有共同之處，均有強身與治病的目的。《諸病源候論・風邪候導引法》曰「動脈搖筋，血氣布澤」，即指動功使筋骨活動，血氣流暢，滋潤全身，從而健體治病。後來，舞蹈、體育與氣功動功便分支發展。舞蹈介入藝術，重點用形體語言表達人物的思想感情以至故事情節，但至今中華傳統舞蹈仍有許多動作接近氣功動功動作。體育則多從強身發展至競技。

至於氣功動功，則保持了原始宗旨，仍為強身治病，進而延年益壽。此三者各有千秋而又密不可分，常常相互滲透，促進各自的發展。

以中國氣功動功而論，其理論基礎深遠，又與舞蹈、武術一樣溶進中國古代哲學、醫學、藝術觀點，因而獨樹一幟，形成中國式的氣功動功的特點。譬如說強調動、靜的依存關係，白居易即曾以動靜立論，專述氣功氣化作用，陰之極陽生，陽之極陰生，生生化化，其變無窮。至於推至遙遠的易經八卦、諸子學說論及氣功，其道理也在於強調與理論結合的「動」

，而非抬手舉足的「動」。《老子・十六章》注曰：「凡有起於虛，動起於靜，故萬物雖併動作，卒復歸於虛靜，是物之極篤也。」中國傳統式的「動」，尤以氣功動為代表，講「動中有靜，靜中有動」，或表現於形體靜止的「外靜內動」，或表現於形體柔穩而內含力的「外動內靜」。

上述各種傳統鍛鍊方法，實際都具有這一特色而源遠流長，自成一脈。發展至今的傳統動功，除保留原有的特點甚至一些固定套路、動作之外，又隨著時代的發展，增加了更為豐富的內容，其中以「醫療氣功動功」更為矚目。醫療氣功動功在傳統的理論基礎上，依據中醫理論的臟腑學說、經絡學說及對症醫療理論，在臨床經驗的總結中不斷發展。現代的醫療氣功動功更是愈加多樣、複雜。它不僅基於發展了的中醫理論，而且溶進了西醫理論及檢測方法，甚至涉及現代醫療體育。

魚戲強身增視行功即產生在現代中國氣功動功的基礎之上。該功法用十二基本動，仿魚游水中之擺鰭游行，用手臂、腰身、腿足仿魚之胸、腰、尾鰭，擺動變化，有基本步點及擺動體姿供習練者隨個人意念及環境自由選用。待掌握基本動後，可只用一式，亦可通練十二式，而且由於在掌握步點後便可行步練功，或簡或繁均可隨境而變，靈活機動，可多次重複而不覺枯燥；並在重意境、呼吸的練法中，練成形似進而神似，一如魚游在水、心曠神怡而達其樂無窮，氣動而健身增視，心、眼俱明，與清水嬉而得清氣，排濁氣出而除濁物，深潭、大海任意遨游再加辨證擇練，當可解除病痛。

分。

## 二、「行功」特點

①**象形**。意念始終保持魚不離水的境界。練功者可在學練時，細密觀察游魚戲水姿態，體會臂手、腰臀、腿足的擺鰭動，以念促動，又以動帶念，動、念相融，猶如魚、水之不可分。

②**對症**。既以強身增視為目的，功法之陰陽、開合重在平衡，動穩而重心固，除有疏動全身手足陰陽十二經及任、督二脈的宣導動，並有對症的重點宣導動，以調腎固精、練精化氣為主，每動以腰帶動，且頭與腰同動，以使腎氣直達泥丸（腦室）；總保持變化無窮，歸合統一，再化生，再統一，統於腎及大腦，內外合為一，必然力勻氣順，力達功效。

③**選練由之**。每一動均可單練或組合，因人、因時、因地而擇用。在學會基本動基礎上，其選擇範圍便可擴大，而且可不拘套路，動之以意，用之以式，並可自由組合，發揮創造。功法中亦有提示性的示例組合套路，是為引導初練者逐漸進入以意帶動、隨心演練之境而設。

④**循序**。各動式安排由易漸難，由簡漸繁，但均重以內氣、意力帶動形體，所以其循序之特點，還可因個人體會及練功程而創造性應用，因而既可以全學，亦可重點學練自己所適應、能體會運用的幾節，或先練幾節，再學其餘。因而，任何一個學練者都可以學會並運用「行功」尋找到為自己易學易練的方法，而不必擔心掌握不好或不見療效。

**⑤動靜結合**。「行功」動作柔緩，快慢相間，重心穩定，意、形均優美，保持魚水相依、氣息相隨境界。學練者在行與動中能見靜，隨時進入形體基本靜止而意動外靜或內外俱靜的氣功態，始終處於怡然自得之心境中，氣息通順而動靜自然轉化。所以說，每一動、每一式均可做為靜功樁式，只需重心明確、穩定，便如磐石一般穩固，反過來也促使每一動式的從容、舒展，以及動與內氣的緊密相依。初練達不到這一境界時，還可用第一動穿插於各動間做靜功樁式。

## 三、練功注意事項

**①衣著要寬舒**，有一定鬆緊度，而不束縛身體各部位，以適於各種幅度的動作，尤其是腰部。最好是著練功服、運動裝或毛衣毛褲。注意拿掉扣緊或壓迫身體任何部位的附著物，如手錶、戒指等物，以免影響動作。

**②打好基礎，使學有所得**。如能在習練過初級動、二步功的基礎上習練本功法，自然更易掌握要領。具有一般氣功知識也有助於習練。如係初次接觸氣功，直接學練「行功」也未嘗不可。但要循序漸進，不應單純追求速度，而忽略意、息、氣、內視的協同作用，乃至僅有外動，不練內氣，流於形式。

要本著哪怕十二基本動中，有一式深得其境，練得進去，便可隨意、息之調正而變化，取得動式真火。十二動真火全得當然更好，演變基點得以開闊，更便於靈活組合、不拘一格。故宜增強信心，充分發揮個人所長與特點，認真學練，一般均能學有所得。

③**動、靜應時**。「行功」四季習練皆宜，而冬季練功宜多，動作以幅度大、力度大為好。在室外練功可多採用外動內靜之練法，而酌減外靜內動練習。寒季陰升陽降，應氣候與身體調節陰陽平衡之所需。《老子》曰：「萬物負陰而抱陽。」人體的陰陽協調也要適應自然，特別是對循序漸進的初學者來說，可使功力順時自然增長而不致因氣候條件不好而受阻。若功力已得長進，能適應各種氣候條件自當別論。炎暑季節陽升陰降則宜於動小而內靜，多練外靜內動的靜功樁式。春秋季節則可選擇適應個體及環境的動、靜功。無論何時習練都要注意所在環境空氣是否新鮮。特別是在深入調息，以「吸氣」為主時，更要避諱汚濁之氣。

此外，每日練功時間及選練內容可為：子時，也稱「夜半」（23：30～1：30）；亥時，也稱「人定」（21：30～23：30）；卯時，也稱「日出」（5：30～7：30）；均可選用靜或加小動式子為宜，午時，也稱「日中」（11：30～13：30）練微動靜功為佳，辰時，也稱「食時」（7：30～9：30）與申時，也稱「哺時」（15：30～17：30）及晚飯前宜選用動功或動外靜內功式。但還要依季節運轉、個體起居習慣、平時生物鐘來辨證應用，並非一成不變。

④**動則通氣，忌用拙力**。每一動搖，全身心要隨之放鬆、舒展，要重身心一致的協調的「動」，而不是現代體操那樣的單純的「動」。如習練時自覺動式不能舒展自然，全身氣脈、經絡受阻不通，應反覆體會要領，重新習練，直至內氣無阻，動則通順、舒適，再向下進

行。因此，習練中要盡量保持得意自如、海闊天空、渺渺蕩蕩的心境，即使在閃游後連接速動，或大動、躍動後也是輕盈一現，轉瞬即恢復寧靜、舒適、徐緩、悠游於水中的狀態。要重運氣、集氣、行氣。

所以「行功」更要注意保持面帶微笑、放鬆大腦及全身的要求。「行功」的體式也較其他幾種體姿、動作更為活潑、靈巧並有助於「微笑」的展現，這也是練動通氣的關鍵。

## 四、「行功」功理及演練法

《魏志》曰「吳普常問道於華佗。佗謂普曰：「人體欲得動搖，但不當使極耳，如動搖則谷氣易消，血脈流通，病不得生，譬猶戶樞不蠹，流水不腐，以其常動故也。」

華佗之言可謂點明了中華民族傳統「動」的特點：其一，它不同於技擊、競技等有傷身體的刺激性運動；其二，它不僅有養生意義，還有治病功能；其三，它是長期堅持、連綿不斷的「動」，也唯此方能「不蠹」、「不腐」。

我國傳統的動功形式實際均含有上述特點，其動作是柔和、連貫而不「使極」的，目的是治病強身而不傷人傷己的。近代的許多動功形式且圍繞著中醫理論而加強了「對症」等因素，內容、方法均在不斷豐富、進步、完善中。

「行功」的目的在於強身增視，因此，其鍛鍊特點是在學練基本動中重意境的引靜誘導，其特定意境如：如魚得水，沉浮緩擺，悠游遠近，吐波調息等，使練功者始終處於一種「

自得、靜謐」的意境，既不因動而躁，更不會「使極」。這種動功使大腦去雜存一，練到入境處反而因動得靜，情緒愉悅、輕鬆，呼吸勻緩、深邃，動作亦益發平穩；而這種動、念、息反饋到大腦後，大腦及其支配下的各臟腑功能亦隨之趨向平衡，有助於人的自控及人體各部素質的增強。

基本動中，除第一式「鯤魚晃鰭」為原地動而只變動重心外，其他各動均可在掌握動作後配合行步，即魚行步點，在行進中演練。在掌握了魚行步點後，也便可前後左右地隨場地環境體會魚戲心境而即興發揮、創造豐富、有趣的活動餘地。

「行功」對症臟腑主要是心、肝、腎，先調心定型，然後以調腎貫穿全套功法，之間穿插調肝動，以仿魚游行於水中各動引導習練者加強目系平衡調節，強身健體，增進眼目功能。

「行功」十二式不離心、肝、腎三經導引疏導之本。這是因為，從中醫十二經脈在眼部臨床症狀觀察，目系病變多地從心、肝、腎三經論治。凡視乳頭充血、水腫、境界不清者，多係肝膽實火或心火上炙；僅見充血、突然失明，多係肝鬱氣滯；視乳頭白或淡，多為心血或肝腎不足；至於其他臟腑、經絡與目系病變之關係及練法，當在這一基礎上充實，另論。

從八卦陰陽變化規律的基本點出發，「行功」用象魚形動及變化線條，表現出陰陽之柔與剛，虛與實，合與開，靜與動，以及上下左右的相互矛盾又相互作用，體現出萬物陰陽相對依存的關係；並運用仿魚的調息法，意導內氣變化，使魚形、息之神韻得到充分表達；因而也便有隨意境而自創的抑揚、快慢、輕緩、動靜的節奏變化，而不是一成不變的式子。

本功方向的選擇亦參照五行與臟腑關係。肝屬木，木向東，故起式及原地練基本動時突出「目竅於肝」，面東為宜；而心屬火，火向南，又腎屬水，水向北，故調其子、母，行步演練進退、左右可參子午向，始行於背向北而面朝南。古人曰：「目生於腎，目用於心。」又曰：「目潤於肺，藏於脾。」肺屬金，金向西；而脾屬土，土居中。故「行功」，轉環進退，向西向中均用，但有主次，起、屬、歸猶如一曲完整的樂曲旋律，再與氣貫全身及內外神韻相合，練起來「以意領氣，以氣帶動，動從腰起」，本著練功古訓「凝神練氣，練氣生精，練精化氣，練氣化神」而回歸於丹田。

《醫說・養生篇》曰「神者氣之子，氣者神之母，形者神之定。氣清則神暢，氣濁則神昏，氣亂則神勞，氣衰則神去，室空則神腐。人以氣為道，道以氣為生，生道兩存，故長生久視。」這裡的「氣」，狹意指呼吸，廣義指人體的真氣，也就是指人體全部生理功能，是生命活動的動力，「氣」能對人體起主導作用。氣息順則動作舒展而自然，並促進意境深入，象形動流暢而神似。

習練時，要神先定。「神」指大腦功能，是主宰。

至於「行功」的呼吸調理，除初練者採用「魚式息」吐「波」音泡自然鼻吸外，待式子掌握後，在此基礎上應進一步以「吸」，即「食」氣為主。而且還可以結合季節、月份的陰陽二氣升降變化來採用下表的「十二月服氣法」（摘自《雲笈七籤・內丹》）。「食」，即吸食。陽氣為鼻吸，陰氣為口吸。所指鼻、口吸食陽氣、陰氣，意以鼻、口

| 月份 | 朝食陽氣（次） | 暮食陰氣（次） |
|---|---|---|
| 正月 | 160 | 200 |
| 二月 | 180 | 180 |
| 三月 | 200 | 160 |
| 四月 | 220 | 140 |
| 五月 | 240 | 120 |
| 六月 | 220 | 140 |
| 七月 | 200 | 160 |
| 八月 | 180 | 180 |
| 九月 | 160 | 200 |
| 十月 | 140 | 220 |
| 十一月 | 120 | 240 |
| 十二月 | 140 | 260 |

為主，實質鼻吸陽氣可閉口，而口吸陰氣不閉鼻，而且在吸、呼之間交替時，愈近自然，界限愈益不著痕跡。切勿用強力猛烈呼吸。

調息結合步點，每動行九步為一輪，第十步定位閃擺，一、三、五、七、九步吸，二、四、六、八步呼，在第九步上不邁步，結合閃擺再加強吸氣。以吸氣為主時，吐「波」音呼氣可逐漸轉變成自然呼氣。此時呼吸調節已逐步提高到深長、細柔、自然。

## 第二節 「行功」基本動十二式

### 第一式：鯤魚晃鰭式

莊子曰：「北溟有魚，其名為鯤。鯤之大不知其幾萬里。」言至小而為至大。晃鰭雖動猶靜，蘊內力以待發，形似有又似無，而以神領在先。

①預備動：魚藺立。我國傳統習稱觀音菩薩為

「魚蘭大士」，其慈祥、靜謐的形象，常引起人們虔誠、信任、安寧、寬容與希望等美好感情，而且充分體現出東方的美。這一動式定型與化鯤晃鰭動是全套行功中調節動、靜平衡，心、腦平衡，連繫各動式子而且貫穿其始末的一動。

式子及意、息導引：起式參「魚式立」，但前後足間距離較之拉開寬約一拳，然後緩升右手，於胸前立掌，左手掌心朝下置於身側；雙足尖均外撇，左足前、右足後；腰與臀部隨緩升的右手而擰轉右移；頭部與上體向左前側微傾；含胸，拔背，收頷，全身放鬆，微吐一口氣後，自然鼻息（圖1）。默想魚蘭大士的靜穆與安詳，定心除煩，心領神思對事物的寬容與慈愛，以微笑面對人生，以鎮定自若面對困難甚至丑惡，體會具有一副博大胸懷而渺視瑣細，悠然飄忽於天地之間的感覺。此念及微笑應貫穿於全套行功中。

②化鯤晃鰭：左手掌心向內上翻轉，右手自胸前從立掌手指朝上而向前下方翻轉成掌指朝前，邊下壓使掌心與左手掌心遙相對應，邊意想浩渺天地之間的己身渺小，猶如鯤魚之微，自然鼻息（圖2）；右手下落至腹前與左手掌心相對，腰微向左擰而臀部右移，頭隨腰微向左低，雙手與腰腿均如魚鰭在水（圖3）；意想己身如似存非存的魚形，身小動微，在水中得意而輕鬆，雙手指間與雙足趾間如魚鰭連蹼，水闊鰭動，如晃如止，逐漸

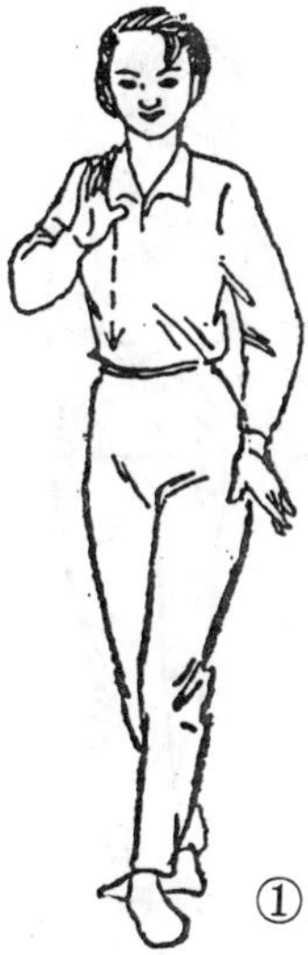
①

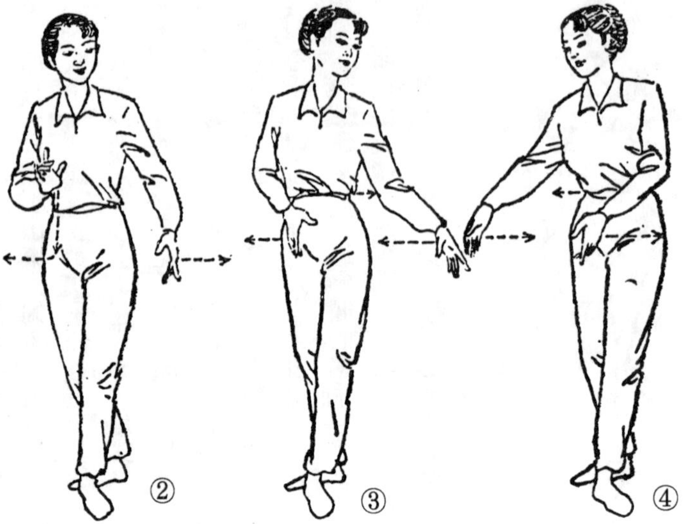


從自然鼻息過渡到「魚式息」。當雙臂如魚鰭左右外擺時，以舌尖推送口水至唇邊，微張口吐泡，同時發「波」音，吹泡吐氣，然後口微閉；與兩臂變向內擺的同時，自然地、輕柔地以鼻吸氣，當兩鰭外擺向異側時，重複「魚式息」。

上述吹泡、鼻吸均要柔緩，要與動作協調；分泌口水多時分小口咽下。這種獨特的魚式息將與自然鼻息一起，同式子、意念溶為一體，貫穿於全套功法。

左右晃鰭應以腰為軸，腰向左右擰轉時，要左足虛，重心微移於右足，同時上體及頭協同雙臂均向左傾擺，而臀部則隨重心向右側移，亦即在腰軸之上的上體與頭均向轉腰擺臂的左側轉，並內視左手，而腰軸以下的髖關節卻引帶臀部向右移。由於以晃腰與擺鰭的逆向運動可鍛鍊大腦的平衡功能，所以此動適用於以下各式中間和全套功法的起始與收功部分，起到調節動靜相間需求的平衡，也奠定了魚在水中游行的特定動基礎，即魚在游水時多以尾鰭帶動全身及其腹鰭、胸鰭、背鰭的協同配合。綜上可知，晃鰭擺尾、尾動而身隨乃特定魚游動。

**注意：**每晃首先要大腦冷靜，每九數換足時，哪一側足在前便向該側擺臂傾上體而向另側移臂晃腰（圖4）。臂左而臀右，臂右而臀左，腰動而身動，不能身先動而不轉腰。每九數調息五次，左右各兩個九，即四九為一輪。可依據個人情況習練一～八輪不等。

要體會如魚在水、悠閑自得、舒適快慰的心境，腰領全身晃擺時，輕晃款擺，總保持魚水相融、洋洋抒發之氣，微而不過。擺速一般控制在左右各一晃不少於三秒鐘，不要太快，待動作熟練、意境穩定後，可在創造即興演練時，加以速度變化。但初練宜以按要領穩定配合，練得平衡協調為主。

調息與動作、意境的配合，宜動小而息柔，意靜而音緩，吐「波」音為吹泡吐氣，雖有聲似無聲，萬不可「波」音大作，離主弦而大放厥聲。

《動功按摩秘訣》曰：「用意在中（「中」指腰腹），右視左擺（「擺」指腰臀之擺），左視右擺，揚右手以目視右手，揚左手以目視左手，治心虛病。」晃腰、頸、脊椎可平衡全身且增進視器功能。

③偏擺晃鰭：一手身前，一手身後，如魚鰭柔擺。左手在前時，掌心向右與腰同時向右晃擺（圖5），右手在後則掌心向左擺動。原地習練時，手足前後不變，可調節重心，即左

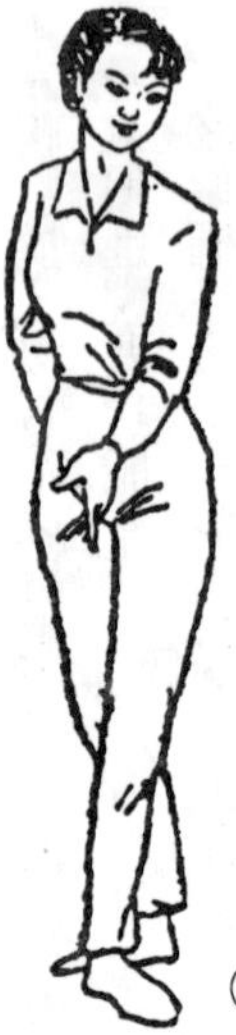

⑤

手及腰向右晃擺時，重心稍偏後，並配合魚式息吐「波」音吹泡，晃擺後自然鼻吸。右晃擺五次後重心後移，閃游，鼻吸；換右手在身前，右足在前，向左晃腰，右手掌心向左擺游，調息同前（參圖5，但方向相反）。第五次吐音吹泡後，亦可在閃游同時鬆抖全身，左右交替各晃擺兩次為一輪。隨個人掌握擺、晃動及調息情況酌情做一～四輪。

隨後可行步，左右交替偏擺、晃。即左手在前向右擺，同時右晃腰，左、右步各邁一次；也就是兩步一晃，然後換用右手在前向左擺，左晃腰，腿下仍是左、右各一步行進或後退。調息仍為一晃一呼吸，晃後自然鼻吸。這樣邁九步，吐「波」音吐泡五次；當第九步左足出步吐氣後，便不邁步，而是重心後移，鼻吸，閃游（或配合以全身鬆抖）；下一個九步則出右步，左右各出共兩個九步為一輪。行步約一～八輪，亦即邁步三十六～二四八步，調息二〇～一六〇次。

收式：第一式及以下各式若單練時，收式均可採用過渡到本式後恢復魚蘭立（即預備式），然後雙臂自身側上舉經頭，雙掌心相對經身前，至腰腹轉腕，掌指向下，然後雙掌心對小腹，稍停，使元氣歸府，再落於身側下方收功。若用於各式間則只用②、③內容。若用於全套收功則同於以上收功式。

本動功能為調理心、腎，練功方向以南、北行為宜，起式可面東而立。

**第二式：　魚游步**

①預備動：用第一式①，或接第一式②、③。

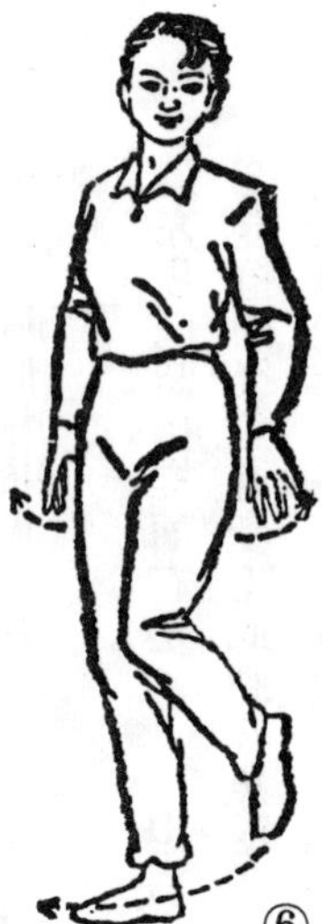

⑥

②雙擺前行魚游步；雙臂如魚鰭落於身兩側，掌心向內，邁右步向前，同時雙掌自身側向外後方划圓擺動。重心前移，微屈前右膝的同時提左後腿吸帶（圖6）。前邁左步，再邁右步，配合調息，吐「波」音吹泡後自然鼻吸，邁左步向前，同時向後外方圓擺雙鰭，重心前移，與微屈之前左膝同時提吸右後足，配魚式息；再重複前邁右步，再邁左步。如此左、右提、吸前行至第九次，停步，閃游，魚式息。亦可根據場地條件，採用單數前行步，三、五、七……停步閃游，變換方向、式子；如環行或條件允許不斷前行，便可酌情做反覆九數步。此式不限步數。調息與意導魚游水中，熟悉步點要領，為初學者掌握之要點。熟練後便可自由變換，或與一式動交插做，如停步閃游時用晃腰，行行停停等。此式一般適應悠閑地游行意境，變化不多。

此動步點節奏如下：

‖：一、　　　　二、　　　　三、

邁右步提左後腿，　邁左步，　邁右步；

二、邁左步提右後腿，　二、邁右步，　三、邁左步。　：二

②雙擺後行魚游步：雙臂在身側如魚鰭，掌心向後，右步後退，同時微抬左腿提左足，雙掌自前外方向後內方划圓擺鰭（即前擺），配魚式息（圖7）。落左腿，退左步，後退右步，再後退左步同時微抬提右腿，雙鰭向前划圓擺動，配魚式息。反覆左、右前抬提腿後行，行單數步，在第三、五、七、九步後，停步，閃游，晃鰭如一式，然後變換始動腳或方向。

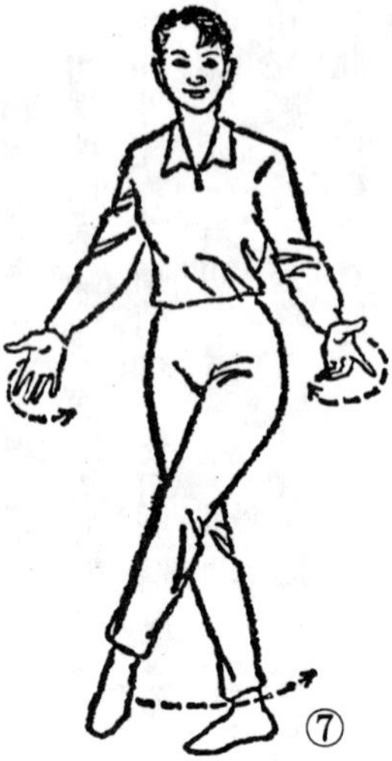
⑦

此動步點節奏如下：

二：一、退右步同時抬提前左足，　二、退左步，　三、退右步；

二、退左步同時抬提前右足，　二、退右步，　三、退左步。　：二

③雙擺前後魚游步：此動在魚游步中具較有特色的仿魚動步點。常見魚游水中時，遇有障礙或欲變換游行方向而採用前游迅即後退的游行動作，此動與前、後游擺相同，但可只用

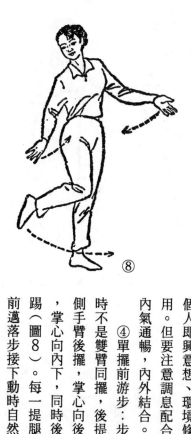

⑧

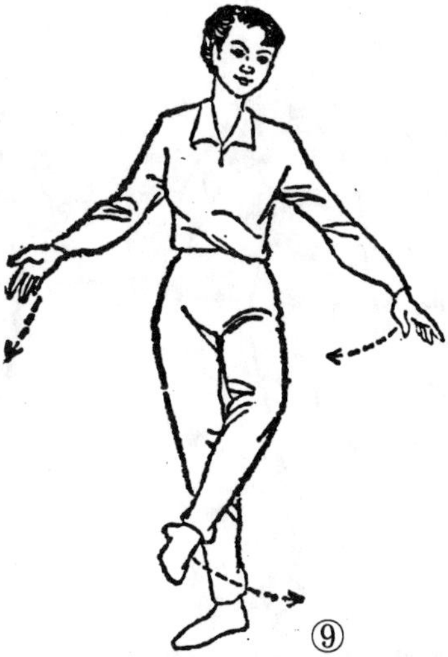

⑨

雙臂擺鰭而不用提吸腿。適用於變化動之前靈敏反應意境。

此動步點節奏如下：

‖：X｜　X．　X——：‖或
前進、　後退、　退

‖：OX｜　X——　X——：‖
前進、　後退、　退

以上三動，待步點及擺鰭掌握後，可根據個人即興意想、環境條件而混合穿插、靈活運用。但要注意調息配合，動作順適不澀，以促內氣通暢，內外結合。

④單擺前游步：步點同雙擺前游，但前游時不是雙臂同擺，後提吸腿；而是後提腿的同側手臂後擺，掌心向後，而異側手臂則向前提，掌心向內下，同時後提腿是向本側微外展後踢（圖8）。每一提腿同時配合魚式息吐音，前邁落步接下動時自然鼻吸。再邁一步，然後

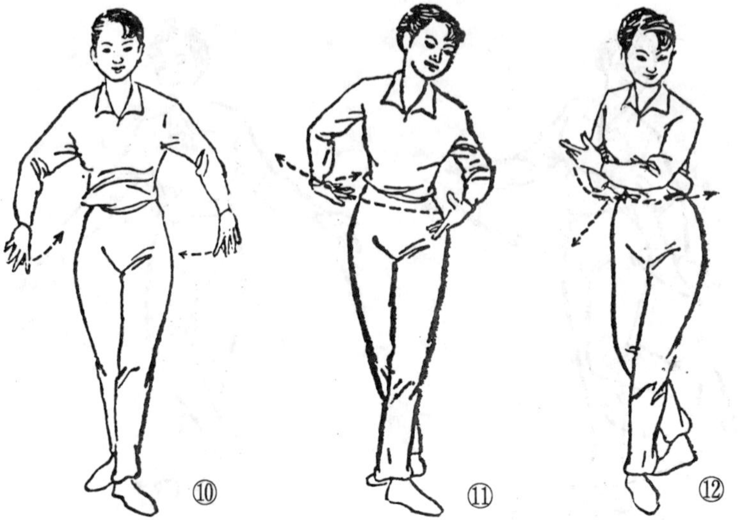

⑩ ⑪ ⑫

邁提側腿，後外踢另側腿，左右交替前行，動作、調息同上。

⑤單擺後游步：步點同雙擺後游，但後退前踢腿時，異側手臂向內上擺，而同側手臂則向後下方擺（圖9）；提抬後落於另側腿後，再後退一步，配合調息，意如魚游水中，漸萌嬉戲之情。然後接下動，即先後退原抬腿，重心後移，再抬提另側腿，動作、調息等同上。

**第三式：龍騰魚戲水式**

①預備式：用第一式或接第二式。

②左擺戲水式：左足向前邁步，足尖外撇，提擺雙臂於身兩側，重心稍後（圖10）；右移臀，重心前移，後面的右足跟上半步落於左足跟後，上體左傾，頭部隨之，下頦稍收，同時左手翻掌朝上，拇指朝前，在腰部水平位由外向內環繞，同時，右臂在右側身後，亦翻掌，但由外向內環繞（圖11）；重心稍後移，前

足稍抬；原地踮步後，重心再移到後足，同時腰向右擰，左臂亦向右上環擺，右手在身後向左後協同環擺；配合鼻式息（圖12）。以內氣促腰動，以腰帶領雙臂繼續內環；恢復魚蘭立；邁右步，左後跟步，前踮步，再重心後移。重複跟踮步做右環擺。如此左右交替，反覆共九次後，停步，晃鰭，閃游，鼻吸。還可加用一式晃鰭前後擺，重複四個九數為一輪，戲水意念漸強，並在配合魚式息時，漸向吸長吐短過渡。當然，這也要在熟練掌握魚式息的基礎上來做，不必勉強使用吸長呼短的提高調息法。酌情約做一～四輪。

意念方面，隨嬉戲之意境，全身及臉部愈加放鬆，體現為面帶微笑，動作逐漸活潑、圓活，從穩游於水，動作也慢慢展開，過渡到幅度漸大，變化漸多。心境更加開朗、愉快。

此動調肝、腎，活絡手、足十二經脈氣血，並為上兩式增添了一式組合內容。掌握此式後亦可發揮創造，隨意境變遷進行小組合練習，如：做一式①動後接三式，又換做一式②動，再換二式等。單練此式或組合式收功，其收功式均同一式。

**第四式：　金魚擺尾式**

①預備動：用一式或接三式

②右擺左甩尾動：邁左足向前，虛步，雙手掌心朝下，自左後向左前擺鰭（圖13），擺至左前方時，重心略移至前足（圖14），再向右側擺動（圖15），然後重心後移，雙臂向左後擺（圖16），提臂及右後腿，重心前移（圖17），翻雙掌掌心朝下，提右肩，閃游，配魚式息，擺鰭甩尾，目視後足心，得意而活潑（圖18）。

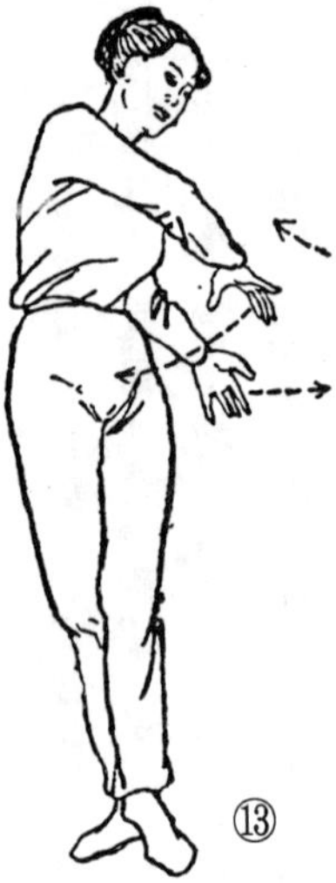

⑬

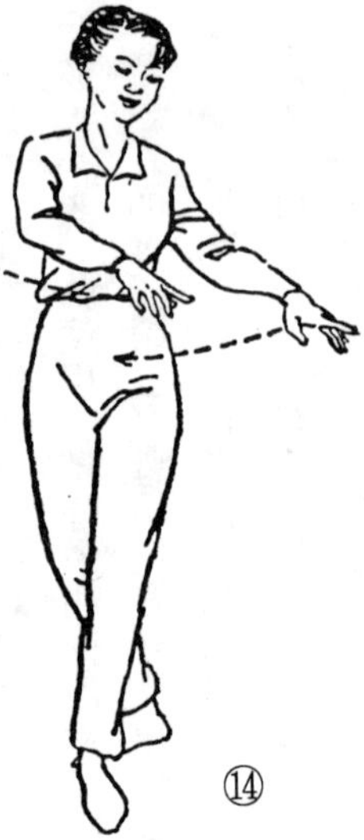

⑭

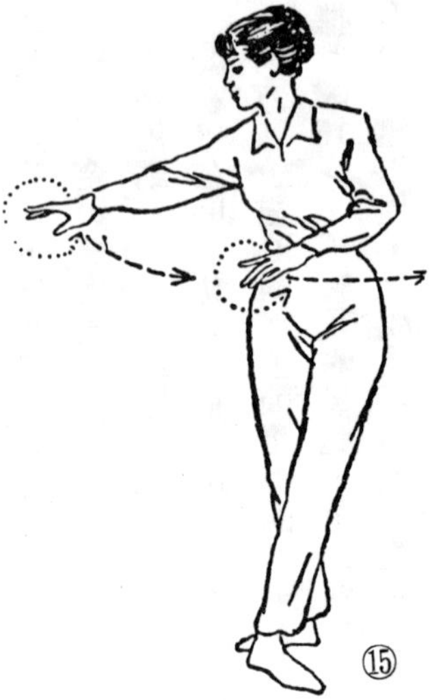

⑮

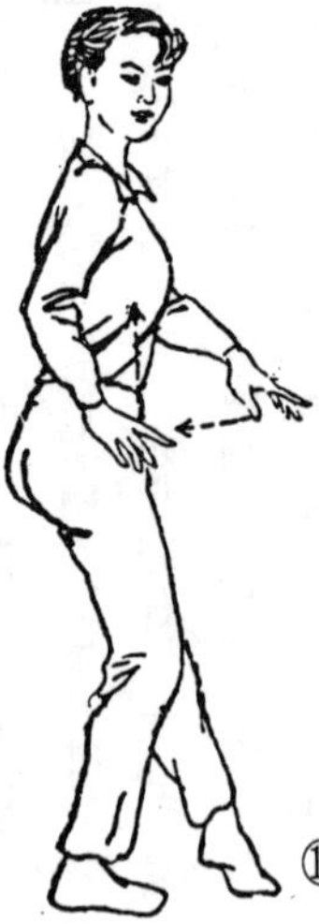

⑯

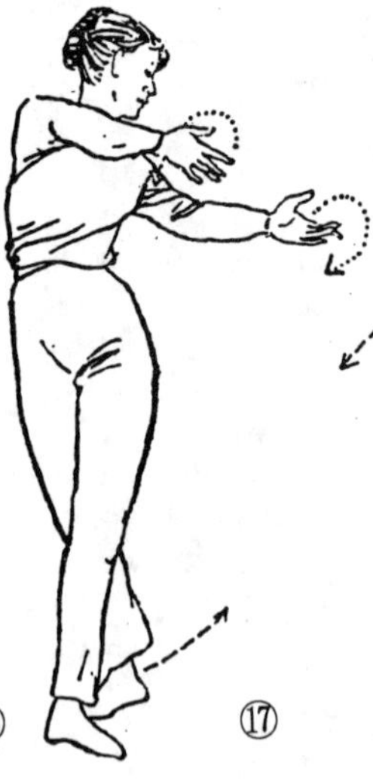

⑰

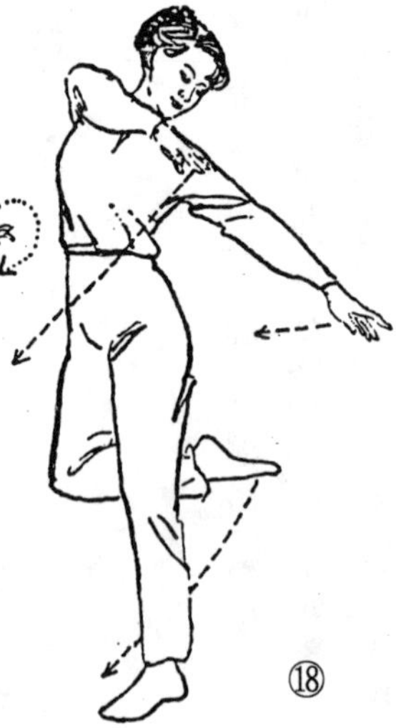

⑱

③左擺右甩尾式：（接前動）右後足落下，前邁成右虛步，同時雙臂向左後向右下，經右前側，左前側向右後環擺，提左肩，抬左後足，目視後足心，閃游，配魚式息（參圖13～18，但方向相反。）

每左、右各做一次後，可接做，共九次，為一輪，中間穿插選用第一式①、②動的晃鰭。如初練動作尚不熟練，擺甩前亦可用第一式緩接下動。一般做一～二輪為宜。但亦可根據個人需要及自設意境而只選用數動便罷，或為加強腎功能、調整手足十二經而多採用此動。因此次數多少不限。

此動調息逐漸向吸長呼短過渡。

穿插第一式①、②動時，可加鬆抖全身動。

**第五式：　雀鱔飄浮式**

①預備動：用第一式或接第四式。

②上浮飄游動：此動宜緩慢，仿雀鱔魚慣於慢速移浮，以似動非動的狀態游行於水中。上浮動幅雖大，卻如清風飄逸，曲身晃腰，全身要處於非常放鬆、舒展狀態。調息亦隨之趨於深長。

雙腳開立，雙手置於身兩側，掌心朝下（圖19），微屈膝，側起雙臂，掌心向上緩緩升起，屈膝與升臂要均勻緩慢（圖20），重心移到右腳，左足邁向前，足尖外撇，雙膝緩緩下屈成半蹲，雙臂繼續上升（圖21），至頭上左右側，雙手腕向前轉、翻掌，掌心仍朝上（圖

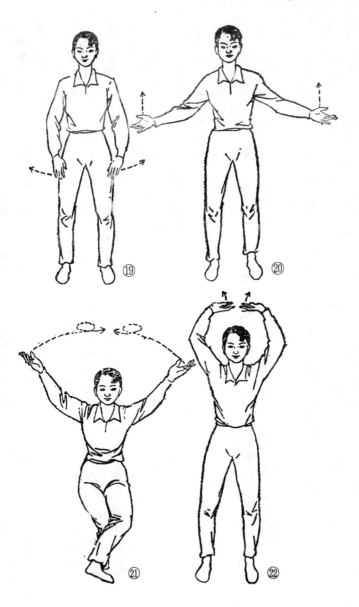

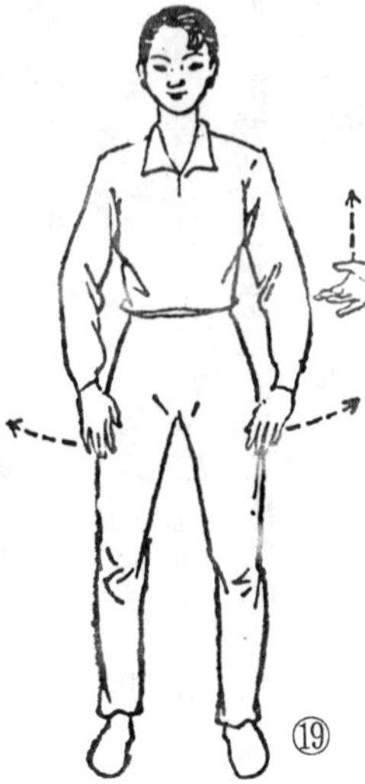
⑲

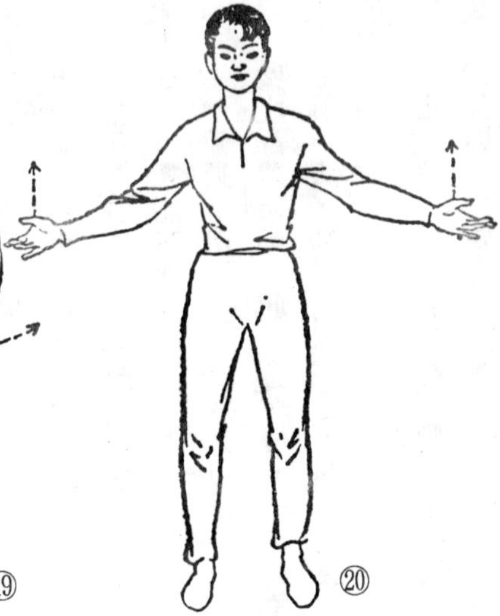
⑳

㉑

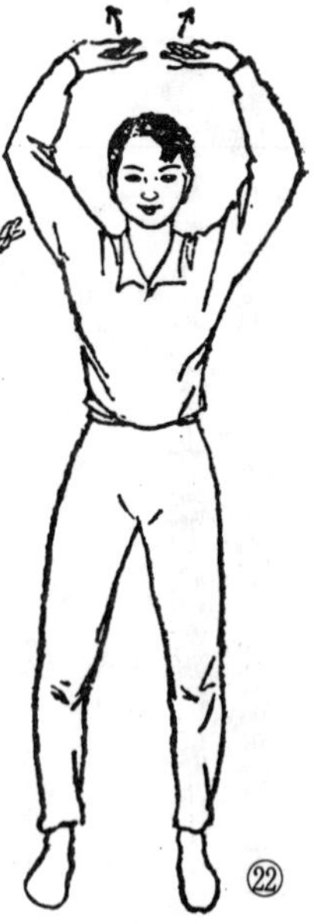
㉒

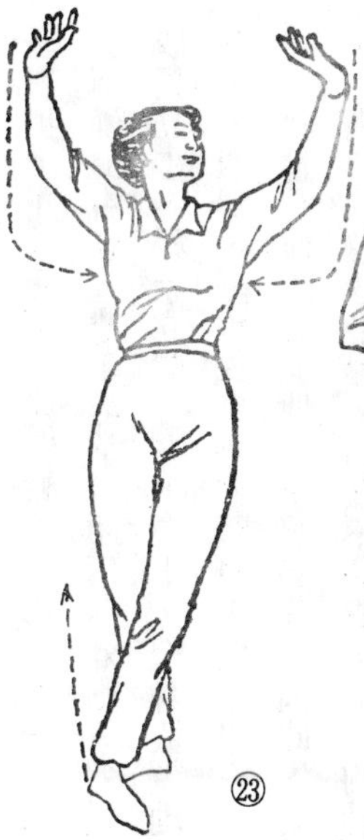

㉓

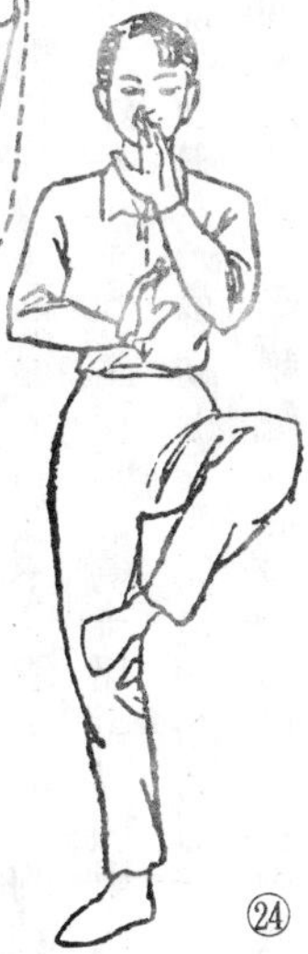

㉔

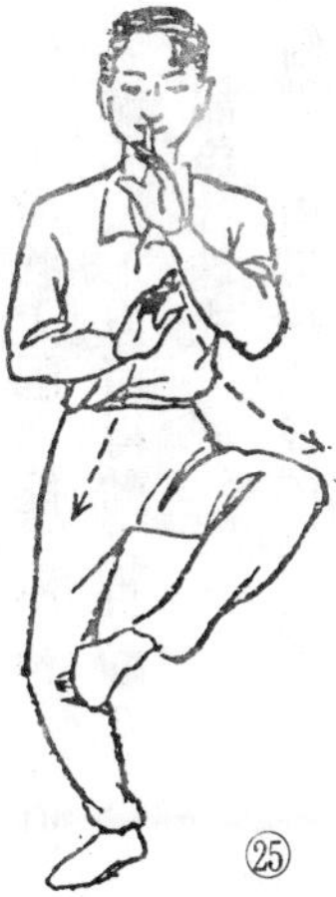

㉕

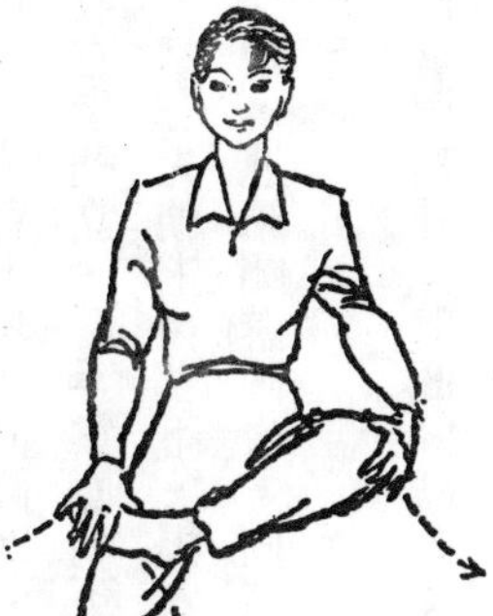

㉖

22），再緩慢直膝，重心移至右腳，收回左腿仍成開立姿，雙臂上升至頭頂，掌心向下罩於頭上，然後再翻掌向上，從頭上分向兩側，再划半圓向下，擺至胸前，同時重心後移，準備提左腿（圖23），雙臂擺至胸，雙手立掌，與提起的左腿同側的手在上，另隻手在下（圖24），閃擺，曲膝（圖25），落掌於提起腿，左手扶膝，右手攀足，配魚式息吐音呼氣（圖26），之後鼻吸，落左腳，使左腳與右腳平行，仍恢復開立預備邁另腿體姿，雙手置於身側（同圖19），雙臂上舉（同圖20），重心左移，邁右步，屈膝緩蹲，雙臂繼續上舉，上升至頭上，收右步開立，雙手掌心朝下罩頭，邁右步，準備提右腿，雙手翻掌自頭頂向外側下划圓擺游，掌心先朝上後朝下，提右腿，左腿支撐成獨立步，雙手立掌，右上左下，全身協調地上下浮動，連續閃游兩次，同時屈膝微下沉，落掌，撫腿，配魚式息（參圖21～26，唯左右方向相反）。

此動動作的協調性要求較高些，因此先要使動作掌握熟練。與此同時，又因此動是在浮、沉飄游的意念指導下而離不開飄上沉下的動作，所以除獨立閃游的同時要配合屈膝微蹲的動念之外，在雙臂擺升與下繞時都可以加用仿鱔左右晃身的曲游動，即邊上飄（或下沉）邊以腰帶動向左右晃動上體。只是初學時可先不用，待動作基本掌握後，便可配合晃身動，以加強象形，體會雀鱔飄浮曲游的意境；更由於這一動手臂擺游的幅度和腿部曲直的變化較前幾動要求高，所以練時速度要比較慢、穩，而且動作的次數儘管也以九數為準，輪次卻不限；要以動作熟練，增強練者的控制力、平衡力，適應練者的體質。能強身但不過累為宜。

雀鱔浮動可增強大腦功能，平衡心、肝、腎三經的陰、陽二氣，且具強身、增視效果。但要堅持久練不輟，方可得動之真諦。

**第六式：　龍魚吐珠式**

①預備動：用第一式或接第五式。

②龍魚露頭：出左步前虛，略向左側，雙臂自身前緩升至腹平位，掌心朝下相迭，遙以

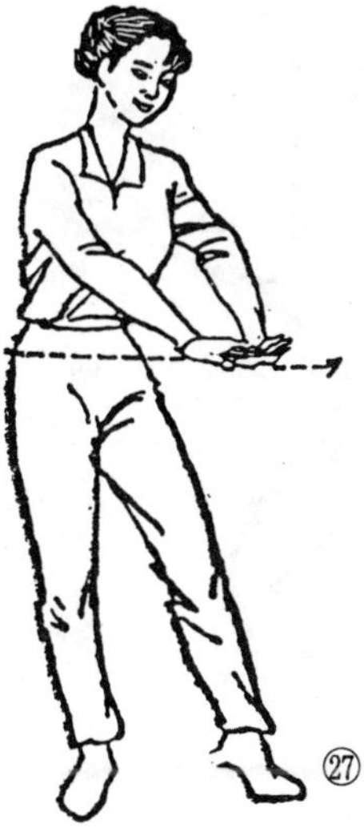
㉗

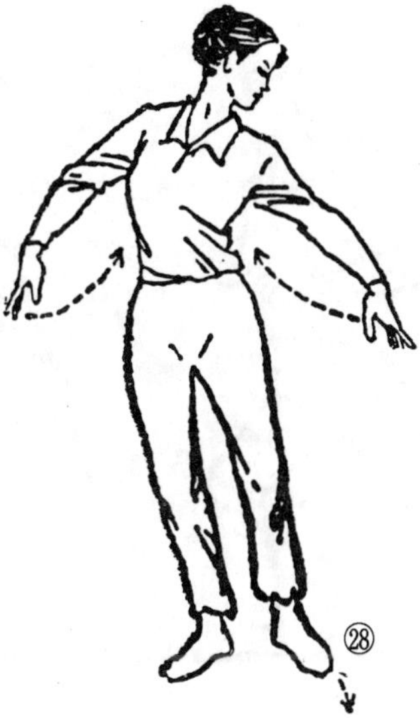
㉘

掌心對左腳面（圖27）；以鼻輕吸地氣，向右輕輕擰轉腰部並順勢擺開雙臂分向身側，目視左手（圖28）；跨出左步成左弓步，同時雙臂向腋下抬起，雙掌心朝上貼於腋下身側（圖29）；掌心向上向前平伸出雙臂，抬頭向上，吐「波」音吹泡（圖30）；翻掌向下，低頭埋於兩臂之間，弓背縮胸，自然鼻吸（圖31），重複翻掌向上，抬頭塌腰並挺胸，稍收後腿上跟半步，比圖30略高（亦可將雙手落於左膝上撐扶），吐「波」音呼氣；再重新低頭弓背，翻掌朝下，同時後腿向後退半步（參圖31）。

③龍魚吐珠：雙臂自前平位向後下擺，分向左右兩側，掌心向下，挺胸抬頭，重心在前，逐漸提拉後腿向前，吐「波」音吹泡，閃游（圖32），然後略收頦，自然鼻吸，重複吐音吹泡，鼻吸，同時後腿慢慢向前足

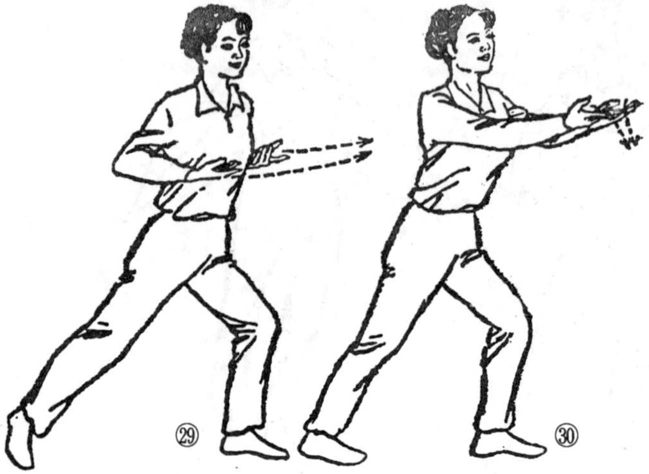

㉙ ㉚

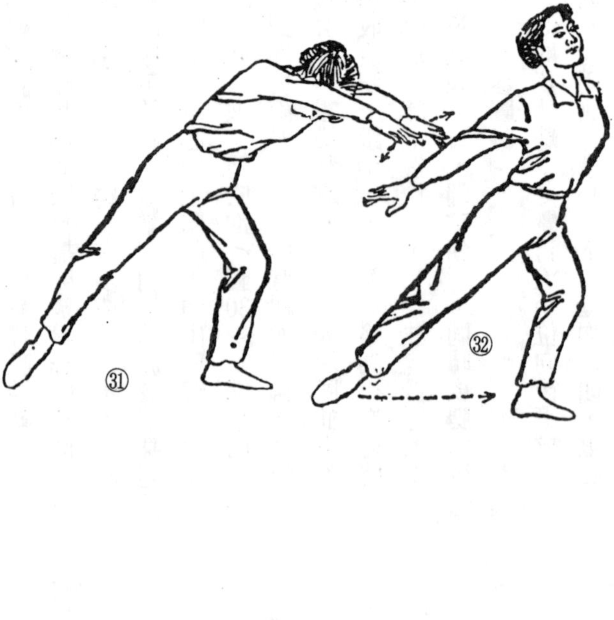

㉛ ㉜

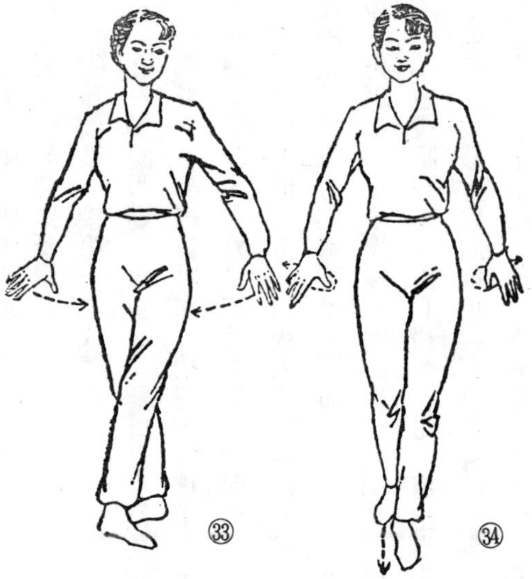

㉝　㉞

跟靠近（圖33），成「魚式站步」（圖34）。

此動陰陽轉換較大，不但調理肝、肺二經，且對全身陰陽各經及陰陽蹻脈均可進行疏理；此外脊椎和頸部動對任、督二脈也有調整作用。

此動調息轉入較為深長，吐音吹泡後繼續呼出濁氣，每一息（一呼一吸）均調理引至小腹交換。

龍魚形美，龍魚吐珠，吸天地精氣以養真。由於調息加深，調動了全身經氣，乃至奇經八脈部分，因而內氣充溢，呼吸氣質純。結合前五動再加龍魚吐珠，經過一段時間鍛鍊後；吐吹水泡含珠玉。動作學練雖需付出一定力量，或感腰酸腿疼，但不久即可掌握動之勻緩舒適、不僵不澀，進而收到精力飽滿、眼目明亮、面色紅潤的效果，功力亦必有進展。

此動每輪間可穿插第一式，初練或體質弱者還可在每一動或每幾動間穿插第一式，並加鬆抖全身動。

習練中始終保持悠然自得，信賴自己，意念與動、息融合為一。

**第七式：光瞼魚眨眼式**

①預備動：接第一式或第六式。

②左擺眨眼動：魚步立。雙臂自身側抬起，掌心向下外方，前虛步，輕輕鼻吸氣引入小腹（圖35），繼續鼻吸氣，抬臂，緩移重心至前腿，同時引內氣帶腰動，向左側扭轉；雙臂舉至肩平位時，右臂轉向前平位，仍與肩平，意引內氣至右掌，與腰共同向右擰帶（圖36）；右手擺向左前上方，目視右手，重心在前，成半弓步，意引內氣帶領腰及右臂向左擰轉，連續眨眼與掌心內氣呼應，閃游，吐「波」音呼氣（圖37）；右臂下擰，同時跟步，重心前移，再踮步，重心後移，虛左步（圖38），雙臂落於身側，自然呼吸。

③右擺眨眼動：重心移至左足，邁出右步成前虛步，同時雙臂側抬，以鼻輕吸氣，重心稍前移，柔緩、自然地抬起左臂至身前平舉位，掌心朝下，右臂亦升至側肩平位，繼續輕輕以鼻吸氣引至小腹，並以內氣促腰動轉向右側；擺動左臂，引內氣至掌，隨著向右側擰轉的腰部擺向右前上方，目視左手，連續眨眼，與掌心內氣呼應，閃游，吐「波」音呼氣；重心前移成右足在前的半弓步，恢復自然呼吸；左臂自右前上方擰轉下落，同時後足跟步，重心後移，前足踮步後重心前移（這是一個連續的繞臂、跟踮步動作），在眨眼時配合閃游、吐

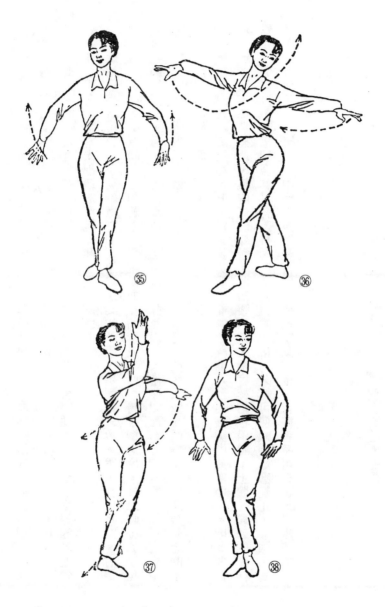

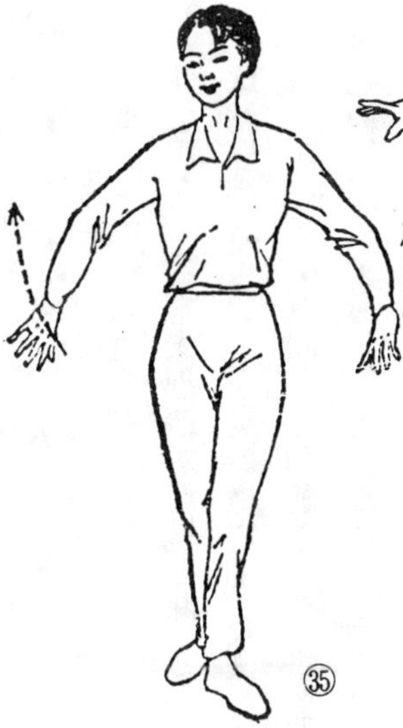
㉟

㊱

㊲

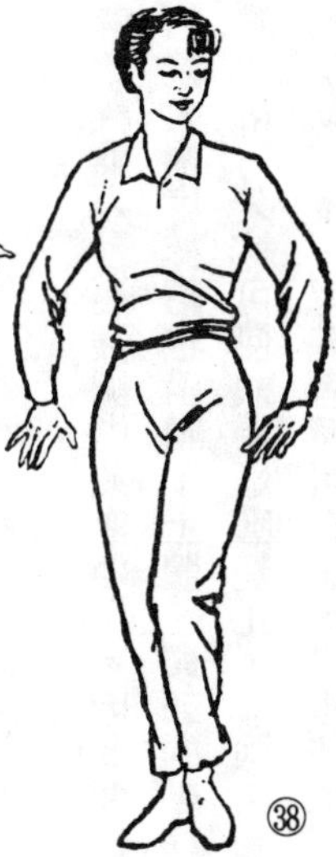
㊳

氣；重心再稍左移，虛右步，雙臂落於身側，準備連接下一個左擺眨眼式（以上參圖35～38，唯左右方向相反）。

如此左、右交替九次為一輪，約做一～四輪，每輪間亦可穿插第一式或已掌握的其他各式，任意組合，隨本人創造的意境即興發揮、選練。

此動學練時可分節學動，做時卻要連貫、柔和，手、足配合一致。跟步動以及左、右擺繞、跨步，亦可略偏向左右側前方，那就需要在前步成半弓步時掌握角度。調息時，如果魚式息已練得深長，可不受上文敍述練法所限，除眨眼、閃游時以配合吐音為宜，均可自由掌握，其間的自然呼吸只是做為調節應用。此外，還可根據個人體會而變化，以適合個體的不同情況而取得功力進展為原則。

擺鰭眨眼式可調節心、肝、腎臟腑功能，並開始較前幾動更強調內氣之運用，因此要提示習練者體查和掌握運、集內氣的練習。此動腰的較大幅度擰轉也帶動了上體、頭頸的動作變化，與目視，眨眼配合亦具有改善、增進視力的作用，久練可使頭腦適應變化，增強節奏感，動作優美，乃至具有中國古典舞姿特色。待熟練動作後，習練者還可在跟、踮步時加上抬頦、後提吸腿動。

本動步點節奏如下：

‖：一、左虛步繞臂變半弓步。

二、右臂左上舉，與眨眼

三、重心移後足，繞臂下。

配合，閃游，跟步，後前踮步。

二、右虛步繞臂變半弓步。

二、左臂右上舉，與眨眼

三、重心移後足，繞臂下。

二

配合，閃游，跟步，後前踮步。

**第八式：錦魚吸水式**

①預備動：用第一式或接第七式。

②上擺仰吸動：出左步成左前虛步，雙手在腹下微擺，凝神閉氣提肛（圖39）；重心移前，雙手自腹部攏提氣上捧（圖40）；捧至胸部，鼻吸自然清氣，意引二氣相合上泥丸（指腦室，圖41）；雙手舉擺至頭上，重心稍後移，抬頭，翻掌朝上，拇指朝前，同時吐「波」音吹泡呼出濁氣，鬆肛，呼短吸長，隨呼即吸（也可說是快呼慢吸，圖42）。

③下擺俯吸式：向後閃腰，同時吸腹弓背，雙手隨之翻掌下落於頭頂前上方，同時吐「波」音吹泡呼氣，隨即配合向下動作吸氣（圖43）；閃腰吸腹後隨即挺胸，同時雙手從頭頂前上方落下，橫於額前（圖44），雙掌轉掌指向下落於胸前，前足虛步前移，配吐音呼氣（圖45），隨雙手自身前下插，吸氣引氣下降，後移臀，前彎腰，雙手直插到腳尖，前足同時協同虛步前引，配吐「波」音吹泡呼氣，閃游，隨即鼻吸（圖46），抬頭緩起，重心落於

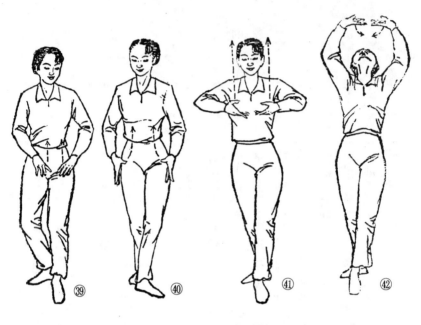

左腳，接下動，出右步，做左足在前的「上擺仰吸式」及「下擺俯吸式」。

此動的調息法，更突出了呼短吸長、以吸為主的方式，猶如水中游魚在吐泡吸水的同時便完成了吸氧納氣，又如人們游泳時抬頭出水面換氣的以吐氣帶吸氣動作。通過這種方法的鍛鍊，可逐漸消除呼與吸之間的痕跡，吐音吹泡呼氣的成分漸弱，直至微啟口即鼻吸，並慢慢過渡到鼻呼吸、體呼吸、意呼吸。

由於此動的仰、俯幅度大，要以掌握動作的要領和呼吸方法為主，次數不限，一般一輪便可，還可間以第一式或第二式，用以調節大幅度仰俯給頭部帶來的變化，使氣血升降之間的個體差異承受力得到適當緩解。

動作要求慢而穩，仰俯充分，不限次

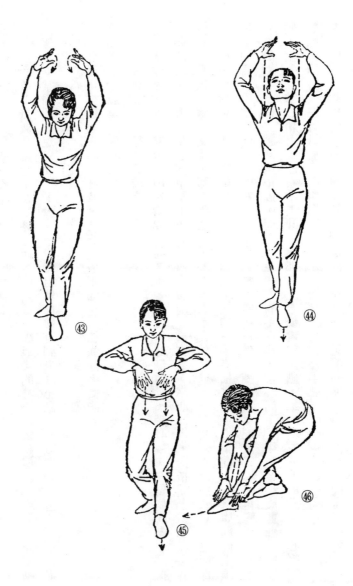

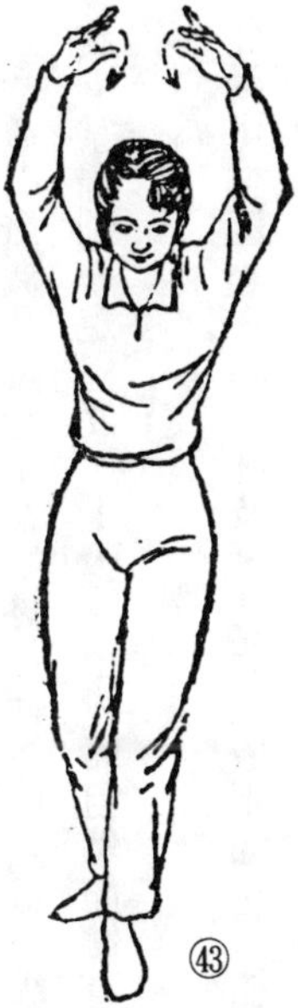

㊸

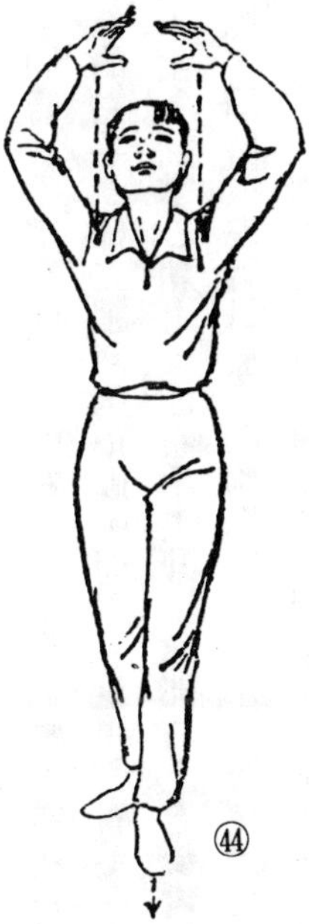

㊹

㊺

㊻

數，但求質量。高血壓患者慎用（下俯時可抬頭）。

意念導引氣機升降時，要始終保持水中嬉戲、吸氧後的身心輕快狀態，不可緊張而使動作僵硬。當練到一定程度，上吸、下吸時自然能體查到氣隨意動，運氣自如（但不可刻意追求）。

此動可調節心、肺、肝及腎功能，增視強身，加強呼吸機能。

**第九式：　裂腹魚破冰式**

①預備動：用第一式或接第八式。

②破冰水中左擺游：出左步成左前虛步，雙臂自身側啟動（圖47），左臂側起向上環擺至頭部的左上方再掌心向下壓沉，右手收至腹前，橫立掌，掌心向內，拇指朝上，在左手外側向上升頂，兩手交錯，即左手在內平壓下，右手在外立劈上（圖48）；配魚式息，雙膝部微屈伸，意想魚上下三次地突破冰口，即變下壓的左手為橫立掌，拇指向上，自腹部向上頂破，同時右手掌心向下自頭右上側平掌下壓，右內左外（圖49）；配魚式息，再變已下壓至腹部的右手為橫立掌向上頂破，而左手重複與右手交錯，掌心向下，平壓至小腹並順勢向左側下垂，翻掌心朝上，而右手上升至頭部右上方後彎向左側，掌心與左下方的左手掌心遙相對應，同時收左腳靠於右腳側點地；向左側彎腰，目視左手心（圖50），繼續向左側彎腰，左手向左上側抬起，右手向頭的左側延伸，左腳向右足前伸展，重心前移，閃游，配魚式息（圖51）。

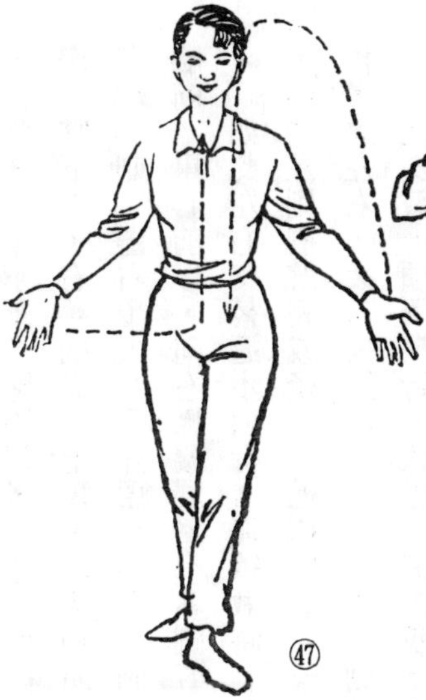
㊼

㊽

㊾

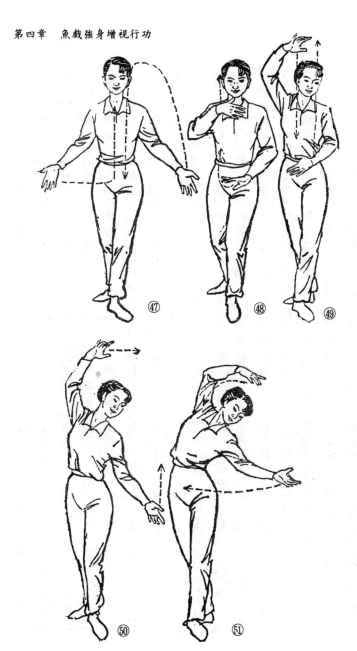

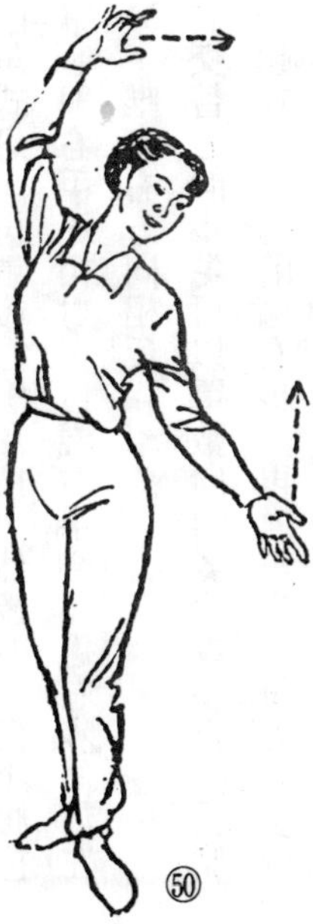
㊿

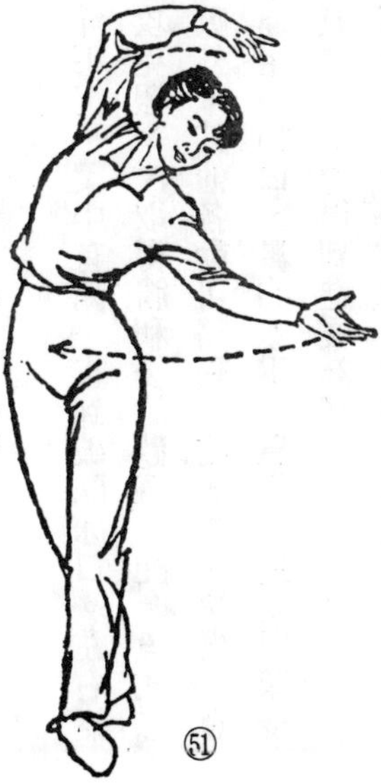
51

③破冰水中右擺游：左手擺向小腹，橫立掌，掌心向腹，右手擺回右側頭上，掌心向下，正腰，平掌下壓，膝略彎後直起，同時左掌向上頂破，交換兩手，左手升頂至左側頭上後變平掌下壓，右手橫立掌上頂，兩手相錯，配魚式息，再重複右壓左頂，然後右手自小腹擺向體右側，虛右步，左手升頂至頭左上側，掌心與右手遙相對，目視右手心，邁右步伸於左腳前，重心前移，向右彎腰展臂（參圖47～51，唯左右方向相反）。

如此左右交替邁步前行。連續做時，左右交替之間步點可以單數向前多行幾步再換另側，例如左側擺游完成後，一邁擺臂成下一動的起式，一邁前邁右步，再邁左步，重邁右步或再多邁左右步後，換足以右步在前做右側擺游。

在交替上頂下壓時，意想不懼嚴寒冰凍的上浮下沉，柔中有剛，直到破開冰口。左右擺時，則輕鬆歡快，盡量側彎腰，面帶笑容，猶如攻克艱辛、取得勝利後的歡舞。配合魚式息時，除側彎配吐音吹泡吐氣結合閃游動，然後鼻吸外，其他各動可隨動作的節奏、快慢、意境變化及個人掌握調息的程度不同，而較靈活地運用（如口、鼻的應用，息調的長短與深淺等），不必限於上述調息提示，而宜以個人感覺氣暢、功力得到進展為好。

此式雖剛柔相濟，但破冰屬象徵動，整體情調及表現動作為輕歌曼舞，款款沉浮，不用拙力。此動功式能調理三焦、心、腎，並可增視，在全套功法中則起到銜接前後動、緩衝大動間的作用，因而可為後幾動的高潮做好準備。此動一般不加第一式，特殊情況和組合演練時除外。因行步中已有步點調劑，故動作次數要求不必嚴格按九動一輪的明顯格局，而是每動閃游，九次左右側彎後，便可用單數多步邁進的步點變化來代替前幾動式的一輪後加用第一式（或閃游）的做法。

行功中的變化是多樣的。基本動掌握後便可自由發揮，不拘一格。

**第十式：　飛魚翔游式**

①預備動：接第九式。單練此動時，用第一式或第二式做預備動。

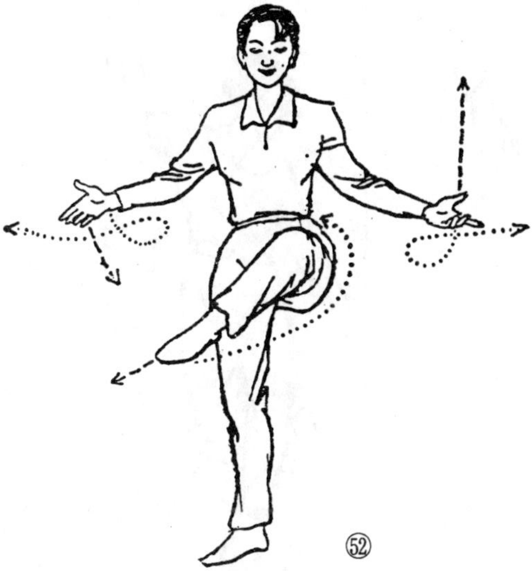

㊾

②飛魚四向擺尾式：飛魚遨游於水中，不時欲展翅翱翔空中，又入於水。該動平衡力強，變化多姿，手、腳配合動亦較多。

甲、獨立：在行步動基礎上，先提左腿，同時雙手掌心朝上自身側升起，向提升的腿、臂運氣，直到提升的腿達到個人所及的高點，膝關節稍向外，足尖朝下，足背向前、向右下方斜垂，支撐腿膝部稍屈，足尖外撇，重心稍偏右側（圖52）。

乙、右前向擺：以鼻緩吸氣，提起的左腿向右前方下擺，足掌心朝右前，目視足掌心，同時右手下落，與向右前下擺的左足協

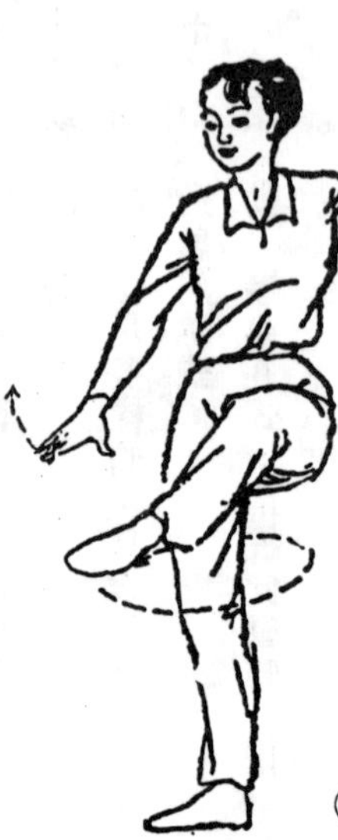

⑤③

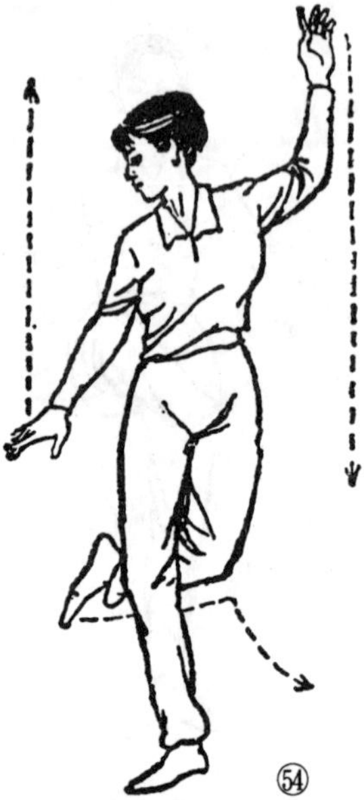

⑤④

同向右前方閃擺，左手亦於同時上舉至左側頭平位配合擺動，配魚式息，引氣至擺動的手指、足趾（圖53）。

丙、右後向擺：兩臂略上提，左足自右前方經右腿內側繞向右腿後方，足掌心朝右後下方，目視足掌心，再與手同時配合向右後下方閃擺；此時左手在上，右手手指朝右後下方與左足擺動同閃，並配吐「波」音呼氣，之後立即吸氣；在擺動左腿時，意引內氣至擺動腿足趾和擺動臂手指（圖54）。

丁、左前向擺：左足從右腿後面擺向左前方，勾腳使腳心向左前下方如踩物狀，同時左臂下擺至左前與左足協同向左前下方閃擺，右手亦同時由右後下方上擺至右上前方，在頭部右上方配合閃擺，配吐魚式息，口呼鼻吸，並意引

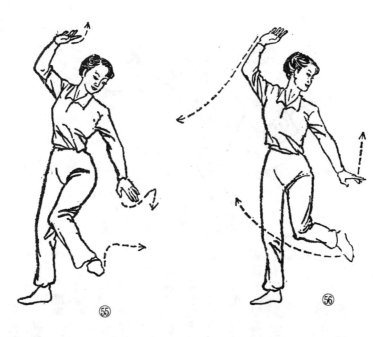

㊺

㊻

內氣運向擺動方向的手指、足趾，目視足掌心（圖55）。

戊、左後向擺：左腿提落向左後，足掌心朝左後下方，左手亦變掌心向左後，右手略轉向右上方，目視左足掌心，運氣至左手指、左足趾，同時配合向左後下方閃游，配魚式息（圖56）。

③飛魚展翅：飛魚四向擺尾，游於水中，展翅高飛，翱翔於水上空間，才更充分展現出飛魚特色。飛魚騰空如燕，姿態美妙，入水則顯出魚動之豐富。動時保持活潑、得意心境。

甲、獨立：左腿從左後下方向前上擺提，左臂擺升，右臂擺落，仍成雙掌心向上側舉、抬左腿的獨立體姿（參圖52）。

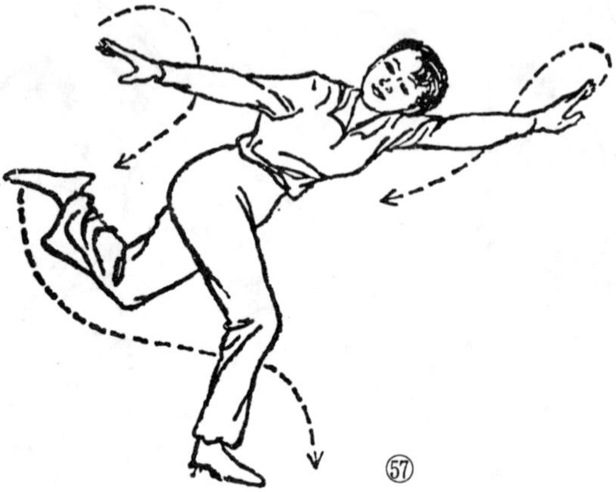
57

乙、展翅：前提的左腿曲膝後擺成足心向上，同時向右轉腰，頭隨之轉，上體前俯，右手翻掌向下內環轉，再向右後方伸展手臂，左手也從掌心向上的側舉位翻掌向下，內環轉再向左前方伸展（參圖52虛線），兩臂成一水平，左手伸展與曲膝後擺左腿的微屈膝部成一斜直線，右手掌心對向後舉的左腳心，目視後展的右手，穩定支撐腿，可上下微微屈伸，檢查有無重心失控，並平穩氣息，意集內氣運於展飛的手指和左足心（圖57）。

丙、飛翔：使展翅動保持穩定的體姿，雙臂配合支撐腿屈伸，做柔和的鬆肘腕、擺動手指的閃游動，並配短呼長吸的魚式吐音息，意如飛魚翔空，自由、廣闊而愜意。

丁、入水：向左轉腰，抬起上體直立，穩收左步落於右足前，重心前移，邁右步；可接用第二式的單、雙擺魚行步，也可直接做提右腿的飛魚展翅動。

以下如接做提右腿飛魚展翅動，可先行兩步，即邁右步、左步後再提右腿成獨立，接飛魚四向擺尾（參圖52～56，但左右方向相反），恢復提右腿獨立式，再後擺腿展翅（圖58），入水，接魚行步或重複左右飛魚展翅動。

此動左右對稱，可間做或連做八～十六遍，但不宜太多，最好能隨時隨地習練，養成習慣。全動均可結合第二式魚行步而穿插進行，這樣對於平衡功力尚差的初學者可起到平衡穩定的作用。對於年老或患病者，練展翅飛翔動可減低後擺舉腿及上體前俯的幅度，甚至直立完成。一般無特殊情況者則應絲毫不苟，必要時多在這一體姿上練靜功，以之

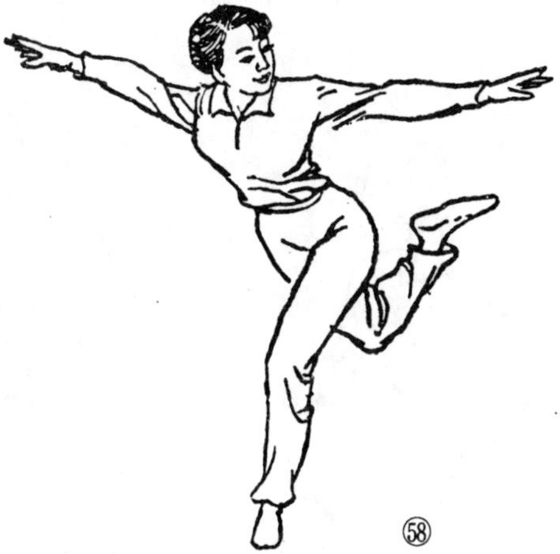

⑱

作為靜功樁式。要站立一定的時間，調息一定次數，功力才得進展。

此飛魚展翅動有健腦、強身、調心、固腎、增進五官功能等作用。久練能使身體平衡力增強，思路敏捷，耳聰目明。

至此動，本套功法進入高潮。可結合前九式自由演練，試創魚戲行功的不同意境及動作組合。

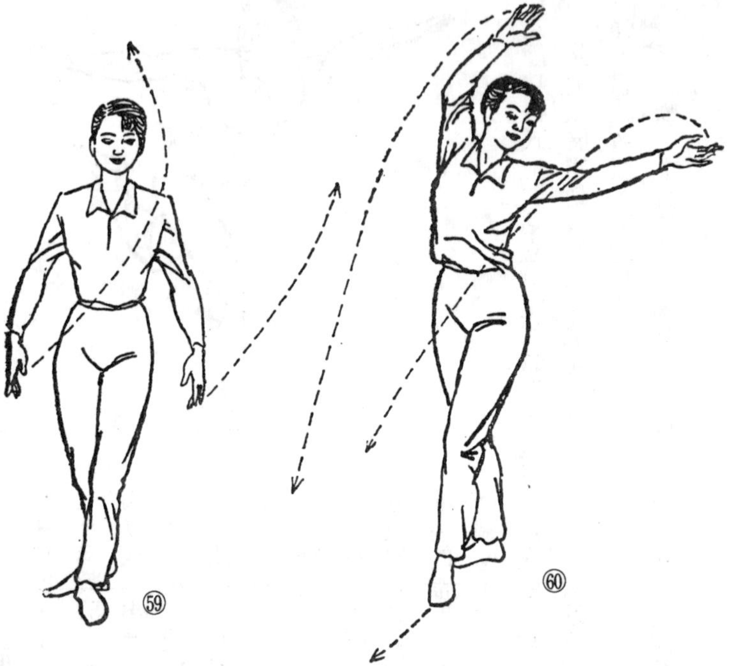


### 第十一式：築巢魚臥盤

①預備動：用第二式魚行步或接第十式。

②潛水築巢動：

甲、魚步立，前虛左腳，雙臂垂於身兩側，掌心向內，閉目凝神，以鼻深吸氣送至小腹，意引內氣運至雙臂、掌心（圖59）。

乙、重心稍前移，微開雙目，隨臂擺向而動，雙臂向左上方擺起，以腰動催運內氣上行，左手臂向左側平方向擺去，掌心朝前上，右手臂向左肩上擺後繞過頭左側及頭上擺向頭右上方，繼續吸外氣，並意引內氣催動（圖60）。

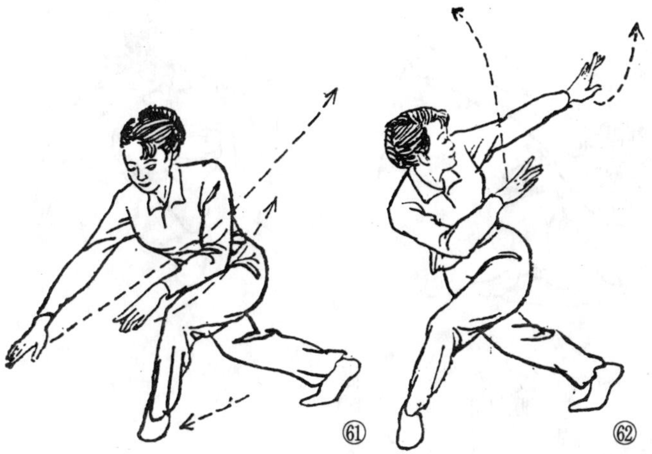

61　　62

丙、雙臂以腰動及內氣引帶繼續繞擺，經右上方向右下方做大幅度環擺，全身均舒展開，邊配合鼻吸邊將左腿前移，上體前俯，成前弓半蹲步（圖61）。

③沉臥抱丹：後腿略屈，仍為半蹲步，向左後方向轉腰，雙臂自右下方同時向左後上方隨後轉的腰動擺起，雙膝略沉，雙手臂做閃游動，目視左手，同時配吐「波」音呼氣，隨即吸氣，稍停，意引內氣返回小腹，穩守，沉臥抱丹（圖62）。

④浮潛築巢：右轉腰，抬起前俯的上體，邊收右後腳至左足跟後，邊吐「波」音呼氣，隨即與擺臂同時鼻吸，左手臂擺向左側方，掌心朝上前，右手臂自左肩位擺向頭上右方，掌心朝下前，與左掌心遙相呼應，重心稍後移（圖63）；仍以腰動及內氣帶動，重複自左向右上右下的大環擺，擺至右下方，上體前俯，左足前右向拉出，成左弓步半蹲，再向左後方轉腰，左後上方擺臂，目視左手，但不

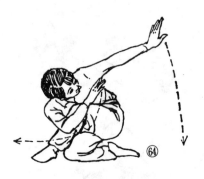

⑭

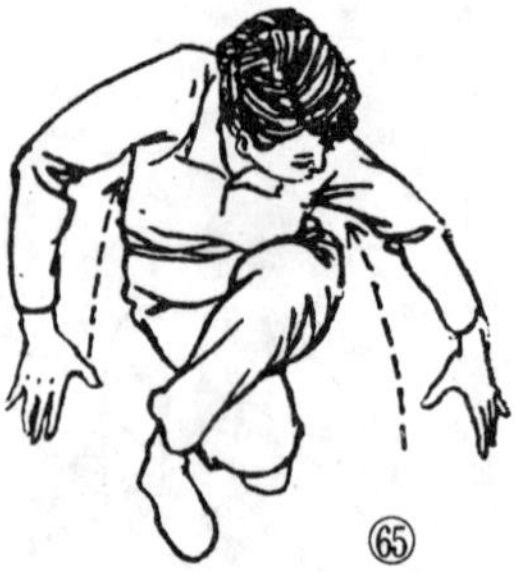

⑮

做閃游動而接下動（參圖61、62）。

⑤臥盤觀珠：雙臂後擺，同時左後腿膝部向下著地，臀向後移，重心下降向後，左前腿橫前，雙腿盤起坐地，上體更下俯向前，轉頭向左後，目視左手，閃游動，配吐「波」音呼氣後即以鼻吸氣，閉目稍停，意引內氣回至小腹兩腎間空懸的「玄關穴」——丹成珠現，臥盤靜觀（圖64）。

⑥提氣上浮，重心稍向前上移，後盤腿離地，上體也略抬起，雙臂落於身側下擺提氣（圖65），收右後足，起立，恢復魚步立（參圖59）。

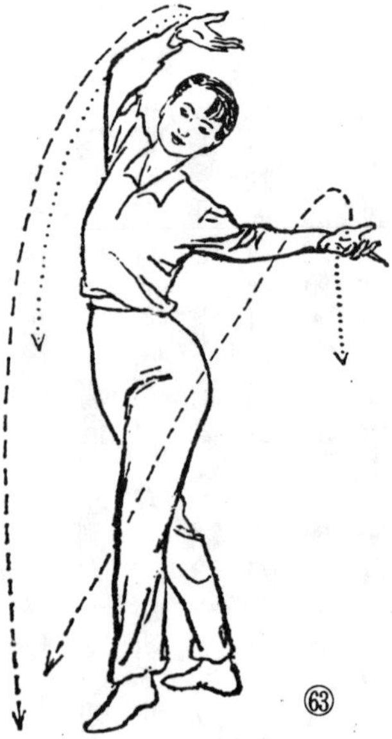

⑬

此動可連續左、右交替做，亦可在動間穿插以第一、二式為主的其他各式動作。此動不受次數限制，可根據個人體質及動作熟練程度選練。如體弱患病者下盤有困難，可只做到第四動的起立浮擺後便恢復魚步立或接右向動而不再接做環擺坐盤動。因此動作雖上下、前後幅度大，難度亦大，但仍可適於各種體質者習練。

此動要注意調動內氣。不僅要加強運、集氣的鍛鍊，而且要加強動靜結合、養氣守真。除增強大腦的平衡、控制力，還要結合意想，引導習練者體會功成丹竟、珠顯內觀。儘管練者會因功力不同而體會各異，但隨功力進展，也會因內氣運轉、真氣興衰而體會到不同的氣感及成功的喜悅。

「築巢魚臥盤」動可調動心、腎、肝氣，平衡臟腑功能，增強腦力、體力，久練可增視強身。

《脈望》曰：「守兩腎中間空懸穴，名曰『玄關』上下之根也。」所謂守一守真，守黑守雌，皆指此處而言，指內守精神，調合神形，使之達到神形高度穩定狀態。

**第十二式：　鯉魚龍門躍游式**

①預備動：接第十一式，成左足在前的魚步立。

②擺游下伏，虛左前步，雙臂自身側提起，閉目凝神，以鼻吸氣（圖66），意引內氣運向雙手十指和雙足十趾，微開目，雙臂向內上擺，翻掌心向上，直提擺升至左右側平位（圖67），重心稍前移，俯身半蹲，同時雙手向內下方翻掌下擺，直擺向身後，掌心朝上後舉，

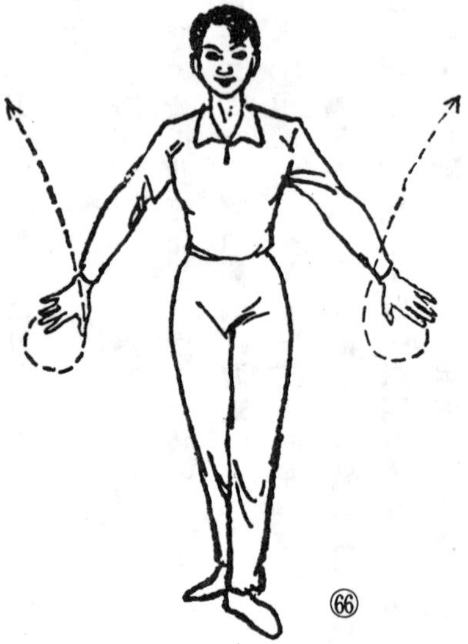

⑯

配吐音呼氣（圖68）。

③躍游動：鼻吸氣，雙臂自身後向前上方擺，同時起身抬頭提足（圖69），直擺向頭上，掌心朝前，同時引體，使全身盡量向上伸展，並提雙足踵離地，跕足尖立起，抬頭，目視上舉的雙手，意如躍游水上，但雙足只跕步不離地，繼續上引直到身體所及的最高點，全身

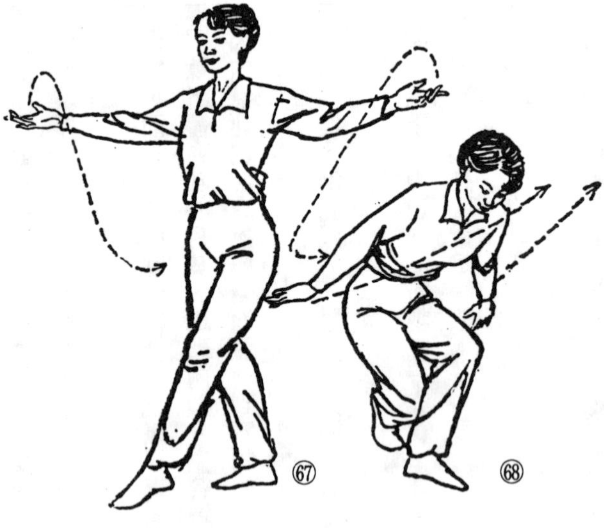

⑰ ⑱

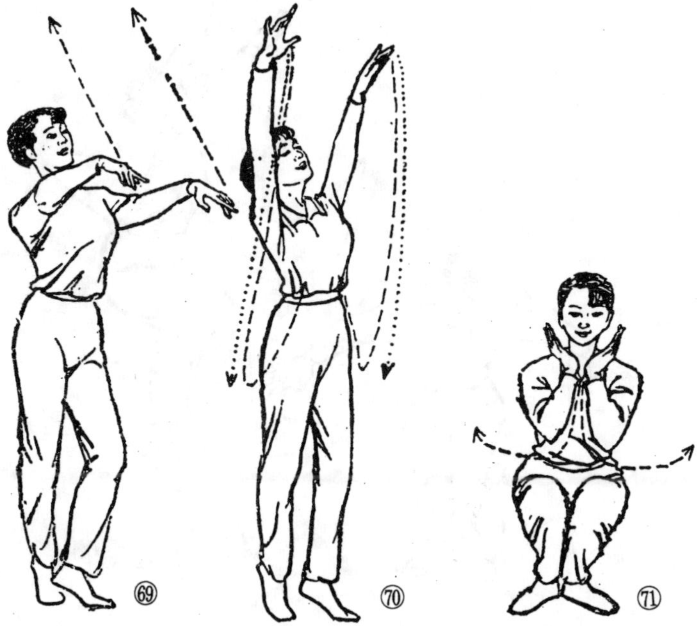

⑥⑨　⑦⓪　⑦①

充分伸展開（圖70）；以下一般可接下動，但如習練者年老體弱或有腿疾，不適於跳躍，便吐音呼氣，按圖70虛線動，恢復預備姿，接做邁右步的鯉魚龍門躍游式，同上述的第①～③動（參圖66～70），唯左右方向相反。

④潛沉集氣：吐音呼氣，雙臂自頭上向下擺，同時上後步與前足相併，屈雙膝下蹲，雙手擺至左右側下方後再向內上擺，隨下蹲動虛托頦下（圖71）；內視掌心，稍停，調運內氣向手十指及足十趾，然後向下後方擺動雙臂，雙手掌心朝後上方，後下舉分向兩側，同時稍抬臂，體前傾，低頭向下，鼻吸後閉息，運內氣達於手指、足趾，氣

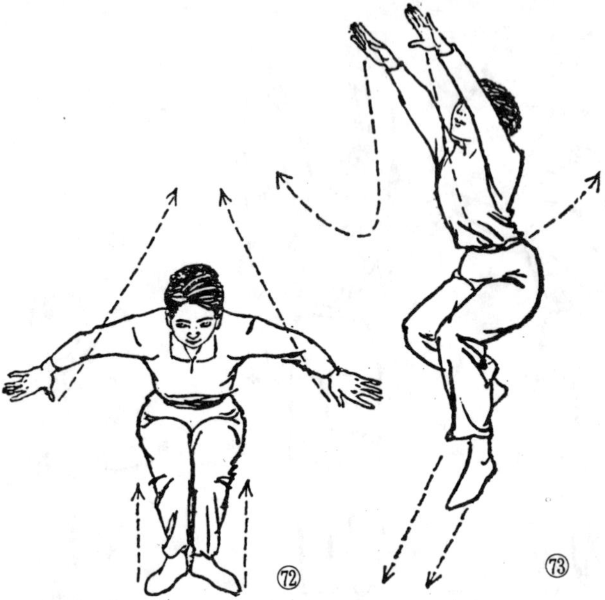


足身輕，充滿信心，展翅欲躍（圖72）。

⑤跳龍門：雙臂向前上方揮擺，掌心朝下，同時，雙足蹬起使整個身體騰空，在空中收腹，雙腿相併，兩足交錯相靠，配吐「波」音吐泡，雙手臂直擺至頭部前上方，如魚躍空，跳過龍門（圖73），落地下蹲，雙臂隨之下擺，然後再隨身體起立踮足動向左右側平位擺去，掌心朝下，成雙臂左右側平舉，以鼻吸氣（圖74）。

⑥水中立擺：隨身體上下、雙膝伸屈、雙足踵起落的動作，雙臂協同做閃游動，擺雙鰭，配吐「波」音吐泡，然後再次以鼻深吸氣，雙臂落於身側，閉目凝神，恢復預備動；出右步，成右魚步立；重複一～六動，但

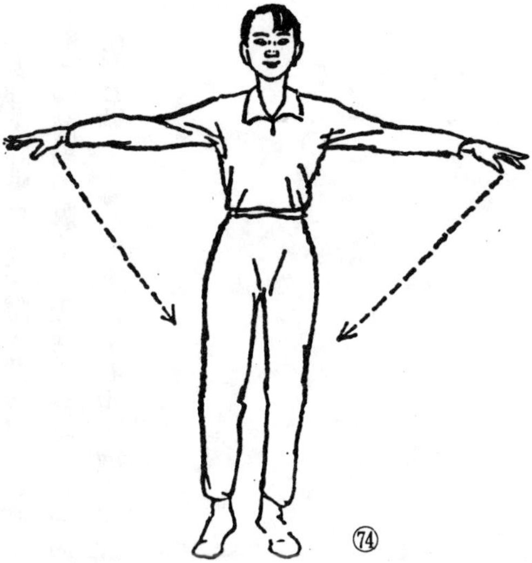

⑭

前四動的左腳前動均變為右足前位的動作，其他要求均相同（參圖66～74）。

此動的騰空，與初級功、二步功及臥功，乃至行功前十一式，尤其是到第十式「飛魚翔游」、第十一式「臥底守玄關」的底功均有內在聯繫。在習練式子的同時，應細心體查。

此式動作次數不限，但以左、右相襯為佳。另外，若只練①～③動，次數可比全練更多些。此式並可穿插在前十一式中做組合動。

收式：

①用第一式「鯤魚晃鰭」做四個九步，即一輪以上（左右或前後擺鰭晃腰均可），平穩氣息，收內氣歸丹田，閉目，守息，「玄關」（「玄關」即指丹田，見《針灸大成》）。

②用第一式①動「魚蘭立」，左足前，左手於身側，右手升向胸前，立掌，然後兩掌心遙相對應，款擺微動，體查內氣相交，繼守息

「玄關」片刻(守時可據個人而定)之後落右手。

③雙手從身側上舉,掌心向上,經耳側向頭頂上方,立掌,兩掌心相對,稍停,此時身心俱靜,呼吸自然平隱,然後邊以鼻輕呼,邊落雙手臂,自頭上保持兩掌心相對向下,經面前、胸前到橫膈位,先向外轉腕,再向內轉腕,兩掌心對小腹,斂氣歸元,稍停,雙手分向兩旁身側,掌心朝下,上右步,與左足成開立,再左移重心,收右步,併立,睜目,收功。

# 附章

# 各套功法應用經穴

## 「初級功」、「眼氣功錦」應用經穴一覽

（圖見下面「二步功」、「臥功」、「行功」應用經穴一覽部份）

**預備式**

手厥陰心包經（圖1，左），起於胸部腋縫下三寸的「天池穴」，沿大臂內側，小臂內側至腕上橫紋上方三寸的「內關穴」，手掌心的「內勞宮穴」，止於手中指指端的「中衝穴」。此經可定心、除煩。目為心之外竅，心為五臟六腑之大主，目亦受心之使。該經與手少陽三焦經（圖1，右）連接。現介紹五穴。

一、天池穴 二、曲澤穴 三、內關穴 四、內勞宮穴 五、中衝穴

其中重點記取四穴：

天池穴（圖1左—1）。位於雙乳頭外一寸，第四肋間處。為心包經起始穴。

內關穴（圖1左—3）。位於腕上橫紋正中直上二寸，兩筋之間。主治心慌、心跳等。

內勞宮穴（圖1左—4）。位於掌心，自然握拳，中指尖與無名指尖間縫。主安神等。

中衝穴（圖1左—5）。位於中指尖，離指甲約一分處。主治心、頭痛、昏暈等。

**第一節：活頸吐鈉**

目1，耳穴（圖11—6）。位於耳屏及對耳屏構成之屏間切跡下方內側。主治驗症為近視及急性青光眼、視神經萎縮等眼病。

目2，耳穴（圖11—4）。位於耳屏及對耳屏構成之屏間切跡下方外側。主治驗症同上。

眼，耳穴（圖11—5）。位於耳垂正中。主治屈光不正及急性結膜炎、角膜炎等。

## 第二節：沉魚水底

百會穴，屬督脈（圖6—5）。位於頭頂正中兩耳尖直上頭頂相交處，前對鼻尖。主治目如脫盳，不可左右後顧、頭昏目眩、眼部炎症等。

內勞宮穴，屬手厥陰心包經（圖1左—5）。在手掌中心凹陷處，屈指後中指、無名指尖之間。主治心、口、神經諸症。

湧泉穴，屬足少陰腎經（圖3—1）。位於足心正中。主治目視盳盳、目痛等。

## 第三節：點水蕩游

上光明穴（圖9—2）。位於眉正中上方五分、魚腰穴與陽白穴中間。主治近視及各種眼疾。

期門穴，屬足厥陰肝經（圖2—6）。去任脈經約三寸半乳頭直下第六、七肋間。主治目眩等。

大敦穴，屬足厥陰肝經（圖2—1）。位於足大趾、爪甲根外側趾背毫毛中，為肝經起始穴。治目病。

## 第四節：甲刺頭面

攢竹穴，屬足太陽膀胱經（圖5—2）。位於眉內角端。主治驗證為目痛、視物不明、頭痛目眩、眉棱骨痛等。

睛明穴，屬足太陽膀胱經（圖5—1）。位於目內眥角上一分，目眶骨邊宛宛中。主治近視、視神經炎、頭痛目眩、青光眼等。

四白穴，屬足陽明胃經（圖9—1）。位於眶下小孔凹陷處。主治眼疾如眼肌痙攣、結膜炎、角膜炎、頭痛目眩、溢淚、斑翳等。

太陽穴，為經外奇穴（圖10—1）。位於眉梢與眼眶外凹陷處。主治目痛、視物不明、頭痛目眩、眉棱骨痛等。

魚腰穴，為經外奇穴（圖9—3）。位於眉正中，下對瞳孔。主治屈光不正及眼炎症、白斑、青光眼等眼病。

絲竹空穴，屬少陰三焦經（圖9—8）。位於眉梢頭略入眉毛中。主治視物䀮䀮、昏花不真、眉棱骨疼、頭痛、目眩。

陽白穴，屬足少陽膽經（圖9—1）。位於眉直上一寸處，直對瞳孔。主治遠視䀮䀮、頭痛、溢淚、炎症等。

正光穴，又名「東名穴」為經外奇穴（圖9—4）。位於眼眶上緣下，當時針十一時處（在右眼相反為一時處）。主治屈光不正及眼病。

風池穴，屬足少陽膽經（圖4—12）。位於後頭部入髮際兩側凹陷中。治眼要穴，主治目不明及炎症，頭昏目花等。

**收功式**

帶脈穴（圖4—17）。促氣歸元，與膽相連。

腎俞穴，屬足太陽膀胱經（圖5—15）。位於第二腰椎下、旁開一寸半的後腰凹陷處。主治視物不清、瞼緣炎、頭昏目花等。

## 「三步功」、「臥功」、「行功」應用經穴一覽

### 一、手厥陰心包經和手少陰心經

**㈠手少陰心經功用及經線起止**

本經出於面，連屬目系。心主血脈，諸脈屬目，為治目要經之一，且心存神，神與氣，與形必調和而後安。古醫書記載常用經穴共十三穴，現今常用九穴，本功法重點記用四穴。

本經線起於腋窩部的「極泉穴」，止於手小指內側末端的「少衝穴」，經路循行於上肢兩臂、手內側，內出腋下。

**㈡手少陰心經重點記用穴**

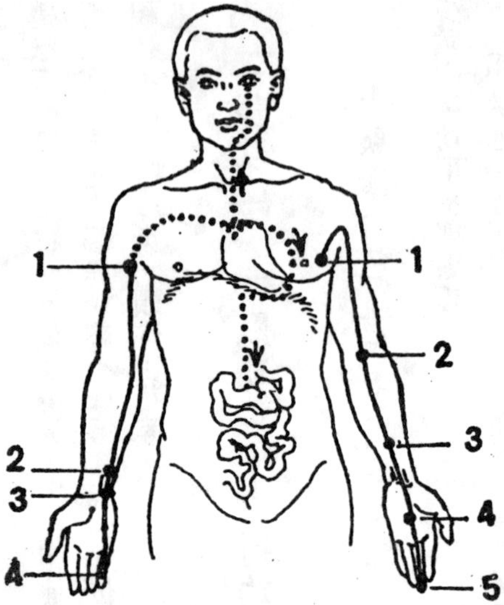


左：

1.極泉穴

2.通里穴

3.神門穴

4.少衝穴

右：

1.天池穴

2.曲澤穴

3.內關穴

4.內勞宮穴

5.中衝穴

圖1　手厥陰心包經（左）和手少陰心經（右）

「極泉穴」，為心經起始穴。位於腋窩正中，腋動脈內側。主治心胸、肘臂疼痛，目黃、咽乾、煩渴等（圖1右—1）。

「通里穴」，位於小指一側腕上橫紋凹下處上方一寸（以中指一、二橫紋端間距計為同身寸一寸）。主治目疾（頭暈、目眩、暴瘖）、神衰、心痛、心悸等（圖1—2）。

「神門穴」，位於腕上橫紋尺側端梢上凹下位，尺側腕屈肌的橫側凹陷中，豌豆骨下（手腕外側按之可活動的圓形突起部即是）。主治目疾、視疲勞、目黃、頭痛、眩暈、失眠、心慌失音等（圖1—3）。

「少衝穴」，為心經末穴。位於小指橈側（即靠無名指的一側）離小指甲內角甲旁約一分許。主治心悸、目赤黃、胸痛、昏迷等（圖1—4）。

## 二、足厥陰肝經

### ㈠肝經功用及經線起止

肝開竅於目，聯絡「膽」，連接二目，為治眼需疏通之主經。古醫書記載一般常用共十三穴，現今常選用十五穴，本功法重點記用四穴。

經路路線起始於足大趾甲外毫毛部的大敦穴，止於乳下第六肋間的期門穴。由此聯膽。

### ㈡肝經記用穴

大敦穴，為肝經起始穴，本經清、濁氣進出之處。位於足大趾外側，趾背毫毛處，距大

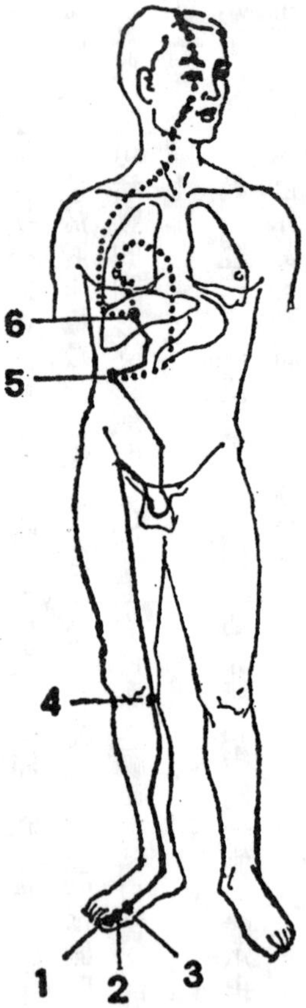


1.大敦穴
2.行間穴
3.太衝穴
4.膝關穴
5.章門穴
6.期門穴

圖2　足厥陰肝經

趾外甲角一分許（圖2—1）。

期門穴，為肝經末穴。位於胸前第六肋間，或可在第九肋軟骨附著部位稍下方（女子乳房底緣下方、男子乳頭直下處）尋點。主治目眩、眼圈青黑、肋痛、消化不良等（圖2—6）。

行間穴，位於足拇趾、次趾間縫端，距趾蹼緣後約五分處。主治頭痛、目不明、青光眼等（2—2）。

太衝穴，位於足背第一、二趾縫間上足背一寸半處，即第一、二跖骨結合部之前凹陷處。主治目不明、目翳、頭頂疼，高血壓等（圖2—3）。

## 三、足少陰腎經

### (一)腎經功用及經線起止

腎經亦為治眼要經。若腎水不足，則目失濡養、烏珠不明、光不及遠。此經還聯絡膀胱經。經線分支從肺出，聯接心臟，與手厥陰心包經亦連接。古醫書記載常用穴與現今同為二十七穴，本功法記取五穴。

經線起於足底「湧泉穴」，止於胸部的「俞府穴」，外表止於尾骨尖直下五分處的「長強穴」，然後經脊椎入體內。

### (二)腎經記取穴

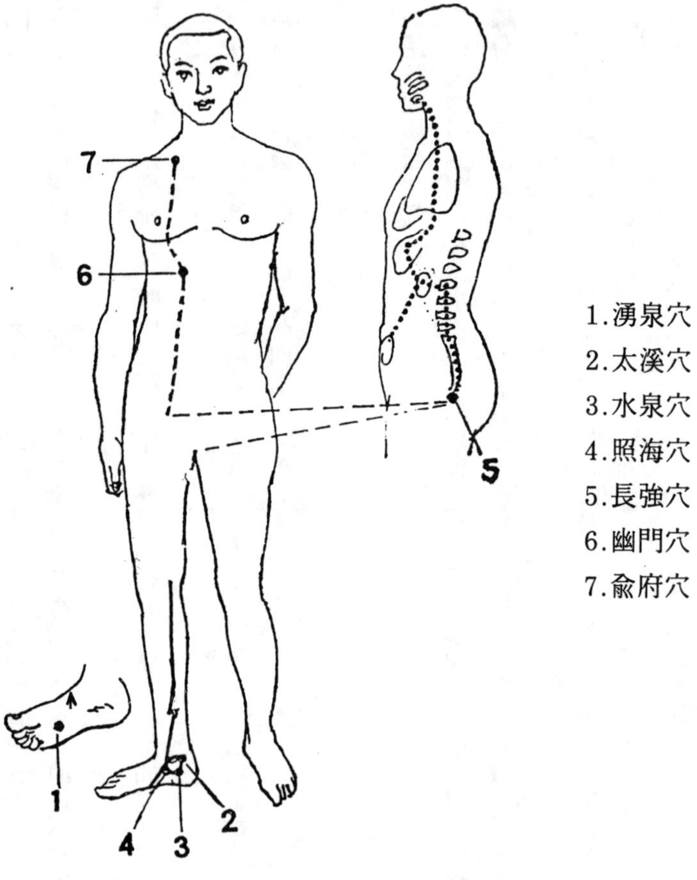
7
6
5
1
2
4
3
1.湧泉穴
2.太溪穴
3.水泉穴
4.照海穴
5.長強穴
6.幽門穴
7.兪府穴

圖3　足少陰腎經

湧泉穴，位於足底心（不包括足趾）前、中三分之一交界處，正常卷足時跖關節後方凹陷處。調治腎功能，主治各種眼症，如目視不明、目赤病、目眩、瞳神緊小、青盲、頭疼、頭昏、失眠等（圖3—1）。

水泉穴，位於足跟內側，足跟上凹陷部，跟骨結節內側前上部凹陷處。主治近視、目不明、目昏花等（圖3—3）。

照海穴，位於足跟內側，內踝尖直下一寸、內踝下緣凹陷處。主治視力減退、頭昏、失眠等（圖3—4）。

長強穴，屬督脈，但為腎經在體表經線的終點穴。位於脊椎最下部、尾骨尖直下五分處。主治腰背疼（圖3—5）。

俞府穴，為腎經末穴。位於鎖骨內端下緣凹陷處（圖3—7）。

## 四、足少陽膽經

### ㈠膽經功用及經線起止

本經係「目系」，肝經循此經與眼、腦相連，會合於手少陽三焦經，絡肝臟，屬膽。聯足厥陽肝經。經路上多治療眼病，尤以屈光不正眼病驗穴。古醫書記載常用穴四十二穴，現今常用四十四穴，本功介紹二十四穴，重記取八穴。

經線起於目外眥角外側的「瞳子髎穴」，止於足四趾的「足竅陰穴」。

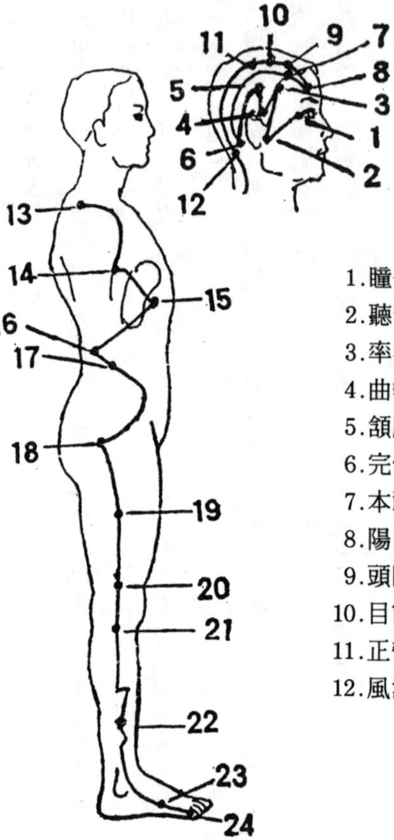


| | |
|---|---|
| 1.瞳子髎穴 | 13.肩井穴 |
| 2.聽會穴 | 14.淵腋穴 |
| 3.率谷穴 | 15.日月穴 |
| 4.曲鬢穴 | 16.京門穴 |
| 5.頷厭穴 | 17.帶脈穴 |
| 6.完骨穴 | 18.環跳穴 |
| 7.本神穴 | 19.風市穴 |
| 8.陽白穴 | 20.膝關穴 |
| 9.頭臨泣 | 21.陽陵泉穴 |
| 10.目窗穴 | 22.下光明穴 |
| 11.正營穴 | 23.足臨泣穴 |
| 12.風池穴 | 24.足竅陰穴 |

圖4　足少陽膽經

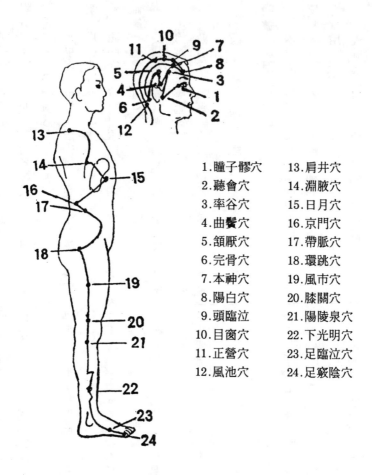

### ㈡膽經記取穴

瞳子髎穴，為膽經經路始穴。位於眼外眥眥角外側約五分，眶骨外緣凹陷處。治屈光不正、視神經萎縮、角膜炎等多種眼症（圖4—1）。

陽白穴，位於雙眉正中直上一寸，目正視時對瞳孔處。治視物不明及前頭痛（圖4—8）。

頭臨泣穴，位於眼平視時瞳孔直上入前髮際半寸處。治視瞻昏渺等眼病（圖4—9）。

目窗穴，位於臨泣穴膽經頭線直上一寸半處。主治近視、目翳等（圖4—10）。

正營穴，位於「目窗穴」再上一寸半處。主治目眩、頭痛等（圖4—11）。

「風池穴」，位於頸後髮際內、枕骨下凹陷處，即大筋外側凹下與顳骨乳突下緣相平位。主治多種眼病、頭痛、感冒、耳鳴、中風等（圖4—12）。

下光明穴，位於雙足外踝尖直上五寸（同身寸，可以本人橫指中線為三寸，三橫指中線為二寸，相加為五寸），腓骨後緣處。主治近視、夜盲、視神經萎縮、偏頭痛等（圖4—22）。

足竅陰穴，為膽經末穴，位於雙足四趾外側，距四趾甲角旁約一分許。主治頭痛、視渺、目赤痛等（圖4—24）。

## 五、足太陽膀胱經

### ㈠膀胱經功用及起止

本經入腦，連「目系」，與手太陽三焦經相接；聯絡腎臟，屬膀胱，與足少陰腎經亦相連接。古醫書記載常用約三十六穴，現今常用六十七穴，本功法介紹二十九穴，重點取用十一穴。

經路起於目內眥旁的「睛明穴」，止於足小趾側的「至陰穴」。

### ㈡膀胱經記取穴

睛明穴，為膀胱經起始穴。位於雙眼內眥旁稍上一分處。治各種眼病，如近視、遠視、老花、散光、急（慢）性結膜炎、視神經病症等（圖5—1）。

攢竹穴，位於兩眉頭內側凹陷處。治視物不清、頭痛、眉棱骨痛、上瞼下垂、流淚、目赤、角膜白斑等症（圖5—2）。

眉衝穴，位於「攢竹穴」直上入前髮際五分處。治頭痛、眼病、眩暈等（圖5—3）。

曲差穴，位於入前髮際正中線五分再旁開一寸半處。治目眩、前頭疼、目視不明、內障、鼻症等（圖5—4）。

五處穴，位於「曲差穴」上五分，距頭正中線一寸半。治頭痛、目視不明、目眩、小兒驚風等（圖5—5）。

承光穴，位於「五處穴」後一寸半處。治頭痛、眩暈、角膜病、目視不明、目翳、目眩、青盲、鼻塞多涕等症（圖5—6）。

1.睛明穴
2.攢竹穴
3.眉衝穴
4.曲差穴
5.五處穴
6.承光穴
7.通天穴
8.絡卻穴
9.玉枕穴
10.腦戶穴
11.天柱穴
12.風門穴
13.心兪穴
14.肝兪穴
15.腎兪穴
16.上、次、中、下髎穴
17.會陽穴
18.承扶穴
19.委陽穴
20.委中穴
21.承山穴
22.飛揚穴
23.崑崙穴
24.仆參穴
25.申脈穴
26.京骨穴
27.束骨穴
28.通谷穴
29.至陰穴

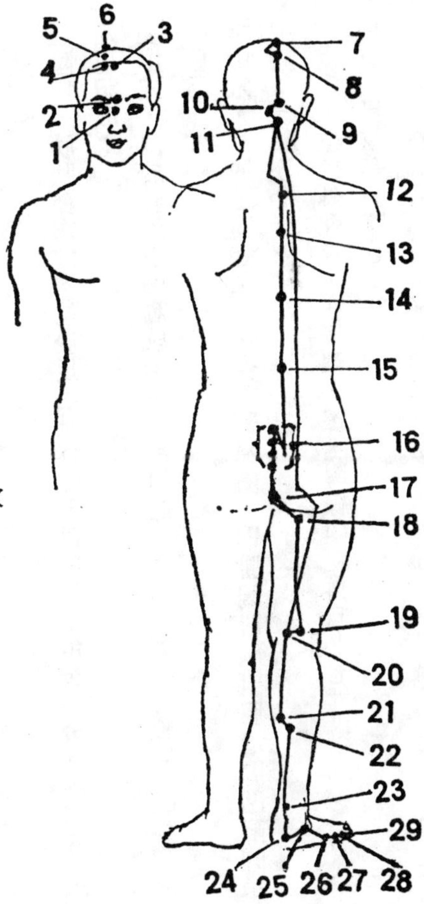


圖 5　足太陽膀胱經

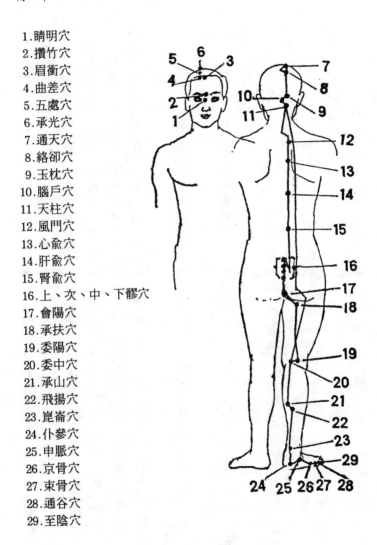

風門穴，為氣之出入門戶。位於後背第二胸椎棘突下旁開一寸半（亦可以與肩胛骨上突出部位水平位略下尋之）。治感冒、目眩等（圖5—12）。

心兪穴，位於第五胸椎棘突下旁開一寸半處（可以肩胛骨為標，尋其內邊緣中上部平線，與脊椎正中旁開一寸半處）。治目不明、眼赤痛、流淚，調節神經及心系（圖5—13）。

肝兪穴，位於第九胸椎棘突下旁開一寸半處，於第三浮肋向內水平線稍上尋之（手雙臂自然下垂時與腋下接銜線水平位，亦即肩胛骨下緣再往下些參找）。治多種眼病，調肝功（圖5—14）。

至陰穴，膀胱經末穴。位於足小趾外側、趾甲外下角旁一分許（圖5—29）。

還可記取：

委中穴，位於雙膝後膕窩紋中央。治目𥄉、目眩、頭痛、脫眉、腿痲（酸）、抽筋、腰背痛（圖5—20）。

承山穴，位於小腿肚正中、人字凹陷處（即腓腸肌兩肌腹之間凹陷的頂端）。治症同「委中穴」（圖5—21）。

飛揚穴，位於外踝後，在後踝與跟腱聯線中點再向上七寸處，「承山穴」外下方。治頭痛、目痛、目眩等（圖5—22）。

京骨穴，在第五跖骨粗隆外側凹陷處，即第五趾骨粗隆下；束骨穴，在第五跖骨小頭後緣外側凹陷處；通谷穴，在第五跖骨外側凹陷處赤白肉際。此足背外側三穴治頭痛、目視不明、內障、目眩、項強等（圖5—26、27、28）。

## 六、督　脈

### (一)督脈功用起止

入腦，與足少陰腎經及足太陽膀胱經會合貫穿入脊椎，出來歸於腎臟，並與任脈、衝脈會合，聯繫兩目下部的中央。督脈路線起於小腹下骨中央，出「會陰穴」，始自尾骨尖下的「長強穴」，止於唇內「齦交穴」。古醫書常用穴二十七穴，今用二十八穴，本功法介紹八穴，重點選記七穴。

### (二)取　穴

齦交穴，督脈絡止穴。位於上唇系帶與齒齦相接近。治目翳、目癢、口眼歪斜、流淚、眼瞼瞤動症（圖6—8）。

神庭穴，位於入前髮際正中五分。治視物不明等多種眼病（圖6—7）。

上星穴，位於前髮際正中直上一寸。治頭痛、各種眼病如目視不明、暴盲、鼻炎等（圖6—7）。

百會穴，位於頭頂正中與兩耳尖聯線之交點處（可用中指點頭頂，拇指找耳尖尋穴）。主治頭痛、頭暈、目翳、目如脫等症及調治視神經（圖6—5）。

後頂穴，位於「百會穴」後一寸五分處。主治頭痛、目眩、頂強、目肮、失眠等（圖6—

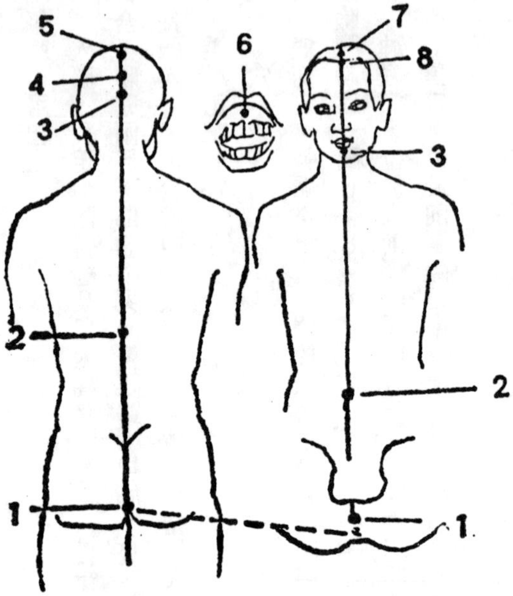


圖6　督脈（左）

左：

1.長強穴　5.百會穴

2.中樞穴　6.上星穴

3.強間穴　7.神庭穴

4.後頂穴　8.齦交穴

圖7　任脈（右）

右：

1.會陰穴

2.神闕穴

3.承漿穴

3）。

中樞穴，位於第十胸椎棘突下，向上點刺尋穴。治視力減退、食欲不振及腰疼、胃疼等（圖6—2）。

## 七、任　脈

起於腹內胞中，與衝脈、督脈同源，出「會陰」，上行至唇下「承漿穴」。重點記三穴：一、會陰穴、二、神闕穴、三、承漿穴（圖7—1、2、3）。

## 八、衝　脈

### ㈠功用及線路起止

起於腹內胞中，下出「會陰穴」，與任脈、督脈同源。起始穴為「會陰穴」，末穴為「幽門穴」。在腹股溝中央的「氣衝穴」與足少陰腎經合併。沿腹旁兩線向上，至胸後脈氣彌漫散佈，在咽喉部合聚，與任脈合，脈氣佈至鼻咽。本經對頭面的手、足三陽經及五官七竅起滲透灌溉作用，分支對足三陰經起滲透作用，且與督脈通，故稱可「滲諸陽」、「滲三陰」為經絡之海（故又稱「血海」）。古今常用穴二十四穴。

### ㈡穴位尋記

會陰穴，任脈始穴，位於陰部與肛門之間（圖8—1）。

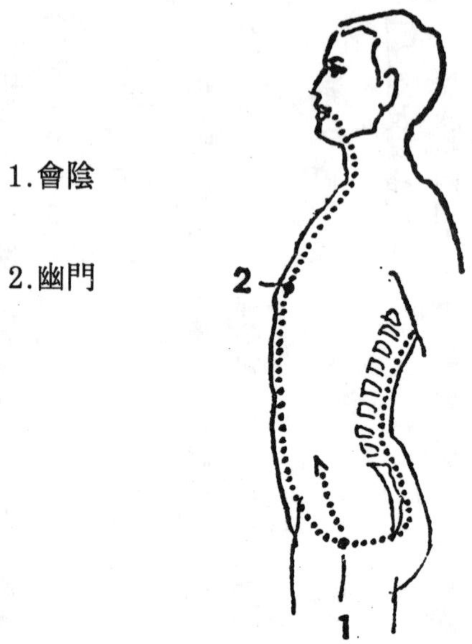


圖8　衝脈

幽門穴，別名「上門」。亦屬腎經（圖8—2）。

九、經外奇穴

魚腰穴，位於眉毛中心處。治眶上神經痛、眉棱骨病、上瞼下垂、內障、眼瞼瞤動等症（圖9—3）。

正光穴（又名「上明穴」），位於眉弓中點、魚腰穴下、眶上緣下。治屈光不正（圖9—4）。

球後穴，位於眶下緣外四分之一與內四分之三交界處。治近視、視渺、目內障、青盲等眼病（圖9—7）。

鼻通穴，位於鼻骨下凹陷中、鼻唇溝上端盡處，點時向內上方用力。治屈光不正（圖9—5）。

太陽穴，見初級功經穴（圖10—

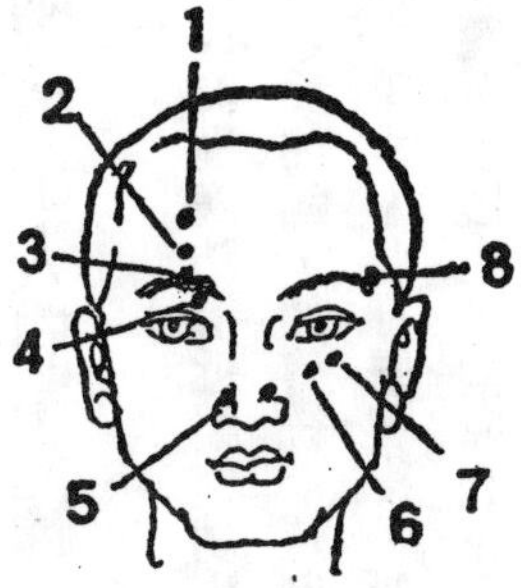


圖9　正面穴

1.陽白穴　　5.鼻通穴
2.上光明穴　6.四白穴
3.魚腰（光明）穴　7.球後穴
4.正光（上明）穴　8.絲竹空穴

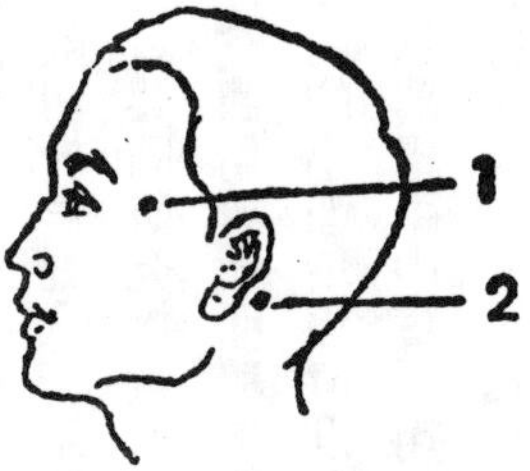


圖十　側面穴

1.太陽穴
2.翳風穴

1）。

翳明穴，位於耳後顳骨乳突下緣與耳垂齊平，「翳風穴」後一寸。點時稍向前用力。主治近視、遠視、白內障、失眠等（圖10—2）。

## 十一、耳　穴

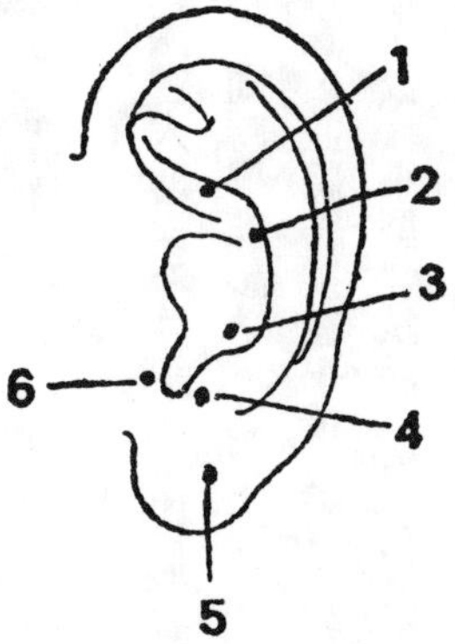


1.腎　4.目$_2$
2.肝　5.眼
3.心　6.目$_1$

圖11　耳穴

# 兩次千人同學練「魚戲眼氣功錦」實驗報告

為推廣防治近視氣功療法的「魚戲眼氣功錦」（我國古人稱操為「錦」，以形容鍛鍊姿勢之美如錦，如傳統「八段錦」），北京七中一千多人中同時學練該功。第一次時間為一九八六年六～七月學練後，對五七一例練功者做了抽樣調查，並將結果在學校教育、教學成果展覽會上展出，同時介紹了五年多來，千人試驗前、中、後「小型」試驗（百人以內）的部分資料（見《東方氣功》一九八五年第二期「魚戲功防治青少年近視研究」一文）。一九八六年十月新生入學，十月份應學校要求教授新生，從而再度實現了千人以上同時學練「魚戲眼氣功錦」實驗。當時這一氣功操被校方做為課間操固定鍛鍊內容，列入全校作息制度。

魚戲功於一九八一年開始不斷用以進行小規模（百人內）的試驗，是在與眼科專家、科研工作者共同研究探索、肯定下來的功法。而在這一功法基礎上，「魚戲眼氣功錦」則更為精練。它適用於大面積群衆保護視力，消除眼部疲勞，防治近視，每次僅用五分半鐘。較之百人以內的小面積治療近視功法，雖因人數衆多，鍛鍊時間短而收效顯著性不及。但，卻為在千千萬萬學生中實行用中國傳統的氣功療法給防治近視提供了一個新的可行途徑。

其特點為：一、具有民族體療特色，以古仿生導引法與現代體療、醫學科學論據相結合，易為人們接受；二、簡短、新穎、易學易練；三、無場地、器材、具體時間及人和物等條件限制；四、氣感反應較快，效果較好；五、特別是只用數分鐘而能適用於課間、工間，即使學習、工作十分繁忙，也隨時可用。

通過實驗證明，面對廣大近視患者，特別是在學的青、少年大面積近視患者之防治，因人數衆多，使用藥物和醫療器械等有一定困難，即使用民族傳統之針灸推拿等，也有被動性和人、物等等條件限制；而簡易的「眼氣功錦」不僅無需上述條件，且可通過平衡大腦神經，充分調動、發揮人們的主觀能動作用，防治並重。而民族的仿生導引之意念、姿勢、呼吸法不僅較適合廣大青、少年之好動、善模仿的特點，且與我民族特定的習慣關係密切，因而易於被接受。特別是遵循「防勝於治」的原則，隨時代的發展，人群的需要，有必要開拓一條既具民族傳統特色，又適應防治近視的新途徑。從實驗中可見，任何文化改革之實現，只要循「古為今用，洋為中用」之途，其發展與可實現性便較顯著。

調查資料說明，參加學練試驗者，總體有八四・七五%的人能掌握四節功法；七三・六四%能放鬆適應，並分別有五〇・四八～五九・一九%的人能按照要求控制自己大腦，眼部以仿生的魚戲水中導引法自然排除雜念入靜。

練功中有六〇・一五%學練者感覺眼部舒適，五五・三二%覺全身舒適，十%左右鍛鍊者覺有眼部發熱、脹、淚水增多以及有色彩等效應。其中眼部發熱者較多，為二五・七三%；另有四～十六%的人，練功時有口水多、打嗝、腹動，局部酸、痲、脹、涼等效應，也有十二～十七%眼部有疼、跳感者；四～七%學練者功中有暈、打哈欠、局部疼、有氣游動等效應。

練功後有五五・一三％學練者覺眼睛看東西清楚；二三・四％有食欲增進效應；三四・二四％覺睡眠較學「氣功錦」前好；三五・七八％覺對學習有幫助（頭腦清醒，思想易集中，學習成績進步）；個別人反應後有身軟無力、眼黑現象。

綜上分析，總體從始至終未出偏，良性效應屬多，未見停而不做或拒絕接受等情況。有些師生還一再要求增加時間，細講功法，深入學練等。

但，這樣大規模地學練，每次時間又很短，與小規模試驗，甚至個別與臨床治療相比，確存在一定的問題，例如必行的思想教育；像對患者說明病因、病理，提出防治並重，練功與消除致病因素如何有機結合，以及相應的措施、辦法等；對患者或眼健康者宣傳近視發病現狀；鍛鍊的重要意義和實際效果引起他們的重視而消除諸如「沒用」或「眼睛好，無須注意防治」等思想，從而加強鍛鍊的主動性、積極性，進而持久自覺堅持等。

另如細致入微地講解功法的原理，有針對性地辨證施治，個別糾正功法掌握不到之處，深入提高，全面檢查等，也都不如小規模或個別治療。這些問題如從時間保證上、組織工作上取得有關方面的重視，給以更多的支持，也並非不能解決。

舉例說明，每逢區、市檢查兩操或參觀學生學練「眼氣功錦」時，學生們在較充分地思想和排練準備後自覺做得比平時認真，也就是說在青少年中開展這種集體活動，除了引起的興趣、重視，還需要有力的措施給以保證，才能收到更為滿意的效果。

這兩次實驗自始至終是在與校團委會、教導處、體育組密切配合下完成的。無各方面的協作，實驗很難實現，也無從考驗其能否為群衆所接受和能否成功，實驗中還採取了發動群衆，培訓學員骨幹，有規劃、有領操、有檢查評比的辦法；教功時間短，便抓住重點，鍛鍊緊抓不放，依靠群策群力，學練中還廣泛吸取老師、同學們意見並及時利用有限時間改進教學，也因此才得以在師生們的共同協作下勝利完成實驗。兩組實驗後，許多師生一再反應效果好，或希望向外報道，從而徹底改變了過去在開展這一工作中不被承認、抱懷疑態度等情況，闖出了一個新局面。這也是在過去數年小型試驗結果公布於衆，歡迎檢查、採訪，以事實取信於人的基礎上實現的。

我們認為「魚戲氣功錦」對大面積防治近視，經實踐證明是一個可行、可靠之途。應引起有關方面重視。當前，用中國古老的文化遺產——氣功來增進視力之研究已日益為人們所承議。一九八七年六月在上海受國家教委委託於華東師範大學召開的「首屆全國氣功防治近視經驗交流會」上，許多眼科專家的肯定評論及具體關注便是一例，我們從事這一工作的研究、探討者相信，會有很多的有識之士加入我們的行列，並給予我們各方面以有力支持，使祖國氣功為人類光明增添異彩。

# 局部用「初級功」治療青少年近視對控制全局近視率的作用（觀察報告）

我們用一九八一年自創試行的簡易增視「魚戲功」，在北京中醫學院附屬東直門醫院眼科全體工作人員大力協助和實驗學校領導的支持下，於一九八四～一九八五年，在一所中學學生中，連續試驗三個學期，組織了部分人自願參加氣功治療近視組，觀察了其結果對全校近視各率的影響。現將其採用的方法和所獲數據分述如下：

**一、方　法：**

㈠首先改變全校過去每學期讓學生在自然光線下自查視力而致使全校視力統計不確的方法，獲得北京中醫學院附屬東直門醫院眼科全體大夫的支持，為全校學生做了眼部健康包括視力的檢查，並以之為試驗的基底。

㈡在三個學期的試驗中，均嚴格按照眼科專家指出的標準，並採用全國氣功增視研究組制定的統一科研標準條例，試驗組及對照組由眼科大夫檢查，全校學生由校醫室檢查。一律採用雙管日光燈標準國際視力表、標準距離及要求，觀察遠視力指標。

㈢每學期都抓一批學生組成的試驗組及對照組。每批能堅持鍛鍊兩周以上者平均四十～六十人。對照組隨群做眼保健操，對全校眼保健操亦制訂了較嚴格的檢查督促方法和制度。

(四)試驗組以自願參加為原則，未經嚴格篩選，但在後兩期則有意號召和組織新生近視和邊緣近視者參加。如公佈這兩項近視學生名單並送交各班，不過仍在班主任和本人願意情況下教練增視氣功。

(五)每學期試驗及全校視力均保留原始資料，累積後上報區教育局保健所。

**二、以「魚戲功」試驗組觀察，對全校整體近視率之影響數據如下：**

(一)對全校近視發病率變化之觀察：

一九八四年四月眼專科大夫為全校學生檢查視力共一〇四七人，當時新發近視者一〇三人，為總人數的一七・二三%，這一學期即組織了氣功防治近視鍛鍊組，參加者為自願報名的部分近視患者。並在該部分人中及全校學生中，均進行科學用眼教育。一九八四年九月（即次學期）檢查總人數學生一一一二人，其中新發近視者二十九人，占總人數九・四%；第三學期繼續抓了一批近視患者氣功鍛鍊，至一九八五年四月檢查全校學生一〇五七人，其中新發近視四十四人，為原健康眼總人數的七・五四%，即三學期試驗用氣功防治（部分人），其餘做眼保健操。全校近視新發率自一七・二三%降為七・五四%。

(二)對全校近視恢復率之觀察：

一九八四年四月檢查全校學生近視患者四〇九人（一・〇以下），其中恢復正常者九人，占總人數的二・二%，該學期開始有意識抓一批近視患者用氣功鍛鍊防治，並留有科研數據（見《「魚戲功」防治近視之研究》一文）。至一九八四年九月份全校檢查共二九八人近視，恢復正常視力（一•〇以上）二十九人，為總人數的九•七三%，繼續在第三學期又抓了一批氣功鍛鍊組，並普遍抓緊包括對照組在內的科學用眼教育，及眼保健操檢查制度，至一九八五年四月檢查全校共四四六名近視患者（每期因新生入學人數及近視比率而變化）恢復正常者五十人，占總人數一一•二一%。即近視者恢復正常視力比率由一九八四年四月的二•二%上升為一九八五年四月的一一•二一%。

㈢氣功鍛鍊對全校總體近視率影響之觀察：

一九八四年四月全校近視患者五二〇人，占總人數的四九•六七%，一九八四年第二批抓部分患者氣功鍛鍊後，全校近視人數為四九六人，占總人數的四四•六〇%。第三學期繼續抓了一批近視者氣功鍛鍊後，全校近視人數為四五一人，占總人數的四二•六七%，即三批試驗後，對全局近視率之影響為自四九•六七%下降為四二•六七%，也即是近視率下降了七%。

以上為三個學期的統計數據對比。

一九八五～一九八六年，為試驗大面積推廣用氣功防治近視之可行性與效果，我們重點轉為抓千人以上同時用「眼氣功錦」（即「5'40功」）而暫時中止校內小面積治療試驗。

縱觀以上三期用氣功鍛鍊小面積治療近視對全局近視各率之影響，我們的體驗是：

一、從無篩選的患者自願參加氣功鍛鍊到有意識地動員新發和邊緣近視患者參加氣功防治近視，是降低全局近視率，控制新發率的有效辦法。

二、從青、少年特點出發，汲取我國傳統仿生氣功、武術中的意境、特點而創編的簡單、易行功法，是使參練者（包括中、老年）都易為之吸引，便於使其接受而見效快的一個關鍵。

三、結合現代人學習、工作繁忙，鍛鍊時間可有長短不同的特點來安排練功。為儘量取得有關方面，如學校中的教導處、團委、體育組、醫務室等的合作支持是保證組織工作和鍛鍊時間不可缺少的一環。並要在困難環境下教會用氣功防治近視者靈活運用客觀時間，選擇時間長短不一的可行功法，如繁簡相間、全套與單節相間等，以堅持鍛鍊，取得較好防治效果。

四、進行試驗和推廣時，教功和輔導者必須有堅韌不拔的吃苦精神和一定功底，使參練者不出偏差而受益，才能經得起考驗並受到歡迎，取得良好效果。反之，馬虎從事，不懂裝懂，便易產生不良影響，防治效果也不會理想。

五、鍛鍊與教育相結合，防、治病同時並重。經常抓科學用眼教育，將基本功法中的如坐姿、調節局部組織等環節貫穿到平時用眼中去，持之以久，與鍛鍊相結合才能達遏制病因，達到調動真氣戰勝病魔之目的。

以上僅為一個小總體中總結出的一些數據與經驗，而且僅是在一個總體中少量自願參加氣功鍛鍊防治近視者之影響中的總結。我們認為，對大面積近視患者來說，若能充分利用中國這一傳統寶貴方法防治，加上有力的措施，緊抓不放地鍛鍊，完全可以比現在所行許多被

## 氣功治療近視三率數據觀察表

| 時間 | 新發近視率 | | | 恢復（正常）率 | | | 近視率 | | |
|---|---|---|---|---|---|---|---|---|---|
| | 總人數 | 新發人數 | % | 總人數 | 恢復人數 | % | 總人數 | 近視人數 | % |
| 1984年4月 | 1047 | 103 | 17.22 | 409 | 9 | 2.2 | 1047 | 520 | 49.67 |
| 1984年9月 | 1112 | 29 | 9.4 | 298 | 29 | 9.73 | 1112 | 496 | 44.60 |
| 1985年4月 | 1057 | 44 | 7.54 | 446 | 50 | 11.21 | 1057 | 451 | 42.67 |
| 總計 | 下降9.68% | | | 上升9.01% | | | 下降7% | | |

動方法更為有效地控制近視率，減少近視發病率，增加恢復正常率的。以小觀大是可以影響全國近視率之可慮性發展的。

反之，不認識它，不承認現實而怕改革，設障礙，只能造成我國人民的損失。其中包括不能體會治病與消除致病因素之並行的重要性，自我防治與被動防治之力量所在。我們也曾試驗氣功外氣發放與自我鍛鍊治療近視效果之比較，結果是相同的。那麼，何樂而不為用本身的力量而去求助於他人和器械呢？

氣功自我療法是我國民族瑰寶，但要推廣應用，困難還不小，需要得到各有關方面的合作和支持，在學校中則要一定的如兩操一課的行政措施保證，配以重點治療。

氣功是我民族一特殊體療方法，它包括身心鍛鍊。相信它會發揚光大，為我國下一代和普天下人民健康做出貢獻。

# 病例選摘

李迎同學在小學四年級時，視力就下降了。上課時，坐在教室前面，也不能看淸老師寫的字。上中學後，視力進一步下降，最差時為雙目○・一。雖然在學校和家中都採取了一些措施，如加強做眼保健操、用磁療法等，都未見什麼效果，家長很著急，只好為她配上了眼鏡。一九八二年寒假，宮老師主持舉辦了「氣功治療近視學習班」，家長懷著很大興趣和試試看的心情，讓孩子參加了氣功訓練。時間不長，孩子視力有了可喜的變化。一九八三年三月經醫院檢查達左眼○・八$^{-2}$、右眼○・六$^{+2}$。這是幾年來沒有出現過的現象，上課可以不戴眼鏡。孩子每晚睡前都堅持做十五分鐘氣功操。一九八三年九月在學校普查視力為一・二、○・八。此後，去醫院反覆查均為○・八左右。

李迎視力出現較大好轉。主要是按訓練要求做，堅持氣功鍛鍊和自覺注意保護視力。我是她父親，也是近視，可能對她視力有不良影響，醫生曾診斷她為先天遺傳性近視。這種情況也能通過宮老師創導的氣功鍛鍊得到解決。在目前我國中、小學生近視率很高的情況下，其意義是很大的。我孩子的視力提高雖然還只是這半年多的情況，有待進一步觀察，但，我們覺得這些收穫已很值得重視，對此方法應進一步研究。

**家長：李立　一九八三年十月**

一九八二年，即我上初二的下學期，視力由雙目一•五下降為〇•六，父母和我都十分著急，想方設法恢復視力，但都不見收效。

聽說學校組織了「氣功治療近視學習班」，在家長的支持下，抱著試一試的心情報了名。我在學練中態度是認真的，能按老師要求注意科學用眼五要點。初練時，正坐一會兒就累得夠嗆，腰酸腿疼。可是心想「萬事開頭難」，要治好眼睛，就要一絲不苟的練。終於結合平時上課糾正了不正確的坐姿。不久，練起功來一點也不累了。更重要的是，每天回家後堅持練。這樣，我的視力有了很大提高。初二第二學期末，我的左眼達到一•〇，右眼達到了一•二。

暑假中，我仍能基本上堅持練功。但，開學後面臨畢業，功課緊，作業多，開始停止了鍛鍊，視力便有些減退。後來，在老師和家長的督促下，改變了學習方法，提高了單位時間的效率。在緊張的一天裡，擠出了二十分鐘練功。這樣做，不但學習成績沒有下降，反而不斷提高。因為練功後大腦更清醒，學習精力更充沛了。所以，就覺得這套功法不光是治療近視眼，還對大腦功能的提高有幫助。這樣的鍛鍊方法為什麼不能號召利用呢？我一定要堅持下去，使自己的視力、腦力不斷提高，以適應緊張學習任務的需要。

**初三：陳哲　一九八三年十月十四日**

註：該學生一九八四年升學體檢視力仍鞏固正常，雙眼一•二。

我是今年五月份參加「魚戲功增視功法組」的，學校還為我們請來了眼科大夫、氣功研究會大夫檢查視力。以前我視力急速減退，上課看老師的板書很費勁兒。因此，心裡特別著急。因為眼睛是很重要的器官，它關係到一個人將來的考學和工作，視力不好，許多事幹不了。經眼科大夫檢查雙目都是〇・五。參加時我和家長抱著試試的態度。因為以前也用過很多方法，可是並沒有什麼效果。參加練功後，視力真的慢慢恢復了。我們都特別高興，家長也叫我堅持下去。

鍛鍊開始，我的眼睛有點酸痛，眼淚多。練靜功時，思想不能集中，練著練著就想到別的事上去了，也遇到甲刺穴位找不準穴等困難，但漸漸地就好了。練完功，我的眼睛特別亮，看東西也比以前清楚了。思想能跟著意念導引集中了，經過老師手把手地教，穴位也能掌握了。

做目功的同時，我還注意配合老師教導的一些方法，例如我有沙眼就配合點消炎藥，以避免運目鍛鍊時磨得眼球疼。平時用眼讀寫時，隨時改正不正確的坐姿，將練功要求貫穿到用眼中去。這樣每天練二～三次。我是每天早晚練。有時學習累了不想練，但一想到練功能使眼睛儘快恢復視力，就擠下時間來練。我堅持目功鍛鍊約一個多月，到上學期末，視力就恢復到雙目一・五了。

現在，我的視力還不夠穩定，由於這學期面臨畢業，一開學就緊張，有一段時間沒堅持練，左眼又降到一・〇。這說明練功不是一勞永逸。不僅要堅持三、五個月，而且要自己不斷堅持，用它來長久地保護和提高視力。它是一個永遠離不開的有效治療近視的方法。不鍛鍊，不用它，也便無法發揮它的效力。今後我準備繼續堅持下去，以使自己永遠保持一雙視力一·五的明亮眼睛，更好地學習，為國家做更多的貢獻。

**初三：王東　一九八三年十月十日**

註：一九八五年三月該生檢查視力為一·五、一·二

經過兩週學練氣功，我的視力由○·四、○·五提高到一·二、一·○。我向教功的老師表示衷心的感謝。

剛開始練功，我覺得很不習慣，後經老師耐心輔導，漸漸習慣了，視力不斷提高。練功中感覺舒適，手心熱，口水多，渾身有痲的感覺，打嗝。也注意了老師教的科學用眼。今後一定要堅持練，爭取把視力提高到一·五。

**學生　李軍鉞　一九八五年二月**

我是一個五年級的小學生。在上三年級時，因為不注意，看書時間過長，光線太暗，不注意眼睛休息的緣故。視力下降到了○·三、○·四。當時我驚呆了。我很喜歡運動，想到今後得戴上眼鏡，不能像以前那樣自由自在地參加更多的體育比賽了，我又失望又害怕。為了不戴眼鏡我甚至在家大哭大鬧，但這又有什麼用呢？

一九八五年七月，正在我不知怎麼辦的時候，發現《北京晚報》上登載了北京氣功研究會在地壇公園舉辦魚戲功法治療近視的氣功訓練班的消息，我高興極了，懷著一線希望報了名。

在練功期間，老師們對我進行了耐心、細緻的輔導。我十分希望能夠治好自己的眼睛。也堅持天天練習。

經過一個暑假的練習，在輔導老師的教育下，加上注意了科學用眼，如讀書、寫字時的姿勢，光線和對眼睛的調劑等，而主要是堅持天天練功。檢查結果，我的視力居然上升為雙眼一・五，我興奮極了，簡直不敢相信，我是多麼感激氣功協會的老師啊！是他們教我如何把視力恢復到一・五的。後來由於堅持鍛鍊，直到一九八六年三月視力還保持在一・五。

**學生　滕麗華　一九八六年八月二十四日**

……七月二日開班，不久就發大水，五日被迫暫停，十日復課。每天上午集中操練一小時，回家後再自己操練一～二遍。開班前每個學生都測了視力，正常視力的只有一二・五人（二十五隻眼），近視的二六・五人（五十三隻眼），高度近視的九人（十八隻眼）。十天後測一次視力己有提高，到二十八日結業時再測視力，正常視力己增到二十七人，近視的下降到二〇・五人（四十一隻眼），高度近視的下降為〇・五人（一隻眼）。（大水停課後有幾人未堅持學習，最後四十八人結業）。按每個人本身視力提高情況看，提高視力〇・一～

○・八的有八十八隻眼，有效率為九一・六七%，其中提高○・三以上的有三十三隻眼，顯效率為三四・三七%。提高○・四以上的大都原來是高度近視，由於認真練功，提高較快。如三年二班男生鄒浦春（十歲），原來兩隻眼視力都是四・一，練功後提高為四・九和四・九～三，已經接近正常；五年一班女生朱霞（十二歲）原左眼四・一，右眼四・三，由於練功後糾正了坐姿，不在採光不好和晃動環境中用眼，提高到左四・八～一，右四・七。沒有改變視力的僅六隻眼，其中四隻眼視力原來就是五・三（相當於舊視力表的一・五），降低視力的僅二隻眼，分屬兩個小女孩，按她們自己塡的表格看，一個是沒有做到科學用眼，加上操練動作和坐姿都不合要求；另一個則是過分緊張，沒有放鬆。

…………

承久撰文，題《魚戲功真妙！——記（常熟）顏港小學暑期氣功學習班》，載《氣功通訊》一九九一年九月三十日

我的視力一直很差，已有幾十年歷史，右眼眼底病變，看出去一片模糊，左眼高度近視，視力僅○・一左右，今年七月下旬一個早晨醒來睜眼時，突然在左眼前出現一條約半根火柴長中間還有一圓點的黑影隨眼球移動。經醫生診斷，為眼底視神經柱頭出血，說消除此黑影極難。我曾詢問患有此症的人，他雖常打針服藥，迄年餘，尚未消失。我所唯一依靠的左眼，出此變故，真使我焦急異常。雖每天打針（安妥碘），歷半月左右，好轉極緩。八月十

日，錢見飛老師來到唐市，他講起《魚戲增視強身功》的功效情況，經我要求，於十一、十二日兩天，在他的指導下基本掌握了魚戲氣功的要領，從八月十三日開始，我一面繼續打針，一面每日上、下午各練功一次。開始時我只是抱著試試看的心理，認為像我這樣六十多歲的人又是幾十年的老眼病很難會有什麽效果？誰知，練了一週左右覺得眼黑影明顯變淡變淺。到八月底眼前黑影消失。

當時，我只是希望練此氣功能有助於消除眼前黑影，心願已足，但這時我卻又想到這樣練對視力能不能提高呢？對此我作了一個試驗，我選擇了每天要走過的公路右側約三十公尺的一塊標語牌的字為標準，我每隔五～六天，在一定的距離、角度、時間去測試一下。開始對這塊牌上的字望上去模糊不清，看不出寫的什麽。一個多月後，我逐漸感到這塊牌上的字由模糊不清能分辨出有幾個字來，後又經過半月左右，能依稀辨出牌上寫的什麽字。為了證實我所辨認的字是否正確，我特意走近去看牌上的字，果然和我所辨認的一樣。現在已基本上能看出筆畫。同時我望出去眼前的景物也明顯比以前清晰，輪廓分明，這更增強了我學練魚戲功的信心，現在我每日堅持練功兩次，家裡的人也都積極支持我。

（原常熟唐市中心小學副校長、退休人員程懇生撰文，題《老年學練魚戲功　恢復視力也靈驗》，載《氣功通訊》一九九一年十一月三十日）

（常熟）市氣功進修學校依靠社會力量，於三月中下旬，在何市開辦魚戲增視強身培訓班。……從十四個中、高年級班內，選派七十名學生和六名教師參加培訓班學功。他們在創編這套功的氣功名家宮嬰親自授功下，學會了魚戲功初級功，參加教師還學會了二步功。……四月二日測視力結果，學生視力比練功前提高的占六六%。四月底又全面測了視力，效果更為明顯。被測的六十八名學生中，有六十名提高了視力，占八八·二%。六十名一二〇隻眼睛每隻眼睛平均提高視力〇·二五，比原平均視力五二%，低視力正縮小，正常視力上升。〇·五以下的眼在減少。視力一·〇以上的原來僅有七隻眼，練功後已上升到十八名二十二隻眼。如曹麗芳、陸峰敏分別從〇·五和〇·七，都上升到一·五，恢復了正常視力。視力特別低的學生也有所提高。如第六組十名高班學生，原來平均視力〇·三八，練功後提高到〇·五八。……

（聞為撰文，題《「魚戲」落地生根　「增視」初見成效》，載《氣功通訊》，一九九二年五月三十日）

# 後　記

值此成書之際，我首先想到的是，在魚戲功試驗、推廣中，尤其在困難重重的初期，以劉建華、范雲江同志為首的北京氣功科學研究會全體同志所給予的大力支持；我也想到在後來的科研實驗中，全國中醫學會、氣功學研究會（後改為醫學氣功科研會）秘書長林中鵬、杜洛伊以及北京中醫學院附屬醫院眼科齊強等全體同志、北京同仁醫院老中醫董懷一、北京市眼科研究所郭文厚、國家體委科研所賈金鼎等同志以及學員的家長們所給予的熱情合作和支持；我想到當時的全國氣功科研所奇玲同志也與我們合作及至取得衛生部的經費支持；我還想到在試驗過程中，北京一些中學的領導幹部如鄭懷杰、付雨蘭、彭國慶、張治元、劉鳳梧等同志，是他們的支持與安排，才使實驗納入學校作習活動計劃而得以順利進行。

對於這些曾經密切合作過的領導、同志和伙伴，我將永遠銘刻在心。我想，千千萬萬的眼病患者在經過魚戲功鍛鍊而康復時也會銘記在心的。

另外，我還想到國家教育、衛生部門，北京及江蘇常熟市教育部門的重視、關懷、支持，有賴於此，才使我們在研究工作中增強了信心、勇氣和鬥志。

最後，還要提到何左峰同志，他曾為書稿的編排、整理付出了辛勤勞動。

願更多朋友們加入到我們的行列中，願魚戲所伴隨的朋友，終生用一雙明亮、閃光的銳目洞察著人生和世界的奧秘，並迎接未來的時代。

作者　宮櫻　一九九二年九月

# 作者簡介

本書作者宮嬰，女，北京市人，一九三二年出生，現為全國中醫學會醫學氣功研究會增視研究組負責人、中國傳統醫學研究所增視研究室副主任、北京氣功科學研究會名譽理事。

作者青少年時代曾從名師學練楊氏嫡傳太極、形意等內家功，亦涉足八卦、少林武功。六十年代曾於南京工學院教授醫療體育。

八十年代以來，作者在北京任教期間，運用多年積累的氣功、武術及音樂、外語知識進行以中國傳統醫療氣功為主的增視專題的探討，在廣泛搜集、研究古今中外有關資料的基礎之上，陸續試驗、創編了以仿生象形為特點、增視強身為目的的「魚戲增視強身氣功」。其中適宜於大面積普及的「魚戲增視強身初級功」及「魚戲眼氣功錦」曾在大、中、小學生中及社會上多次試驗，取得了顯著療效。

作者於一九八四年、一九八七年、一九八八年先後參加了北京、全國及國際氣功學術交流會，在會上介紹了推行「魚戲增視強身初級功」與「魚戲眼氣功錦」的實驗成果，得到了知名眼科專家的肯定。

| 大展出版社有限公司 | 圖書目錄 |
|---|---|
| 地址：台北市北投區11204<br>致遠一路二段12巷1號<br>郵撥： 0166955～1 | 電話：(02) 8236031<br>8236033<br>傳眞：(02) 8272069 |

## • 法律專欄連載 • 電腦編號 58

台大法學院 法律學系／策劃 法律服務社／編著

| | |
|---|---|
| ①別讓您的權利睡著了①[1] | 200元 |
| ②別讓您的權利睡著了[2] | 200元 |

## • 秘傳占卜系列 • 電腦編號 14

| | | |
|---|---|---|
| ①手相術 | 淺野八郎著 | 150元 |
| ②人相術 | 淺野八郎著 | 150元 |
| ③西洋占星術 | 淺野八郎著 | 150元 |
| ④中國神奇占卜 | 淺野八郎著 | 150元 |
| ⑤夢判斷 | 淺野八郎著 | 150元 |
| ⑥前世、來世占卜 | 淺野八郎著 | 150元 |
| ⑦法國式血型學 | 淺野八郎著 | 150元 |
| ⑧靈感、符咒學 | 淺野八郎著 | 150元 |

## • 趣味心理講座 • 電腦編號 15

| | | | |
|---|---|---|---|
| ①性格測驗 1 | 探索男與女 | 淺野八郎著 | 140元 |
| ②性格測驗 2 | 透視人心奧秘 | 淺野八郎著 | 140元 |
| ③性格測驗 3 | 發現陌生的自己 | 淺野八郎著 | 140元 |
| ④性格測驗 4 | 發現你的真面目 | 淺野八郎著 | 140元 |
| ⑤性格測驗 5 | 讓你們吃驚 | 淺野八郎著 | 140元 |
| ⑥性格測驗 6 | 洞穿心理盲點 | 淺野八郎著 | 140元 |
| ⑦性格測驗 7 | 探索對方心理 | 淺野八郎著 | 140元 |
| ⑧性格測驗 8 | 由吃認識自己 | 淺野八郎著 | 140元 |
| ⑨性格測驗 9 | 戀愛知多少 | 淺野八郎著 | 140元 |
| ⑩性格測驗10 | 由裝扮瞭解人心 | 淺野八郎著 | 140元 |
| ⑪性格測驗11 | 敲開內心玄機 | 淺野八郎著 | 140元 |
| ⑫性格測驗12 | 透視你的未來 | 淺野八郎著 | 140元 |
| ⑬血型與你的一生 | | 淺野八郎著 | 140元 |

| | | |
|---|---|---|
| ⑭趣味推理遊戲 | 淺野八郎著 | 140元 |

## •婦幼天地• 電腦編號 16

| | | |
|---|---|---|
| ①八萬人減肥成果 | 黃靜香譯 | 150元 |
| ②三分鐘減肥體操 | 楊鴻儒譯 | 130元 |
| ③窈窕淑女美髮秘訣 | 柯素娥譯 | 130元 |
| ④使妳更迷人 | 成　玉譯 | 130元 |
| ⑤女性的更年期 | 官舒妍編譯 | 130元 |
| ⑥胎內育兒法 | 李玉瓊編譯 | 120元 |
| ⑦早產兒袋鼠式護理 | 唐岱蘭譯 | 200元 |
| ⑧初次懷孕與生產 | 婦幼天地編譯組 | 180元 |
| ⑨初次育兒12個月 | 婦幼天地編譯組 | 180元 |
| ⑩斷乳食與幼兒食 | 婦幼天地編譯組 | 180元 |
| ⑪培養幼兒能力與性向 | 婦幼天地編譯組 | 180元 |
| ⑫培養幼兒創造力的玩具與遊戲 | 婦幼天地編譯組 | 180元 |
| ⑬幼兒的症狀與疾病 | 婦幼天地編譯組 | 180元 |
| ⑭腿部苗條健美法 | 婦幼天地編譯組 | 150元 |
| ⑮女性腰痛別忽視 | 婦幼天地編譯組 | 150元 |
| ⑯舒展身心體操術 | 李玉瓊編譯 | 130元 |
| ⑰三分鐘臉部體操 | 趙薇妮著 | 120元 |
| ⑱生動的笑容表情術 | 趙薇妮著 | 120元 |
| ⑲心曠神怡減肥法 | 川津祐介著 | 130元 |
| ⑳內衣使妳更美麗 | 陳玄茹譯 | 130元 |
| ㉑瑜伽美姿美容 | 黃靜香編著 | 150元 |
| ㉒高雅女性裝扮學 | 陳珮玲譯 | 180元 |
| ㉓蠶糞肌膚美顏法 | 坂梨秀子著 | 160元 |
| ㉔認識妳的身體 | 李玉瓊譯 | 160元 |

## •青春天地• 電腦編號 17

| | | |
|---|---|---|
| ①A血型與星座 | 柯素娥編譯 | 120元 |
| ②B血型與星座 | 柯素娥編譯 | 120元 |
| ③O血型與星座 | 柯素娥編譯 | 120元 |
| ④AB血型與星座 | 柯素娥編譯 | 120元 |
| ⑤青春期性教室 | 呂貴嵐編譯 | 130元 |
| ⑥事半功倍讀書法 | 王毅希編譯 | 130元 |
| ⑦難解數學破題 | 宋釗宜編譯 | 130元 |
| ⑧速算解題技巧 | 宋釗宜編譯 | 130元 |
| ⑨小論文寫作秘訣 | 林顯茂編譯 | 120元 |
| ⑩視力恢復！超速讀術 | 江錦雲譯 | 130元 |

| | | |
|---|---|---|
| ⑪中學生野外遊戲 | 熊谷康編著 | 120元 |
| ⑫恐怖極短篇 | 柯素娥編譯 | 130元 |
| ⑬恐怖夜話 | 小毛驢編譯 | 130元 |
| ⑭恐怖幽默短篇 | 小毛驢編譯 | 120元 |
| ⑮黑色幽默短篇 | 小毛驢編譯 | 120元 |
| ⑯靈異怪談 | 小毛驢編譯 | 130元 |
| ⑰錯覺遊戲 | 小毛驢編譯 | 130元 |
| ⑱整人遊戲 | 小毛驢編譯 | 120元 |
| ⑲有趣的超常識 | 柯素娥編譯 | 130元 |
| ⑳哦！原來如此 | 林慶旺編譯 | 130元 |
| ㉑趣味競賽100種 | 劉名揚編譯 | 120元 |
| ㉒數學謎題入門 | 宋釗宜編譯 | 150元 |
| ㉓數學謎題解析 | 宋釗宜編譯 | 150元 |
| ㉔透視男女心理 | 林慶旺編譯 | 120元 |
| ㉕少女情懷的自白 | 李桂蘭編譯 | 120元 |
| ㉖由兄弟姊妹看命運 | 李玉瓊編譯 | 130元 |
| ㉗趣味的科學魔術 | 林慶旺編譯 | 150元 |
| ㉘趣味的心理實驗室 | 李燕玲編譯 | 150元 |
| ㉙愛與性心理測驗 | 小毛驢編譯 | 130元 |
| ㉚刑案推理解謎 | 小毛驢編譯 | 130元 |
| ㉛偵探常識推理 | 小毛驢編譯 | 130元 |
| ㉜偵探常識解謎 | 小毛驢編譯 | 130元 |
| ㉝偵探推理遊戲 | 小毛驢編譯 | 130元 |
| ㉞趣味的超魔術 | 廖玉山編著 | 150元 |
| ㉟趣味的珍奇發明 | 柯素娥編著 | 150元 |

## •健 康 天 地• 電腦編號 18

| | | |
|---|---|---|
| ①壓力的預防與治療 | 柯素娥編譯 | 130元 |
| ②超科學氣的魔力 | 柯素娥編譯 | 130元 |
| ③尿療法治病的神奇 | 中尾良一著 | 130元 |
| ④鐵證如山的尿療法奇蹟 | 廖玉山譯 | 120元 |
| ⑤一日斷食健康法 | 葉慈容編譯 | 120元 |
| ⑥胃部強健法 | 陳炳崑譯 | 120元 |
| ⑦癌症早期檢查法 | 廖松濤譯 | 130元 |
| ⑧老人痴呆症防止法 | 柯素娥編譯 | 130元 |
| ⑨松葉汁健康飲料 | 陳麗芬編譯 | 130元 |
| ⑩揉肚臍健康法 | 永井秋夫著 | 150元 |
| ⑪過勞死、猝死的預防 | 卓秀貞編譯 | 130元 |
| ⑫高血壓治療與飲食 | 藤山順豐著 | 150元 |
| ⑬老人看護指南 | 柯素娥編譯 | 150元 |

| | | |
|---|---|---|
| ⑭美容外科淺談 | 楊啟宏著 | 150元 |
| ⑮美容外科新境界 | 楊啟宏著 | 150元 |
| ⑯鹽是天然的醫生 | 西英司郎著 | 140元 |
| ⑰年輕十歲不是夢 | 梁瑞麟譯 | 200元 |
| ⑱茶料理治百病 | 桑野和民著 | 180元 |
| ⑲綠茶治病寶典 | 桑野和民著 | 150元 |
| ⑳杜仲茶養顏減肥法 | 西田博著 | 150元 |
| ㉑蜂膠驚人療效 | 瀨長良三郎著 | 160元 |
| ㉒蜂膠治百病 | 瀨長良三郎著 | 元 |

## •實用女性學講座• 電腦編號 19

| | | |
|---|---|---|
| ①解讀女性內心世界 | 島田一男著 | 150元 |
| ②塑造成熟的女性 | 島田一男著 | 150元 |

## •校 園 系 列• 電腦編號 20

| | | |
|---|---|---|
| ①讀書集中術 | 多湖輝著 | 150元 |
| ②應考的訣竅 | 多湖輝著 | 150元 |
| ③輕鬆讀書贏得聯考 | 多湖輝著 | 150元 |
| ④讀書記憶秘訣 | 多湖輝著 | 150元 |

## •實用心理學講座• 電腦編號 21

| | | |
|---|---|---|
| ①拆穿欺騙伎倆 | 多湖輝著 | 140元 |
| ②創造好構想 | 多湖輝著 | 140元 |
| ③面對面心理術 | 多湖輝著 | 140元 |
| ④僞裝心理術 | 多湖輝著 | 140元 |
| ⑤透視人性弱點 | 多湖輝著 | 140元 |
| ⑥自我表現術 | 多湖輝著 | 150元 |
| ⑦不可思議的人性心理 | 多湖輝著 | 150元 |
| ⑧催眠術入門 | 多湖輝著 | 150元 |
| ⑨責罵部屬的藝術 | 多湖輝著 | 150元 |
| ⑩精神力 | 多湖輝著 | 150元 |
| ⑪厚黑說服術 | 多湖輝著 | 150元 |
| ⑫集中力 | 多湖輝著 | 150元 |

## •超現實心理講座• 電腦編號 22

| | | |
|---|---|---|
| ①超意識覺醒法 | 詹蔚芬編譯 | 130元 |
| ②護摩秘法與人生 | 劉名揚編譯 | 130元 |

| | | |
|---|---|---|
| ③秘法！超級仙術入門 | 陸　明譯 | 150元 |
| ④給地球人的訊息 | 柯素娥編著 | 150元 |
| ⑤密教的神通力 | 劉名揚編著 | 130元 |
| ⑥神秘奇妙的世界 | 平川陽一著 | 180元 |

## •養 生 保 健• 電腦編號 23

| | | |
|---|---|---|
| ①醫療養生氣功 | 黃孝寬著 | 250元 |
| ②中國氣功圖譜 | 余功保著 | 230元 |
| ③少林醫療氣功精粹 | 井玉蘭著 | 250元 |
| ④龍形實用氣功 | 吳大才等著 | 220元 |
| ⑤魚戲增視強身氣功 | 宮　嬰著 | 220元 |
| ⑥嚴新氣功 | 前新培金著 | 250元 |
| ⑦道家玄牝氣功 | 張　章著 | 元 |
| ⑧仙家秘傳袪病功 | 李遠國著 | 元 |

## •心 靈 雅 集• 電腦編號 00

| | | |
|---|---|---|
| ①禪言佛語看人生 | 松濤弘道著 | 180元 |
| ②禪密教的奧秘 | 葉逯謙譯 | 120元 |
| ③觀音大法力 | 田口日勝著 | 120元 |
| ④觀音法力的大功德 | 田口日勝著 | 120元 |
| ⑤達摩禪106智慧 | 劉華亭編譯 | 150元 |
| ⑥有趣的佛教研究 | 葉逯謙編譯 | 120元 |
| ⑦夢的開運法 | 蕭京凌譯 | 130元 |
| ⑧禪學智慧 | 柯素娥編譯 | 130元 |
| ⑨女性佛教入門 | 許俐萍譯 | 110元 |
| ⑩佛像小百科 | 心靈雅集編譯組 | 130元 |
| ⑪佛教小百科趣談 | 心靈雅集編譯組 | 120元 |
| ⑫佛教小百科漫談 | 心靈雅集編譯組 | 150元 |
| ⑬佛教知識小百科 | 心靈雅集編譯組 | 150元 |
| ⑭佛學名言智慧 | 松濤弘道著 | 180元 |
| ⑮釋迦名言智慧 | 松濤弘道著 | 180元 |
| ⑯活人禪 | 平田精耕著 | 120元 |
| ⑰坐禪入門 | 柯素娥編譯 | 120元 |
| ⑱現代禪悟 | 柯素娥編譯 | 130元 |
| ⑲道元禪師語錄 | 心靈雅集編譯組 | 130元 |
| ⑳佛學經典指南 | 心靈雅集編譯組 | 130元 |
| ㉑何謂「生」　阿含經 | 心靈雅集編譯組 | 150元 |
| ㉒一切皆空　般若心經 | 心靈雅集編譯組 | 150元 |
| ㉓超越迷惘　法句經 | 心靈雅集編譯組 | 130元 |

| | | |
|---|---|---|
| ㉔開拓宇宙觀　華嚴經 | 心靈雅集編譯組 | 130元 |
| ㉕真實之道　法華經 | 心靈雅集編譯組 | 130元 |
| ㉖自由自在　涅槃經 | 心靈雅集編譯組 | 130元 |
| ㉗沈默的教示　維摩經 | 心靈雅集編譯組 | 150元 |
| ㉘開通心眼　佛語佛戒 | 心靈雅集編譯組 | 130元 |
| ㉙揭秘寶庫　密教經典 | 心靈雅集編譯組 | 130元 |
| ㉚坐禪與養生 | 廖松濤譯 | 110元 |
| ㉛釋尊十戒 | 柯素娥編譯 | 120元 |
| ㉜佛法與神通 | 劉欣如編著 | 120元 |
| ㉝悟（正法眼藏的世界） | 柯素娥編譯 | 120元 |
| ㉞只管打坐 | 劉欣如編譯 | 120元 |
| ㉟喬答摩・佛陀傳 | 劉欣如編著 | 120元 |
| ㊱唐玄奘留學記 | 劉欣如編譯 | 120元 |
| ㊲佛教的人生觀 | 劉欣如編譯 | 110元 |
| ㊳無門關（上卷） | 心靈雅集編譯組 | 150元 |
| ㊴無門關（下卷） | 心靈雅集編譯組 | 150元 |
| ㊵業的思想 | 劉欣如編著 | 130元 |
| ㊶佛法難學嗎 | 劉欣如著 | 140元 |
| ㊷佛法實用嗎 | 劉欣如著 | 140元 |
| ㊸佛法殊勝嗎 | 劉欣如著 | 140元 |
| ㊹因果報應法則 | 李常傳編 | 140元 |
| ㊺佛教醫學的奧秘 | 劉欣如編著 | 150元 |
| ㊻紅塵絕唱 | 海　若著 | 130元 |
| ㊼佛教生活風情 | 洪丕謨、姜玉珍著 | 220元 |
| ㊽行住坐臥有佛法 | 劉欣如著 | 160元 |
| ㊾起心動念是佛法 | 劉欣如著 | 160元 |

## •經 營 管 理• 電腦編號 01

| | | |
|---|---|---|
| ◎創新經營六十六大計（精） | 蔡弘文編 | 780元 |
| ①如何獲取生意情報 | 蘇燕謀譯 | 110元 |
| ②經濟常識問答 | 蘇燕謀譯 | 130元 |
| ③股票致富68秘訣 | 簡文祥譯 | 100元 |
| ④台灣商戰風雲錄 | 陳中雄著 | 120元 |
| ⑤推銷大王秘錄 | 原一平著 | 100元 |
| ⑥新創意・賺大錢 | 王家成譯 | 90元 |
| ⑦工廠管理新手法 | 琪　輝著 | 120元 |
| ⑧奇蹟推銷術 | 蘇燕謀譯 | 100元 |
| ⑨經營參謀 | 柯順隆譯 | 120元 |
| ⑩美國實業24小時 | 柯順隆譯 | 80元 |
| ⑪撼動人心的推銷法 | 原一平著 | 120元 |

| | | |
|---|---|---|
| ⑫高竿經營法 | 蔡弘文編 | 120元 |
| ⑬如何掌握顧客 | 柯順隆譯 | 150元 |
| ⑭一等一賺錢策略 | 蔡弘文編 | 120元 |
| ⑯成功經營妙方 | 鐘文訓著 | 120元 |
| ⑰一流的管理 | 蔡弘文編 | 150元 |
| ⑱外國人看中韓經濟 | 劉華亭譯 | 150元 |
| ⑲企業不良幹部群相 | 琪輝編著 | 120元 |
| ⑳突破商場人際學 | 林振輝編著 | 90元 |
| ㉑無中生有術 | 琪輝編著 | 140元 |
| ㉒如何使女人打開錢包 | 林振輝編著 | 100元 |
| ㉓操縱上司術 | 邑井操著 | 90元 |
| ㉔小公司經營策略 | 王嘉誠著 | 100元 |
| ㉕成功的會議技巧 | 鐘文訓編譯 | 100元 |
| ㉖新時代老闆學 | 黃柏松編著 | 100元 |
| ㉗如何創造商場智囊團 | 林振輝編譯 | 150元 |
| ㉘十分鐘推銷術 | 林振輝編譯 | 120元 |
| ㉙五分鐘育才 | 黃柏松編譯 | 100元 |
| ㉚成功商場戰術 | 陸明編譯 | 100元 |
| ㉛商場談話技巧 | 劉華亭編譯 | 120元 |
| ㉜企業帝王學 | 鐘文訓譯 | 90元 |
| ㉝自我經濟學 | 廖松濤編譯 | 100元 |
| ㉞一流的經營 | 陶田生編著 | 120元 |
| ㉟女性職員管理術 | 王昭國編譯 | 120元 |
| ㊱ＩＢＭ的人事管理 | 鐘文訓編譯 | 150元 |
| ㊲現代電腦常識 | 王昭國編譯 | 150元 |
| ㊳電腦管理的危機 | 鐘文訓編譯 | 120元 |
| ㊴如何發揮廣告效果 | 王昭國編譯 | 150元 |
| ㊵最新管理技巧 | 王昭國編譯 | 150元 |
| ㊶一流推銷術 | 廖松濤編譯 | 120元 |
| ㊷包裝與促銷技巧 | 王昭國編譯 | 130元 |
| ㊸企業王國指揮塔 | 松下幸之助著 | 120元 |
| ㊹企業精銳兵團 | 松下幸之助著 | 120元 |
| ㊺企業人事管理 | 松下幸之助著 | 100元 |
| ㊻華僑經商致富術 | 廖松濤編譯 | 130元 |
| ㊼豐田式銷售技巧 | 廖松濤編譯 | 120元 |
| ㊽如何掌握銷售技巧 | 王昭國編著 | 130元 |
| ㊿洞燭機先的經營 | 鐘文訓編譯 | 150元 |
| 52新世紀的服務業 | 鐘文訓編譯 | 100元 |
| 53成功的領導者 | 廖松濤編譯 | 120元 |
| 54女推銷員成功術 | 李玉瓊編譯 | 130元 |
| 55ＩＢＭ人才培育術 | 鐘文訓編譯 | 100元 |

| | | |
|---|---|---|
| ㊺企業人自我突破法 | 黃琪輝編著 | 150元 |
| ㊽財富開發術 | 蔡弘文編著 | 130元 |
| ㊾成功的店舖設計 | 鐘文訓編著 | 150元 |
| ㊶企管回春法 | 蔡弘文編著 | 130元 |
| ㊷小企業經營指南 | 鐘文訓編譯 | 100元 |
| ㊸商場致勝名言 | 鐘文訓編譯 | 150元 |
| ㊹迎接商業新時代 | 廖松濤編譯 | 100元 |
| ㊻新手股票投資入門 | 何朝乾 編 | 180元 |
| ㊼上揚股與下跌股 | 何朝乾編譯 | 180元 |
| ㊽股票速成學 | 何朝乾編譯 | 180元 |
| ㊾理財與股票投資策略 | 黃俊豪編著 | 180元 |
| ⑦⓪黃金投資策略 | 黃俊豪編著 | 180元 |
| ⑦①厚黑管理學 | 廖松濤編譯 | 180元 |
| ⑦②股市致勝格言 | 呂梅莎編譯 | 180元 |
| ⑦③透視西武集團 | 林谷燁編譯 | 150元 |
| ⑦⑥巡迴行銷術 | 陳蒼杰譯 | 150元 |
| ⑦⑦推銷的魔術 | 王嘉誠譯 | 120元 |
| ⑦⑧60秒指導部屬 | 周蓮芬編譯 | 150元 |
| ⑦⑨精銳女推銷員特訓 | 李玉瓊編譯 | 130元 |
| ⑧⓪企劃、提案、報告圖表的技巧 | 鄭 汶 譯 | 180元 |
| ⑧①海外不動產投資 | 許達守編譯 | 150元 |
| ⑧②八百伴的世界策略 | 李玉瓊譯 | 150元 |
| ⑧③服務業品質管理 | 吳宜芬譯 | 180元 |
| ⑧④零庫存銷售 | 黃東謙編譯 | 150元 |
| ⑧⑤三分鐘推銷管理 | 劉名揚編譯 | 150元 |
| ⑧⑥推銷大王奮鬥史 | 原一平著 | 150元 |
| ⑧⑦豐田汽車的生產管理 | 林谷燁編譯 | 150元 |

## ・成功寶庫・電腦編號 02

| | | |
|---|---|---|
| ①上班族交際術 | 江森滋著 | 100元 |
| ②拍馬屁訣竅 | 廖玉山編譯 | 110元 |
| ④聽話的藝術 | 歐陽輝編譯 | 110元 |
| ⑨求職轉業成功術 | 陳 義編著 | 110元 |
| ⑩上班族禮儀 | 廖玉山編著 | 120元 |
| ⑪接近心理學 | 李玉瓊編著 | 100元 |
| ⑫創造自信的新人生 | 廖松濤編著 | 120元 |
| ⑭上班族如何出人頭地 | 廖松濤編著 | 100元 |
| ⑮神奇瞬間瞑想法 | 廖松濤編譯 | 100元 |
| ⑯人生成功之鑰 | 楊意苓編著 | 150元 |
| ⑱潛在心理術 | 多湖輝 著 | 100元 |

| | | |
|---|---|---|
| ⑲給企業人的諍言 | 鐘文訓編著 | 120元 |
| ⑳企業家自律訓練法 | 陳　義編譯 | 100元 |
| ㉑上班族妖怪學 | 廖松濤編著 | 100元 |
| ㉒猶太人縱橫世界的奇蹟 | 孟佑政編著 | 110元 |
| ㉓訪問推銷術 | 黃靜香編著 | 130元 |
| ㉕你是上班族中強者 | 嚴思圖編著 | 100元 |
| ㉖向失敗挑戰 | 黃靜香編著 | 100元 |
| ㉙機智應對術 | 李玉瓊編著 | 130元 |
| ㉚成功頓悟100則 | 蕭京凌編譯 | 130元 |
| ㉛掌握好運100則 | 蕭京凌編譯 | 110元 |
| ㉜知性幽默 | 李玉瓊編譯 | 130元 |
| ㉝熟記對方絕招 | 黃靜香編譯 | 100元 |
| ㉞男性成功秘訣 | 陳蒼杰編譯 | 130元 |
| ㊱業務員成功秘方 | 李玉瓊編著 | 120元 |
| ㊲察言觀色的技巧 | 劉華亭編著 | 130元 |
| ㊳一流領導力 | 施義彥編譯 | 120元 |
| ㊴一流說服力 | 李玉瓊編著 | 130元 |
| ㊵30秒鐘推銷術 | 廖松濤編譯 | 120元 |
| ㊶猶太成功商法 | 周蓮芬編譯 | 120元 |
| ㊷尖端時代行銷策略 | 陳蒼杰編著 | 100元 |
| ㊸顧客管理學 | 廖松濤編著 | 100元 |
| ㊹如何使對方說Yes | 程　羲編著 | 150元 |
| ㊺如何提高工作效率 | 劉華亭編著 | 150元 |
| ㊼上班族口才學 | 楊鴻儒譯 | 120元 |
| ㊽上班族新鮮人須知 | 程　羲編著 | 120元 |
| ㊾如何左右逢源 | 程　羲編著 | 130元 |
| ㊿語言的心理戰 | 多湖輝著 | 130元 |
| 51扣人心弦演說術 | 劉名揚編著 | 120元 |
| 53如何增進記憶力、集中力 | 廖松濤譯 | 130元 |
| 55性惡企業管理學 | 陳蒼杰譯 | 130元 |
| 56自我啟發200招 | 楊鴻儒編著 | 150元 |
| 57做個傑出女職員 | 劉名揚編著 | 130元 |
| 58靈活的集團營運術 | 楊鴻儒編著 | 120元 |
| 60個案研究活用法 | 楊鴻儒編著 | 130元 |
| 61企業教育訓練遊戲 | 楊鴻儒編著 | 120元 |
| 62管理者的智慧 | 程　義編譯 | 130元 |
| 63做個佼佼管理者 | 馬筱莉編譯 | 130元 |
| 64智慧型說話技巧 | 沈永嘉編譯 | 130元 |
| 66活用佛學於經營 | 松濤弘道著 | 150元 |
| 67活用禪學於企業 | 柯素娥編譯 | 130元 |
| 68詭辯的智慧 | 沈永嘉編譯 | 130元 |

| | | |
|---|---|---|
| ⑲幽默詭辯術 | 廖玉山編譯 | 130元 |
| ⑳拿破崙智慧箴言 | 柯素娥編譯 | 130元 |
| ㉑自我培育・超越 | 蕭京凌編譯 | 150元 |
| ㉒深層心理術 | 多湖輝著 | 130元 |
| ㉓深層語言術 | 多湖輝著 | 130元 |
| ㉔時間即一切 | 沈永嘉編譯 | 130元 |
| ㉕自我脫胎換骨 | 柯素娥譯 | 150元 |
| ㉖贏在起跑點—人才培育鐵則 | 楊鴻儒編譯 | 150元 |
| ㉗做一枚活棋 | 李玉瓊編譯 | 130元 |
| ㉘面試成功戰略 | 柯素娥編譯 | 130元 |
| ㉙自我介紹與社交禮儀 | 柯素娥編譯 | 150元 |
| ㉚說NO的技巧 | 廖玉山編譯 | 130元 |
| ㉛瞬間攻破心防法 | 廖玉山編譯 | 120元 |
| ㉜改變一生的名言 | 李玉瓊編譯 | 130元 |
| ㉝性格性向創前程 | 楊鴻儒編譯 | 130元 |
| ㉞訪問行銷新竅門 | 廖玉山編譯 | 150元 |
| ㉟無所不達的推銷話術 | 李玉瓊編譯 | 150元 |

## •處世智慧•電腦編號03

| | | |
|---|---|---|
| ①如何改變你自己 | 陸明編譯 | 120元 |
| ②人性心理陷阱 | 多湖輝著 | 90元 |
| ④幽默說話術 | 林振輝編譯 | 120元 |
| ⑤讀書36計 | 黃柏松編譯 | 120元 |
| ⑥靈感成功術 | 譚繼山編譯 | 80元 |
| ⑧扭轉一生的五分鐘 | 黃柏松編譯 | 100元 |
| ⑨知人、知面、知其心 | 林振輝譯 | 110元 |
| ⑩現代人的詭計 | 林振輝譯 | 100元 |
| ⑫如何利用你的時間 | 蘇遠謀譯 | 80元 |
| ⑬口才必勝術 | 黃柏松編譯 | 120元 |
| ⑭女性的智慧 | 譚繼山編譯 | 90元 |
| ⑮如何突破孤獨 | 張文志編譯 | 80元 |
| ⑯人生的體驗 | 陸明編譯 | 80元 |
| ⑰微笑社交術 | 張芳明譯 | 90元 |
| ⑱幽默吹牛術 | 金子登著 | 90元 |
| ⑲攻心說服術 | 多湖輝著 | 100元 |
| ⑳當機立斷 | 陸明編譯 | 70元 |
| ㉑勝利者的戰略 | 宋恩臨編譯 | 80元 |
| ㉒如何交朋友 | 安紀芳編著 | 70元 |
| ㉓鬥智奇謀（諸葛孔明兵法） | 陳炳崑著 | 70元 |
| ㉔慧心良言 | 亦　奇著 | 80元 |

| | | |
|---|---|---|
| ㉕名家慧語 | 蔡逸鴻主編 | 90元 |
| ㉗稱霸者啟示金言 | 黃柏松編譯 | 90元 |
| ㉘如何發揮你的潛能 | 陸明編譯 | 90元 |
| ㉙女人身態語言學 | 李常傳譯 | 130元 |
| ㉚摸透女人心 | 張文志譯 | 90元 |
| ㉛現代戀愛秘訣 | 王家成譯 | 70元 |
| ㉜給女人的悄悄話 | 妮倩編譯 | 90元 |
| ㉞如何開拓快樂人生 | 陸明編譯 | 90元 |
| ㉟驚人時間活用法 | 鐘文訓譯 | 80元 |
| ㊱成功的捷徑 | 鐘文訓譯 | 70元 |
| ㊲幽默逗笑術 | 林振輝著 | 120元 |
| ㊳活用血型讀書法 | 陳炳崑譯 | 80元 |
| ㊴心　燈 | 葉于模著 | 100元 |
| ㊵當心受騙 | 林顯茂譯 | 90元 |
| ㊶心・體・命運 | 蘇燕謀譯 | 70元 |
| ㊷如何使頭腦更敏銳 | 陸明編譯 | 70元 |
| ㊸宮本武藏五輪書金言錄 | 宮本武藏著 | 100元 |
| ㊺勇者的智慧 | 黃柏松編譯 | 80元 |
| ㊼成熟的愛 | 林振輝譯 | 120元 |
| ㊽現代女性駕馭術 | 蔡德華著 | 90元 |
| ㊾禁忌遊戲 | 酒井潔著 | 90元 |
| 52摸透男人心 | 劉華亭編譯 | 80元 |
| 53如何達成願望 | 謝世輝著 | 90元 |
| 54創造奇蹟的「想念法」 | 謝世輝著 | 90元 |
| 55創造成功奇蹟 | 謝世輝著 | 90元 |
| 56男女幽默趣典 | 劉華亭譯 | 90元 |
| 57幻想與成功 | 廖松濤譯 | 80元 |
| 58反派角色的啟示 | 廖松濤編譯 | 70元 |
| 59現代女性須知 | 劉華亭編著 | 75元 |
| 61機智說話術 | 劉華亭編譯 | 100元 |
| 62如何突破內向 | 姜倩怡編譯 | 110元 |
| 64讀心術入門 | 王家成編譯 | 100元 |
| 65如何解除內心壓力 | 林美羽編著 | 110元 |
| 66取信於人的技巧 | 多湖輝著 | 110元 |
| 67如何培養堅強的自我 | 林美羽編著 | 90元 |
| 68自我能力的開拓 | 卓一凡編著 | 110元 |
| 70縱橫交涉術 | 嚴思圖編著 | 90元 |
| 71如何培養妳的魅力 | 劉文珊編著 | 90元 |
| 72魅力的力量 | 姜倩怡編著 | 90元 |
| 73金錢心理學 | 多湖輝著 | 100元 |
| 74語言的圈套 | 多湖輝著 | 110元 |

| | | |
|---|---|---|
| ⑮個性膽怯者的成功術 | 廖松濤編譯 | 100元 |
| ⑯人性的光輝 | 文可式編著 | 90元 |
| ⑱驚人的速讀術 | 鐘文訓編譯 | 90元 |
| ⑲培養靈敏頭腦秘訣 | 廖玉山編著 | 90元 |
| ⑳夜晚心理術 | 鄭秀美編譯 | 80元 |
| ㉑如何做個成熟的女性 | 李玉瓊編著 | 80元 |
| ㉒現代女性成功術 | 劉文珊編著 | 90元 |
| ㉓成功說話技巧 | 梁惠珠編譯 | 100元 |
| ㉔人生的真諦 | 鐘文訓編譯 | 100元 |
| ㉕妳是人見人愛的女孩 | 廖松濤編著 | 120元 |
| ㉗指尖・頭腦體操 | 蕭京凌編譯 | 90元 |
| ㉘電話應對禮儀 | 蕭京凌編著 | 90元 |
| ㉙自我表現的威力 | 廖松濤編譯 | 100元 |
| ㉚名人名語啟示錄 | 喬家楓編著 | 100元 |
| ㉛男與女的哲思 | 程鐘梅編譯 | 110元 |
| ㉜靈思慧語 | 牧　風著 | 110元 |
| ㉝心靈夜語 | 牧　風著 | 100元 |
| ㉞激盪腦力訓練 | 廖松濤編譯 | 100元 |
| ㉟三分鐘頭腦活性法 | 廖玉山編譯 | 110元 |
| ㊱星期一的智慧 | 廖玉山編譯 | 100元 |
| ㊲溝通說服術 | 賴文琇編譯 | 100元 |
| ㊳超速讀超記憶法 | 廖松濤編譯 | 120元 |

## ・健康與美容・電腦編號 04

| | | |
|---|---|---|
| ①B型肝炎預防與治療 | 曾慧琪譯 | 130元 |
| ③媚酒傳（中國王朝秘酒） | 陸明主編 | 120元 |
| ④藥酒與健康果菜汁 | 成玉主編 | 150元 |
| ⑤中國回春健康術 | 蔡一藩著 | 100元 |
| ⑥奇蹟的斷食療法 | 蘇燕謀譯 | 110元 |
| ⑧健美食物法 | 陳炳崑譯 | 120元 |
| ⑨驚異的漢方療法 | 唐龍編著 | 90元 |
| ⑩不老強精食 | 唐龍編著 | 100元 |
| ⑪經脈美容法 | 月乃桂子著 | 90元 |
| ⑫五分鐘跳繩健身法 | 蘇明達譯 | 100元 |
| ⑬睡眠健康法 | 王家成譯 | 80元 |
| ⑭你就是名醫 | 張芳明譯 | 90元 |
| ⑮如何保護你的眼睛 | 蘇燕謀譯 | 70元 |
| ⑯自我指壓術 | 今井義晴著 | 120元 |
| ⑰室內身體鍛鍊法 | 陳炳崑譯 | 100元 |
| ⑲釋迦長壽健康法 | 譚繼山譯 | 90元 |

| | | |
|---|---|---|
| ⑳腳部按摩健康法 | 譚繼山譯 | 120元 |
| ㉑自律健康法 | 蘇明達譯 | 90元 |
| ㉓身心保健座右銘 | 張仁福著 | 160元 |
| ㉔腦中風家庭看護與運動治療 | 林振輝譯 | 100元 |
| ㉕秘傳醫學人相術 | 成玉主編 | 120元 |
| ㉖導引術入門⑴治療慢性病 | 成玉主編 | 110元 |
| ㉗導引術入門⑵健康・美容 | 成玉主編 | 110元 |
| ㉘導引術入門⑶身心健康法 | 成玉主編 | 110元 |
| ㉙妙用靈藥・蘆薈 | 李常傳譯 | 90元 |
| ㉚萬病回春百科 | 吳通華著 | 150元 |
| ㉛初次懷孕的10個月 | 成玉編譯 | 100元 |
| ㉜中國秘傳氣功治百病 | 陳炳崑編譯 | 130元 |
| ㉞仙人成仙術 | 陸明編譯 | 100元 |
| ㉟仙人長生不老學 | 陸明編譯 | 100元 |
| ㊱釋迦秘傳米粒刺激法 | 鐘文訓譯 | 120元 |
| ㊲痔・治療與預防 | 陸明編譯 | 130元 |
| ㊳自我防身絕技 | 陳炳崑編譯 | 120元 |
| ㊴運動不足時疲勞消除法 | 廖松濤譯 | 110元 |
| ㊵三溫暖健康法 | 鐘文訓編譯 | 90元 |
| ㊷維他命C新效果 | 鐘文訓譯 | 90元 |
| ㊸維他命與健康 | 鐘文訓譯 | 150元 |
| ㊺森林浴一綠的健康法 | 劉華亭編譯 | 80元 |
| ㊼導引術入門⑷酒浴健康法 | 成玉主編 | 90元 |
| ㊽導引術入門⑸不老回春法 | 成玉主編 | 90元 |
| ㊾山白竹（劍竹）健康法 | 鐘文訓譯 | 90元 |
| ㊿解救你的心臟 | 鐘文訓編譯 | 100元 |
| 51牙齒保健法 | 廖玉山譯 | 90元 |
| 52超人氣功法 | 陸明編譯 | 110元 |
| 53超能力秘密開發法 | 廖松濤譯 | 80元 |
| 54借力的奇蹟⑴ | 力拔山著 | 100元 |
| 55借力的奇蹟⑵ | 力拔山著 | 100元 |
| 56五分鐘小睡健康法 | 呂添發撰 | 100元 |
| 57禿髮、白髮預防與治療 | 陳炳崑撰 | 120元 |
| 58吃出健康藥膳 | 劉大器著 | 100元 |
| 59艾草健康法 | 張汝明編譯 | 90元 |
| 60一分鐘健康診斷 | 蕭京凌編譯 | 90元 |
| 61念術入門 | 黃靜香編譯 | 90元 |
| 62念術健康法 | 黃靜香編譯 | 90元 |
| 63健身回春法 | 梁惠珠編譯 | 100元 |
| 64姿勢養生法 | 黃秀娟編譯 | 90元 |
| 65仙人瞑想法 | 鐘文訓譯 | 120元 |

| | | |
|---|---|---|
| ⑯人蔘的神效 | 林慶旺譯 | 100元 |
| ⑰奇穴治百病 | 吳通華著 | 120元 |
| ⑱中國傳統健康法 | 靳海東著 | 100元 |
| ⑲下半身減肥法 | 納他夏・史達賓著 | 110元 |
| ⑳使妳的肌膚更亮麗 | 楊　皓編譯 | 100元 |
| ㉑酵素健康法 | 楊　皓編譯 | 120元 |
| ㉓腰痛預防與治療 | 五味雅吉著 | 100元 |
| ㉔如何預防心臟病・腦中風 | 譚定長等著 | 100元 |
| ㉕少女的生理秘密 | 蕭京凌譯 | 120元 |
| ㉖頭部按摩與針灸 | 楊鴻儒譯 | 100元 |
| ㉗雙極療術入門 | 林聖道著 | 100元 |
| ㉘氣功自療法 | 梁景蓮著 | 120元 |
| ㉙大蒜健康法 | 李玉瓊編譯 | 100元 |
| ㉚紅蘿蔔汁斷食療法 | 李玉瓊譯 | 120元 |
| ㉛健胸美容秘訣 | 黃靜香譯 | 100元 |
| ㉜鍺奇蹟療效 | 林宏儒譯 | 120元 |
| ㉝三分鐘健身運動 | 廖玉山譯 | 120元 |
| ㉞尿療法的奇蹟 | 廖玉山譯 | 120元 |
| ㉟神奇的聚積療法 | 廖玉山譯 | 120元 |
| ㊱預防運動傷害伸展體操 | 楊鴻儒編譯 | 120元 |
| ㊲糖尿病預防與治療 | 石莉涓譯 | 150元 |
| ㊳五日就能改變你 | 柯素娥譯 | 110元 |
| ㊴三分鐘氣功健康法 | 陳美華譯 | 120元 |
| ㊵痛風劇痛消除法 | 余昇凌譯 | 120元 |
| ㊶道家氣功術 | 早島正雄著 | 130元 |
| ㊷氣功減肥術 | 早島正雄著 | 120元 |
| ㊸超能力氣功法 | 柯素娥譯 | 130元 |
| ㊹氣的瞑想法 | 早島正雄著 | 120元 |

## ・家庭／生活・電腦編號 05

| | | |
|---|---|---|
| ①單身女郎生活經驗談 | 廖玉山編著 | 100元 |
| ②血型・人際關係 | 黃靜編著 | 120元 |
| ③血型・妻子 | 黃靜編著 | 110元 |
| ④血型・丈夫 | 廖玉山編譯 | 130元 |
| ⑤血型・升學考試 | 沈永嘉編譯 | 120元 |
| ⑥血型・臉型・愛情 | 鐘文訓編譯 | 120元 |
| ⑦現代社交須知 | 廖松濤編譯 | 100元 |
| ⑧簡易家庭按摩 | 鐘文訓編譯 | 150元 |
| ⑨圖解家庭看護 | 廖玉山編譯 | 120元 |
| ⑩生男育女隨心所欲 | 岡正基編著 | 120元 |

國立中央圖書館出版品預行編目資料

魚戲增視強身氣功／宮　嬰著，──初版
──臺北市；大展，民84
面；　公分，──（養生保健；5）
ISBN　957-557-493-1（平裝）

1.氣功　2.治療法

418.926　　83012729

行政院新聞局局版臺陸字第100118號核准
北京人民體育出版社授權中文繁體字版



ISBN 957-557-493-1

**魚戲增視強身氣功**

著　者／宮　嬰
發 行 人／蔡 森 明
出 版 者／大展出版社有限公司
社　址／台北市北投區（石牌）
致遠一路二段12巷1號
電　話／（02）8236031・8236033
傳　眞／（02）8272069
郵政劃撥／0166955－1
登 記 證／局版臺業字第2171號

承 印 者／高星企業有限公司
裝　訂／日新裝訂所
排 版 者／千賓電腦打字有限公司
電　話／（02）8836052
初　版／1995年（民84年）1月
定　價／220元

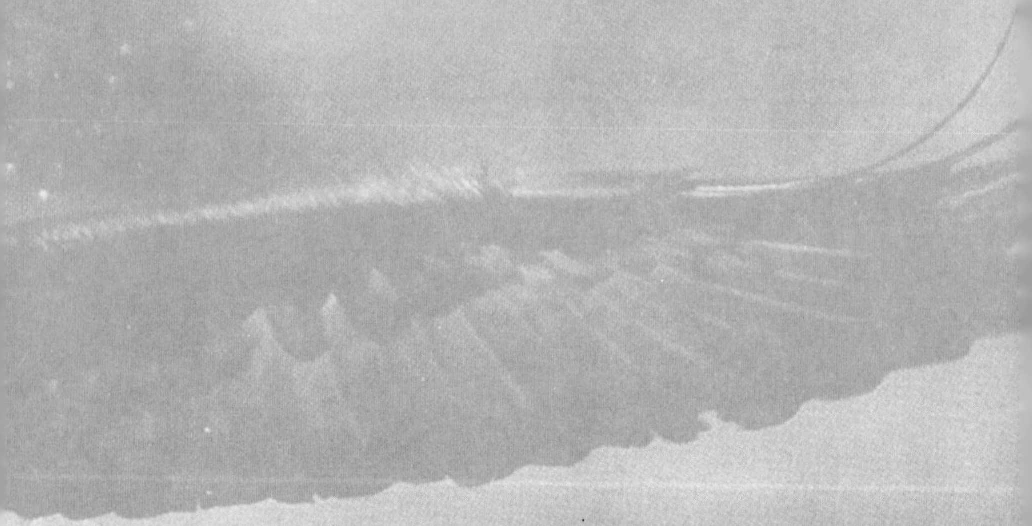

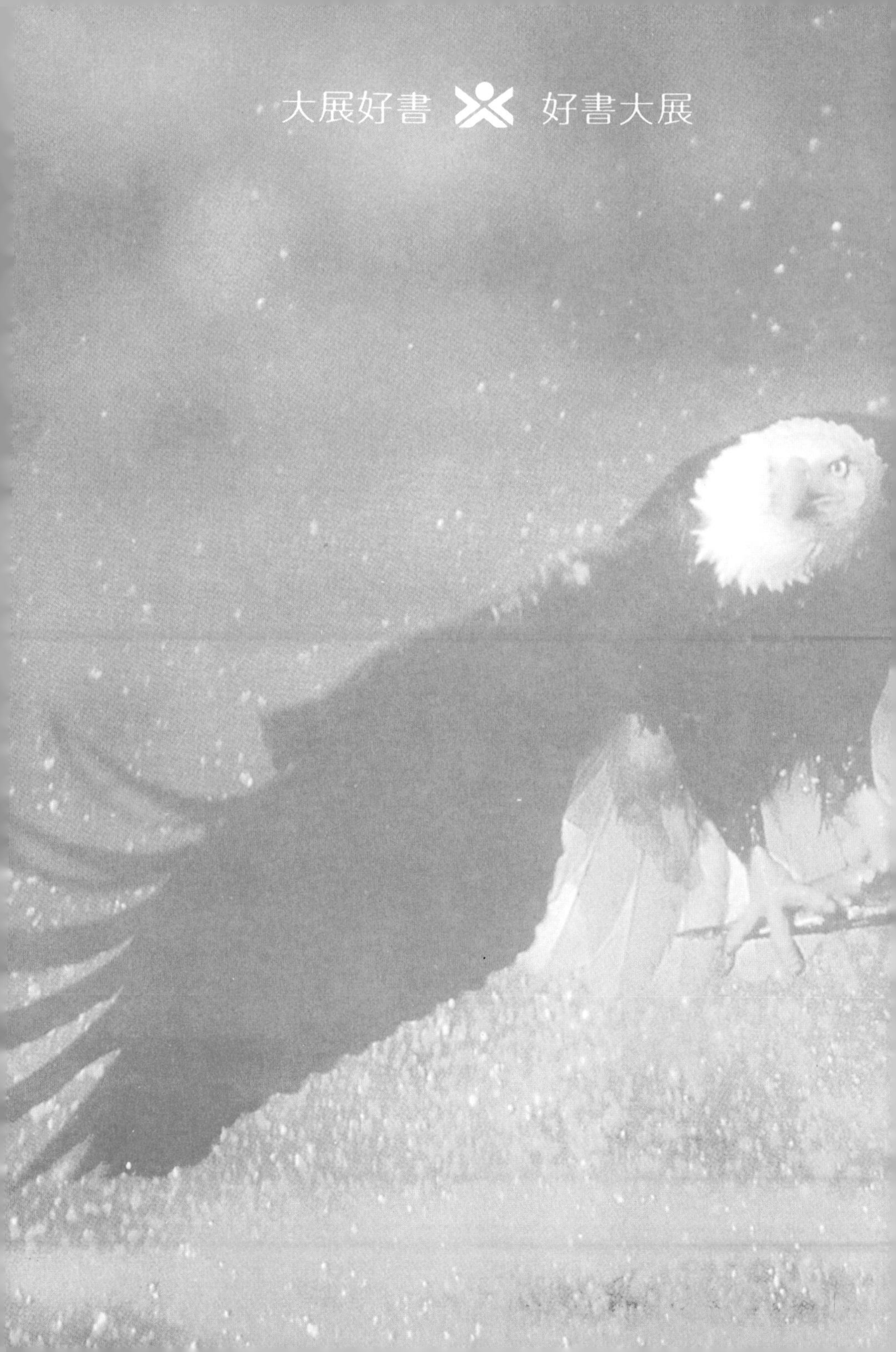
大展好書 好書大展